Олена Березовська

ПІДГОТОВКА ДО ВАГІТНОСТІ

Посібник з усвідомленого батьківства

International Academy of Healthy Life

2025

ПІДГОТОВКА ДО ВАГІТНОСТІ: Посібник з усвідомленого батьківства

© 2025 Олена Березовська

468 стор.

Видавництво: International Academy of Healthy Life

ISBN: 978-1-0694544-1-6

Ця книга — практичний і науково обґрунтований посібник для пар, які готуються до вагітності. Авторка доступно пояснює основи зачаття, необхідні обстеження, фактори, що впливають на здоров'я майбутніх батьків і дитини, а також ключові аспекти способу життя, харчування, фізичної активності та психологічної готовності.

Це єдине у світі видання, яке настільки ґрунтовно, системно й водночас доступно охоплює всі етапи підготовки до вагітності. У книзі поєднано новітні наукові дослідження, доказову медицину та практичний досвід, що робить її унікальним ресурсом як для майбутніх батьків, так і для фахівців у сфері жіночого здоров'я.

Видання допоможе зробити підготовку до батьківства усвідомленим і відповідальним кроком — з турботою про майбутнє покоління ще до моменту зачаття.

Надруковано в Канаді

Вступ

Дорогі друзі!

Щиро вітаю вас на сторінках моєї нової книги, присвяченої підготовці до вагітності та плануванню сім'ї. Ця тема зовсім не нова, але залишається незмінно актуальною.

Історія цієї книги бере початок багато років тому. Майже двадцять років тому я розпочала писати про жіноче здоров'я. Щодня жінки ставили мені численні запитання: як підготуватися до вагітності, як без ускладнень виносити дитину, наскільки важливим є ретельне обстеження перед тим, як почати намагатися завагітніти, чи потрібно обстежити чоловіка... Тоді я вирішила об'єднати всі ці запитання в одній книзі. І мені це вдалося!

Книга «Підготовка до вагітності», яку я опублікувала вперше в 2011 році, стала першою і єдиною у світі працею, що охоплює всі основні аспекти планування сім'ї та зачаття дитини. Багато моїх знайомих і колег із певним скепсисом сприйняли ідею створення такої праці: кому, мовляв, насправді потрібна підготовка? Хіба наші бабусі й дідусі, а також їхні батьки до чогось готувалися? Навіщо ускладнювати життя якоюсь підготовкою? Та попри все, книга досить швидко здобула популярність. Чому?

Наші батьки — та й загалом люди в минулому — справді не готувалися до вагітності якимись особливими методами. Дівчат часто видавали заміж у підлітковому віці, після чого на них чекали численні вагітності й пологи. На жаль, далеко не всі вагітності завершувалися успішними пологами. Часто з 10—14 вагітностей лише двоє—четверо дітей народжувалися живими. Відомо, що у XVI—XVII століттях у країнах Європи лише близько 25% новонароджених доживали до шістнадцятирічного віку. І в інші періоди людської історії ситуація була не кращою. Населення світу виживало завдяки безперервному розмноженню та неприйняттю контрацепції як методу контролю над кількістю дітей у сім'ї.

У минулому для більшості чоловіків, які вступали в шлюб, гостро стояло питання збереження спадку, соціального статусу, титулів і передачі цього всього наступному поколінню. Народження сина вважалося значно ціннішим, ніж народження доньки. Майбутніх дружин — матерів спадкоємця — зазвичай оцінювали насамперед через призму їхнього фізичного здоров'я. Традиція перевірки репродуктивного здоров'я нареченої має глибоке історичне коріння. Наприклад, у Стародавньому Римі родичі нареченого надсилали в дім нареченої акушерку, яка повинна була провести огляд дівчини й оцінити її потенціал народжувати дітей.

Ще одна давня традиція, яка збереглася й досі серед деяких народів Африки, стосується підготовки дівчини до ролі дружини, матері й господині. У віці шести—восьми років дівчинку забирали на певний час у родину нареченого: майбутня свекруха навчала її доглядати за дітьми, вести господарство, готувати, прати, прибирати, а також догоджати майбутньому чоловікові. Це й була своєрідна підготовка до майбутніх вагітностей і народження дітей у сім'ї.

Сучасні жінки, особливо мешканки міст і розвинених країн, зазвичай не планують велику кількість дітей, виходять заміж у зрілому віці й народжують одну або кількох дітей. Цікаво, що давньогрецькі й римські жінки в середньому жили до 25 років, тоді як сьогодні жінки нерідко доживають і до 80. Наші предки народжували 6–7 разів протягом часто короткого життя (іноді перша вагітність наставала вже у 12 років), але до повноліття доживало лише кілька дітей. У деяких африканських країнах і досі фіксуються найвищі показники народжуваності саме там, де низька тривалість життя, слабкий рівень медицини й економіки. До 25–26 років у багатьох жінок там уже по 5–7 дітей. І все це — без жодної підготовки!

То в чому ж проблема? Чи потрібна така підготовка насправді? Так, потрібна — тому що сучасні жінки народжують нечасто, а отже, не мають ані досвіду вагітності, ані досвіду пологів. Іноді їм навіть бракує елементарних знань про те, що таке репродуктивні органи, як вони функціонують, як відбувається зачаття, що впливає на якість вагітності. Цьому не навчають ніде! Форумам і загалом інтернету, де часто шукають інформацію, притаманна велика кількість недостовірних або викривлених даних.

У багатьох жінок ставлення до народження дитини упереджене, подібне до візиту до магазину, де якість бажаного «товару» (дитини) визначається запитами пари чи самої жінки.

Скасовано безліч заборон, пов'язаних із наявністю певних хвороб, які раніше вважалися несумісними з вагітністю й народженням дитини. У таких випадках підготовка до вагітності особливо важлива.

Інакше кажучи, існує чимало аргументів на користь підготовки до вагітності. Водночас важливо розуміти, що **створення потомства — це природне право кожної дорослої людини**. Тобто кожен сам вирішує, коли готовий до продовження роду і хоче мати дітей. Принцип відтворення лежить в основі життя на нашій планеті. Ніхто не забороняє рослинам цвісти, а тваринам — розмножуватись (якщо не втручається людина, яка іноді намагається це контролювати). То чому ж мають існувати обмеження у плануванні сім'ї, якщо обидва партнери — повнолітні й обопільно прагнуть стати батьками?

Ця книга також необхідна тому, що планування сім'ї часто перетворюється на безкінечні походи до лікарів, у лабораторії та аптеки. І часто — не через справжні медичні показання. Жодна медицина, тим паче репродуктивна, ніколи не була безкоштовною. У наш час комерційний підхід до діагностики й лікування домінує.

Я є авторкою вислову «комерційний діагноз», який набув популярності в багатьох країнах світу. Йдеться про неіснуючі в сучасній медицині або застарілі діагнози, а також про ті, що насправді відсутні у конкретної людини. До цього переліку належать і ті стани, діагностика й лікування яких виходять за межі допустимих міжнародних і національних рекомендацій. Часто це є наслідком лікарської помилки, хоча нерідко така помилка поєднується з фінансовою зацікавленістю лікаря або медичного закладу загалом. Найгірше, коли пара, ще навіть не намагаючись завагітніти, занурюється в безкінечні відвідування лікарів у пошуках «діагнозів».

Мені доводилося бачити чимало історій хвороби, які виглядали як багатотомники, створені лише за один-два роки. Сумно, що такі «томи» результатів обстежень і лікування вигаданих діагнозів виникали у цілком здорових людей. Хто відповідальний за втрачені місяці й роки життя, які могли б бути присвячені вагітності й народженню дитини? На жаль, не було б таких діагнозів і комерційно зацікавлених лікарів, якби не існував попит серед людей, яким бракує належного рівня знань і досвіду щодо власного здоров'я та здатності до розмноження — так, як це відбувається у всіх живих істот на Землі.

Щоб менше людей ставали жертвами комерційних діагнозів, щоб підготовка до вагітності та планування сім'ї не перетворювалися на химерний лабіринт, щоб дорогоцінний час вашого життя не витрачався марно — і була створена ця книга «Підготовка до вагітності». У всьому має бути міра! У витратах часу й грошей на підготовку до зачаття також важливо знати межу.

Після «Підготовки до вагітності» я написала й інші, не менш важливі книги. **«9 місяців щастя»** присвячена питанням вагітності та можливим ускладненням. У книзі **«1000 запитань і відповідей з гінекології»** зібрано інформацію про проблеми жіночого здоров'я поза межами вагітності. Книга **«Основи здоров'я дівчаток»** адресована батькам дівчаток, яким, з одного боку, слід стежити за здоров'ям дитини та розуміти, що є нормою, а що — ні. З іншого боку, дівчаткам — майбутнім жінкам і матерям — важливо передати корисну інформацію про здоров'я, яка знадобиться їм упродовж усього життя. У книзі **«Все про гормони»** я розвінчую міфи про гормони та їхній вплив на здоров'я людини, особливо жінки. Вислів «усі хвороби від нервів» давно трансформувався у «всі хвороби — від гормонів». На цьому спекулюють усі — від лікарів до звичайних шарлатанів. Питанням зачаття й безпліддя присвячена ще одна моя книга — **«Малюк, ти скоро?»** І чудова книга присвячена післяпологовому періоду **«Привіт, малюк!»**.

Книга, яку ви тримаєте в руках, відрізняється від інших моїх праць, хоча має з ними одну дуже важливу спільну рису: вона створена з урахуванням ваших запитань, історій, побажань. Коли багато років тому я почала писати про підготовку до вагітності, я ще не усвідомлювала, скільки питань виникає в пар, які планують сім'ю. Сьогодні ця праця ґрунтується на великій кількості сучасних публікацій, що базуються на принципах доказової медицини.

Хочу зауважити, що медицина постійно розвивається, рухається вперед: з'являються нові відкриття, знання, технології, методи діагностики й лікування, а старі догми відходять у минуле. Більше сучасної та актуальної інформації ви завжди можете знайти на моєму офіційному сайті й сторінках у соціальних мережах. Запрошую в гості!

Бажаю приємного й корисного читання!

Ваша Олена Березовська

Розділ 1. Базова інформація про зачаття й вагітність

Мої публікації — книги, статті, відео, вебінари й багато іншого — містять велику кількість докладної інформації на тему жіночого здоров'я та не тільки. Настільки докладної, що, за деякими відгуками, можна майже заочно стати лікарем. Мені часто пишуть: «Після прочитання та перегляду ваших матеріалів у мене складається враження, що я маю сама стати лікарем для себе й своєї родини. Але ж це страшно! Я хочу довіряти фахівцеві, все ж у мене не той рівень знань, щоб контролювати компетентність лікаря. Як бути в такій ситуації?»

Я не виняток — і сама іноді потребую думки колег-фахівців, особливо якщо це стосується іншої галузі медицини. Мені легше оцінити рівень знань лікаря, бо я знаю, як шукати й використовувати джерела достовірної інформації. Людям без медичної освіти це зробити значно складніше, а ще важче — оцінити ступінь достовірності тієї інформації, яка трапляється на очі. Можливо, я вас заспокою: для розмноження не потрібно бути експертом у галузі народження дітей! Достатньо усвідомлювати, що природа наділила вас усім необхідним, щоб мати дітей.

Лише близько 3% людей у світі мають проблеми, що дійсно не дозволяють їм мати дітей (наприклад, відсутність репродуктивних органів або серйозні гормональні порушення). З віком кількість тих, у кого можуть виникати труднощі з розмноженням, трохи збільшується. Та й сам вік, безумовно, впливає на репродуктивну здатність.

Проте, якщо ви ще не намагалися зачати дитину, не поспішайте записувати себе до категорії безплідних. На жаль, багато жінок шукають у себе безпліддя ще до будь-яких реальних спроб завагітніти.

Отже, ще раз повторю: **у більшості з вас є великий потенціал для народження власних дітей!**

На практиці в минулому люди майже нічого не знали про зачаття. Давні мудреці вважали, що провідну роль у створенні потомства відіграє чоловік, а жінка — це лише «інкубатор» для насіння, а згодом — для дитини. Статеві акти розглядалися як спосіб «розігріти» холодне жіноче тіло. Бажаними були сини через спадок, тоді як доля багатьох дівчаток була сумною й незавидною.

Інформація про те, що жінки в давнину знали, як використовувати менструальний цикл для зачаття, не зовсім точна. Більшість із них не мали регулярних менструацій, оскільки виходили заміж у 12—14 років, вагітніли й годували грудьми безперервно, а вмирали зазвичай у молодому віці — 24—26 років. Утім, збереглося чимало стародавніх джерел, які описують окремі методи контрацепції, а ще більше — способи переривання вагітності.

Таким чином, **при плануванні дітей не варто вірити міфам, чуткам і ритуалам**, що дійшли до нас крізь тисячоліття від різних цивілізацій.

1.1. Що необхідно для створення потомства

Попри те, що медицина може здаватися вам складною, а анатомія людини — нудною, без елементарних знань про те, як з'являються діти, не обійтися. Тему репродукції найчастіше ігнорують у школах та інших навчальних закладах, бо вона стосується статевих відносин між людьми. Поверхневі знання про те, що «тато спить із мамою, і з'являється дитина», виявляються абсолютно непридатними, коли ця дитина виростає й починає створювати власну сім'ю.

Багато батьків вважають недоречним говорити про статеві стосунки, а в деяких сім'ях ця тема взагалі під забороною. Подруги, форуми й модні гуру-блогери — здебільшого джерела надмірно викривленої інформації.

Тому саме в цій книзі ви знайдете найнеобхіднішу, сучасну й достовірну інформацію про планування дітей і підготовку до вагітності.

Для початку познайомимося з репродуктивною системою. Що таке репродукція з медичної точки зору? Це відтворення потомства. Органи, що відіграють безпосередню роль у розмноженні, називаються репродуктивними. Репродуктивну систему також називають статевою. Вона складається з зовнішніх статевих органів (геніталій), які легко побачити при звичайному огляді, та внутрішніх, які повністю побачити неозброєним оком неможливо (але тут можуть допомогти УЗД, МРТ або лапароскопія).

Основні чинники для відтворення потомства після завершення статевого дозрівання (зазвичай це відбувається у 20–22 роки) включають:

- постійне й регулярне дозрівання якісних яйцеклітин і сперматозоїдів;

- регулярні незахищені статеві акти у піхву;

- прохідні маткові труби;

- повноцінна матка з нормальним каналом шийки матки, нормальною порожниною матки та якісним ендометрієм.

Це лише короткий перелік умов, необхідних для зачаття дитини. Насправді ж у цей процес залучено тисячі біохімічних речовин, реакцій, процесів і мікроструктур різних частин тіла. Якщо говорити точно, то сама людина як невід'ємна частина прояву життя народжується, зростає і функціонує для того, щоб народити собі подібних і продовжити хід життя через нові покоління. Я вважаю, що це прекрасно! І сподіваюся, це вселить у вас віру в те, що все не так складно й страшно, як здається, коли мова йде про народження дітей.

1.2. Кілька слів про жіночу репродуктивну систему

У деяких своїх книгах я вже детально розповідала про будову та функції репродуктивних органів, і не хотіла б повторювати цю інформацію знову, щоб не здатися нудною авторкою — особливо для численних моїх постійних читачів. Але, отримуючи від вас безліч листів, я бачу, що й досі існує багато хибних уявлень. Саме тому я постараюся заповнити ці прогалини у знаннях.

1.1.1. Зовнішні статеві органи

Зовнішні статеві органи (промежина з великими й малими статевими губами, клітором і переддвер'ям піхви) мають багато залоз, які не лише роблять статевий акт із чоловіком комфортнішим, а й виділяють спеціальні речовини — *феромони*, запах яких приваблює представників протилежної статі. Загалом у тварин запахи відіграють надзвичайно важливу роль, зокрема в розмноженні. У людей запахи також впливають на мозок, проте сексуальний потяг формується не лише на нюховому, а й на візуальному та вербальному рівнях.

У жінок у ділянці промежини є три важливі отвори: сечівник, вхід до піхви та анальний отвір. Через сечівник виводиться сеча, піхва призначена для статевих зносин і народження дітей (вона є частиною родових шляхів), а також через неї виходить менструальна кров. Через анальний отвір організм позбувається калових мас. У нормі ці три отвори не пов'язані між собою анатомічно, тому не заважають один одному виконувати свої функції, хоча в деяких випадках захворювання одного з них може впливати на сусідні органи. Важливо розуміти, що для зачаття дитини статевий акт має відбуватися саме у піхву.

Великі статеві губи — це дві шкірні складки, які містять щільний жировий шар і прикривають вхід до піхви. Вони захищають її від проникнення мікроорганізмів. У дівчаток великі статеві губи щільно зімкнуті, що краще захищає від потрапляння мікробів і сторонніх тіл. Із початком статевого життя великі губи поступово розкриваються. У деяких жінок вони можуть мати темніше забарвлення — це в більшості випадків норма. Часто під час вагітності пігментація посилюється.

Великі статеві губи вкриті шкірою, мають волосяні фолікули й сальні залози, тому можуть бути схильні до дерматологічних захворювань. Сальні залози також виділяють специфічний запах, який відіграє роль у формуванні сексуального потягу та збудження партнера. До речі, великі статеві губи за походженням і будовою подібні до чоловічої мошонки — шкірного мішка, у якому містяться яєчка.

Клітор, або похітник, розташований трохи нижче та позаду передньої спайки великих статевих губ. Це найбільш чутлива ерогенна зона жіночого тіла. Він у кілька разів чутливіший за голівку чоловічого статевого члена. За будовою клітор нагадує пеніс, але не має сечовипускального каналу.

Клітор є статевим органом усіх без винятку самиць ссавців. Його роль досі вивчається, однак точно відомо, що він є джерелом збудження та сексуального задоволення, оскільки містить велику кількість нервових закінчень і кровоносних судин.

Малі статеві губи — це тонкі шкірні складки, багаті на нервові закінчення. Під час сексуального збудження вони набухають і червоніють — так само, як і клітор. Вони прикривають голівку клітора, сечовивідний отвір, вхід до піхви, переддвер'я вульви, вестибулярні цибулини, бартолінові залози та залози Скіна.

За формою, розмірами та кольором малі статеві губи настільки різноманітні й індивідуальні, що могли б з успіхом замінити картотеку відбитків пальців серед жіночого населення.

У задній третині переддвер'я великих статевих губ розташовані бартолінові залози, або великі залози переддвер'я піхви. Вони отримали свою назву на честь анатома, який вперше їх описав у XVII столітті — Каспара Бартоліна. Ці залози є досить складними структурами, що містять сальні та потові залози.

Бартолінові залози виділяють шкірне сало, необхідне для змащення волосяного покриву, піт зі специфічним запахом, а також спеціальні секрети під час статевого акту. Іноді відбувається закупорка вивідної протоки залози: вона розширюється у вигляді кісти, а в окремих випадках нагноюється (абсцес бартолінової залози), що потребує відповідного хірургічного втручання.

Уся ділянка між статевими губами та входом у піхву називається **переддвер'ям піхви**. Найчастіше шкіра в ділянці промежини є вологою через вагінальні виділення, залишки сечі та незначні виділення з ануса. Оскільки з піхви та ануса (особливо під час дефекації) виділяється велика кількість бактерій, що мешкають у товстій кишці, ця частина тіла повинна ретельно очищуватись за допомогою належної інтимної гігієни (про це йтиметься в інших розділах).

Подразнення слизової оболонки переддвер'я піхви хімічними речовинами або механічне — під час статевого акту — може призвести не лише до посиленої секреції, але й до виникнення виразок, набряклості, збільшення кількості виділень. Саме ця ділянка зовнішніх статевих органів жінки страждає найбільше під час статевого акту, якщо він відбувається без належної підготовки: садна через тертя статевого члена в такому випадку майже неминучі, а це супроводжується печінням, болем, дискомфортом. Після подібного негативного досвіду багато жінок починають уникати сексуального контакту з чоловіками. **При плануванні вагітності дуже важливо, щоб обидва партнери відчували комфорт і задоволення під час статевого життя.**

1.1.2. Внутрішні статеві органи

До внутрішніх статевих органів належать піхва, матка, маткові труби та яєчники, і саме вони відіграють значно важливішу роль у зачатті й виношуванні дитини, ніж зовнішні статеві органи.

Піхва — це м'язова трубка, що практично не має больових рецепторів. Вона здатна збільшуватися в розмірах під час збудження, а особливо під час пологів, пропускаючи голову й тулуб дитини. Піхва не має власних залоз: виділення утворюються за рахунок рідкої частини крові з прилеглих кровоносних судин, шийкового слизу, клітин покривного епітелію стінок піхви та мікроорганізмів. Склад і кількість вагінальних виділень змінюються залежно від дня менструального циклу. Вони не є перешкодою для зачаття дитини. При запаленні піхви статевий акт може супроводжуватися вираженим болем і дискомфортом, що може впливати на планування вагітності.

Міфи про несумісність статевих партнерів через розміри піхви та статевого члена здебільшого перебільшені. Це пов'язано з тим, що жінок не навчають "правильному" збудженню й умінню розслаблятися під час статевих актів.

Матка складається з двох частин: шийки та тіла. Шийка — своєрідний замок між піхвою та порожниною матки. Цервікс — латинська назва шийки матки.

Шийка матки має округло-циліндричну форму. Її розміри становлять 2,5–3 см у діаметрі та 3–5 см у довжину. У цервікальному каналі виробляється слиз, який відіграє важливу роль в активації чоловічих статевих клітин, контролі їх якості та пропусканні в порожнину матки. Під час вагітності в шийці матки з слизу та лейкоцитів формується так звана слизова пробка, яка закриває доступ мікроорганізмів із піхви до порожнини матки. У період овуляції кількість лейкоцитів також значно зростає: вони виконують захисну функцію в час, коли ймовірність статевих контактів є найвищою.

Тіло матки виконує роль «мішка» для розвитку плода. Вага матки у жінки, яка не народжувала, становить близько 50 грамів (у жінок, які не народжували, — від 30 до 50 грамів, у тих, хто народжував, — від 80 до 100 грамів), довжина — 7–8 см, а найбільша ширина — приблизно 5 см. Задня стінка матки завжди товстіша та щільніша за передню завдяки кращому кровопостачанню. Під час вагітності розміри матки збільшуються завдяки росту м'язових клітин, що дозволяє їй витримувати загальну вагу одного або кількох плодів до 5–6 кілограмів.

Внутрішня поверхня матки вкрита особливою тканиною — **ендометрієм**, який сприяє прикріпленню плодового яйця до стінки матки. Співвідношення розмірів шийки та тіла матки змінюється з віком і після пологів: у жінок, які народжували, матка більша, ніж у тих, хто не народжував.

Матка займає певне положення в малому тазі, яке може трохи змінюватися залежно від наповнення сечового міхура сечею та прямої кишки каловими масами. Практично у всіх підлітків і молодих жінок, особливо тих, хто не народжував, тіло матки нахилене в бік хребта (назад), що умовно називають «загином матки». Таке положення вважається нормою й не заважає зачаттю. З віком і після вагітностей і пологів тіло матки може нахилятися в бік лобка, тобто вперед. У вагітних після дванадцяти тижнів тіло матки випрямляється й починає виходити за межі малого таза.

Маткові труби з'єднують порожнину матки з черевною порожниною. Маткові труби (фаллопієві труби, яйцепроводи) — це ниткоподібні м'язові канали довжиною 7–14 см і діаметром 2–15 мм, розміщені з обох боків матки. Слизова оболонка маткових труб вкрита війками, а в їхній порожнині міститься невелика кількість рідини. Вузьким кінцем труби відкриваються в порожнину матки, а розширеним — у формі лійки з бахромчастими краями — в черевну порожнину, майже торкаючись розташованих поруч яєчників. Це дає змогу яйцеклітині, яка виходить із яєчника (тобто під час овуляції), одразу потрапити в маткову трубу.

Завдяки постійним скороченням маткових труб яйцеклітина просувається в бік матки. Маткова труба складається з лійки, ампули, перешийка та власне маткової частини. Найширша ділянка — ампула — саме тут зазвичай відбувається запліднення яйцеклітини сперматозоїдом. Найвужча — перешийок. Через спайки або запальні процеси просування заплідненої яйцеклітини трубою може бути порушене, що, своєю чергою, може призвести до позаматкової вагітності.

Яєчники — це парні органи, які одночасно виконують дві важливі функції: вироблення статевих клітин і гормонів завдяки росту фолікулів (пухирців). Яєчники містять велику кількість фолікулів, які містять первинні статеві клітини, що формуються у жінки ще під час її ембріонального розвитку. Таким чином, структура яєчників є мультифолікулярною. Нерідко яєчники називають гонадами, підкреслюючи їхню роль у продукуванні яйцеклітин (ооцитів).

Основні гормони, які виробляються фолікулами, — це **прогестерон, тестостерон і естроген**. Яєчники не працюють почергово: овуляція може відбуватися в одному й тому самому яєчнику кілька циклів поспіль. Частіше овуляція трапляється в правому яєчнику — завдяки його кращому кровопостачанню. За спостереженнями, запліднення також частіше відбувається під час овуляції саме в правому яєчнику. Що визначає черговість дозрівання яйцеклітин у різних яєчниках — науці достеменно невідомо.

Яєчники — єдиний гормонально активний орган репродуктивної системи. Їхня діяльність контролюється різними відділами головного мозку, які утворюють так звану **яєчниково-гіпоталамо-гіпофізарну систему**.

Про дозрівання яйцеклітин ми поговоримо в іншому розділі цієї книги.

1.3. Кілька слів про чоловічу репродуктивну систему

Чоловіча репродуктивна система, як і жіноча, складається із зовнішніх та внутрішніх статевих органів. Вони виконують три основні функції: вироблення гормонів, утворення сперми та її перенесення в жіночий організм під час статевого акту. Статевий член також бере участь у процесі сечовипускання.

Пеніс, або чоловічий статевий член, — це основний орган, через який сперма потрапляє до піхви жінки. Він належить до найчутливіших ділянок чоловічого тіла, оскільки містить багато нервових закінчень. У спокійному стані його довжина зазвичай становить 5–10 см, що відповідає розмірам незбудженої піхви. Під час збудження пеніс подовжується до 14–16 см — саме стільки в середньому становить довжина збудженої піхви.

Мошонка — це шкірно-м'язовий мішечок, у якому розташовані яєчка. Вона добре забезпечена кровоносними судинами та нервами, що допомагає регулювати температуру яєчок. Природою передбачено, що яєчка виведені за межі тіла, адже для їхньої нормальної роботи необхідна нижча температура, ніж у середині організму.

Чому чоловічі статеві органи здебільшого розміщені ззовні? Питання це досі викликає дискусії серед учених. Найбільш поширене припущення — температурний фактор: дозрівання сперматозоїдів відбувається оптимально при температурі 34–34,5 °C, тоді як усередині тіла вона вища. Саме тому яєчка винесені за межі тіла та поміщені в мошонку. Спеціальні м'язи в цій зоні можуть наближати яєчка до тіла або віддаляти їх, підтримуючи постійну температуру.

У більшості самців хребетних — і зокрема ссавців — яєчка знаходяться всередині тіла. Але у людини й деяких інших видів вони розташовані ззовні, хоча початковий етап їх формування й росту відбувається в черевній порожнині. На момент народження у 97% хлопчиків яєчка вже опущені в мошонку.

Яєчка (сім'яники), як і яєчники у жінок, виконують одночасно дві функції: у них дозрівають чоловічі статеві клітини та виробляються статеві гормони. Сім'яники мають яйцеподібну форму, і їхні розміри зазвичай однакові в більшості чоловіків: близько 5 см у довжину та 2—3 см у ширину. На відміну від жінок, у чоловіків статеві клітини виробляються постійно, починаючи з моменту завершення статевого дозрівання. Щодня у здорового чоловіка утворюється до 100 мільйонів сперматозоїдів, а щосекунди — до 1500.

Щодо ваги яєчок та їх розташування відносно одне одного близько п'ятдесяти років тому серед студентів-медиків виникла жартівлива теорія, яка перетворилася на популярний міф: нібито Х-сперматозоїди (що дають початок дівчаткам) важчі, тому їх більше в одному з яєчок (у правому), через що воно частіше розташоване нижче за ліве у більшості чоловіків.

Опущення одного з яєчок спостерігається у більшості представників ссавців, у тому числі й у людини, але не через різницю у вазі сперматозоїдів. Причина криється в особливостях кровопостачання: венозний відтік з правого яєчка відрізняється від лівого. Крім того, природа передбачила різний рівень розташування яєчок у самців тварин і в чоловіків, щоб зменшити ризик їх пошкодження під час руху. Інакше кажучи, завдяки різній висоті яєчка ковзають одне відносно одного, уникаючи зіткнень.

Близько 30% чоловіків мають яєчка, розташовані на одному рівні, і це ніяк не впливає ні на зачаття хлопчика, ні на зачаття дівчинки. Видалення одного яєчка також не змінює ймовірність народження дитини певної статі: з однаковою ймовірністю може народитися як хлопчик, так і дівчинка.

Окрім яєчок, чоловіча статева система містить багато залоз, які беруть активну участь у виробленні статевих гормонів, різних біохімічних речовин і специфічної рідини, з якої складається сперма.

Сперма — це суміш секретів яєчок, їхніх придатків, передміхурової залози, сім'яних пухирців і уретри. Середній об'єм сперми становить 3–5 мл. Самі сперматозоїди становлять лише близько 5% об'єму еякуляту.

Сім'явивідні протоки — це шляхи, якими сперма виводиться з яєчок. Під час оргазму сперма виштовхується хвилеподібними скороченнями сім'япроводів.

Через **сім'яний канатик** здійснюється кровопостачання яєчок.

Важливим внутрішнім статевим органом є **передміхурова залоза**, або **простата**. Вона охоплює початкову частину уретри (сечівника) і розташована трохи нижче сечового міхура. Слово «простата» має грецьке походження й означає «захисник», «страж». Її вага зазвичай становить від 7 до 16 грамів.

Простата виробляє спеціальну рідину — простатичний сік, який активує сперматозоїди та допомагає їм рухатися сім'явивідними протоками. Важливу роль у формуванні рідкої частини сперми відіграють також сім'яні пухирці.

Під час статевого акту й еякуляції велика кількість нервових волокон забезпечує відчуття оргазму. Крім того, під час збудження, коли відбувається ерекція статевого члена, передміхурова залоза перекриває вихід із сечового міхура, запобігаючи потраплянню сперми в сечовий міхур.

Передміхурова залоза складається з чотирьох часток — передньої, задньої, бокової та середньої, у яких розміщено велику кількість мішкоподібних залоз із дрібними протоками. Ці протоки зливаються в два сім'явикидні протоки — лівий і правий, які з'єднані з сечовипускальним каналом.

За розмірами простата нагадує волоський горіх. Її можна пропальпувати лише через анальний отвір. Її розміри залежать від віку чоловіка. Як правило, вона починає рости у підлітковому віці з початком статевого дозрівання. Цей ріст тимчасово зупиняється у 20—21 рік, однак після 25 років простата починає повільно збільшуватись, і до 40 років це зазвичай залишається непомітним. До 50-річного віку збільшення простати спостерігається у половини чоловіків, і таке збільшення називають **доброякісною гіперплазією передміхурової залози**. У віці 80 років її мають вже близько 75% чоловіків. Менше ніж у половини з них це супроводжується скаргами, найчастіше пов'язаними з труднощами при утриманні або виведенні сечі.

Таким чином, до складу жіночої та чоловічої репродуктивної системи входить низка органів, кожен з яких виконує свою специфічну роль у процесі розмноження.

1.4. Як відбувається зачаття дитини

З одного боку, таємниця зачаття перестала бути таємницею, адже сучасні репродуктивні технології дозволяють здійснювати його поза межами жіночого організму. З іншого боку, це все одно залишається певною загадкою, оскільки ми майже нічого не знаємо про те, як природа контролює життєздатність і якість ембріонів. І про те, якими надзвичайними властивостями має володіти саме той сперматозоїд, якому вдасться стати «обраним» серед мільйонів інших і запліднити яйцеклітину.

Щоб не повторювати подробиці процесу зачаття, які я описувала в інших книгах, тут я коротко окреслю основні етапи, про які має знати кожна подружня пара, що планує дитину.

1.4.1. Овуляція

Можна впевнено сказати, що **передумова будь-якого зачаття — це дозрівання статевих клітин.** Це основа основ. Без яйцеклітини та сперматозоїда нове життя неможливе.

Первинні статеві клітини як жінка, так і чоловік отримують ще під час свого внутрішньоутробного розвитку — в перші дні після власного зачаття. У жінок це так званий яєчниковий резерв, тобто кількість яйцеклітин, які вона поступово втрачає протягом життя: спочатку — ще в матці матері, потім — як новонароджена дівчинка, згодом — у дитинстві, підлітковому віці, і до самої менопаузи. Цей запас ніколи не відновлюється. Навпаки — у нього є дві хвилі прискореної втрати: одна — у період статевого дозрівання, інша — у 38–39 років, коли жіночий організм починає готуватися до клімаксу.

Будь-яке втручання в ділянці яєчників або органів малого таза може порушити кровопостачання й нервові зв'язки, що мають ключове значення для їх нормального функціонування. Деякі медикаменти, певні вірусні інфекції та аутоімунні захворювання, при яких організм виробляє антитіла проти власних тканин, також можуть призводити до втрати яєчникового резерву — тобто до передчасної загибелі фолікулів, у яких містяться яйцеклітини. Отже, яєчники слід берегти як зіницю ока, аби зберегти репродуктивну здатність.

Процес дозрівання яйцеклітин і сам момент овуляції — це не одне й те саме. В яєчниках статеві клітини (ооцити) зберігаються у фолікулах — пухирцях, які поступово ростуть. Цей процес називається **фолікулогенезом** і триває понад шість місяців (а іноді й довше). Щомісяця приблизно 70 фолікулів починають ріст, але лише один (зрідка два) досягає понад 10 мм у діаметрі й стає домінантним.

Розрив фолікула й вихід яйцеклітини за межі яєчника називається **овуляцією**. Триває вона від шести до восьми хвилин.

Залишений фолікул заповнюється кров'ю й утворює **геморагічне тіло**, яке вже через день або півтора перетворюється на **жовте тіло**. Максимального розміру й піку вироблення прогестерону воно досягає на сьомий день після овуляції. Якщо зачаття не відбулося, або плодове яйце загинуло на етапі імплантації, функція жовтого тіла згасає, воно зменшується, і на його місці формується **біле тіло** — по суті, невеликий рубець. Часто перед початком менструації жовте тіло вже не вдається виявити.

Про дозрівання яйцеклітин можна написати окрему книгу — настільки це складний і тривалий процес. Але для більшості жінок такі деталі не є критично важливими. Тож зосередимось на головному.

Що потрібно знати про дозрівання яйцеклітин?

- Цей процес проходить у кілька етапів, починаючись ще з моменту зачаття дівчинки. Проте наступний важливий етап фолікулогенезу розпочинається зі статевого дозрівання дівчат і супроводжується появою менструальних циклів, які спочатку часто є нерегулярними.
- У нормі перша менструація настає у віці 12,5–16 років, хоча іноді буває трохи раніше або пізніше.
- Зазвичай регулярними цикли стають до 21–22 років, хоча в окремих дівчат — раніше або пізніше.
- Нормальним вважається менструальний цикл тривалістю 21–35 днів з коливанням до 7 днів у кожен бік. У худорлявих або повних жінок цикли часто перевищують 30–35 днів — і це може бути варіантом фізіологічної норми, якщо вони супроводжуються овуляцією.
- Початком менструального циклу вважають перший день рясних кров'янистих виділень.
- Нормальна менструація триває 3–4 дні, хоча в окремих жінок може тривати до семи днів.
- Менструальний цикл поділяють на дві фази.
- Перша фаза супроводжується ростом фолікулів і завершується розривом одного з них — овуляцією. Ця фаза є нестабільною: вона може бути короткою або тривалою. Її називають **проліферативною**, оскільки в цей період під впливом естрогенів відбувається ріст ендометрія.
- Поняття **«пізня овуляція»** є псевдонауковим, тобто хибним.

- Друга фаза починається з наповнення розірваного фолікула кров'ю та утворення геморагічного тіла, яке згодом трансформується в **жовте тіло**, що виробляє прогестерон.

- Геморагічне тіло поступово перетворюється на жовте тіло, яке досягає свого «розквіту» на сьомий день після овуляції.

- Прогестерон пригнічує подальший ріст ендометрія, викликаючи в ньому секреторні зміни. Тому другу фазу називають **секреторною**. Вона завжди стабільна й зазвичай триває 14–16 днів. Якщо зачаття не відбулося, секреторна фаза закінчується фізіологічною кровотечею відміни — **менструацією**.

- Якщо зачаття не відбулося, жовте тіло зменшується й припиняє функціонування. На його місці формується невеликий рубець, який умовно називають **білим тілом**. Під час УЗД напередодні менструації жовте тіло часто вже не виявляється. Також у деяких жінок наприкінці другої фази можна побачити домінантний фолікул, що помилково може бути прийнято за кісту.

- Не всі дозрілі яйцеклітини є повноцінними та мають нормальну структуру. З віком їхня якість погіршується як за морфологією, так і за генетичним вмістом (геномом).

- Чим молодша (до 20 років) або старша (після 30 років) жінка, тим частіше у неї трапляються цикли без дозрівання яйцеклітини.

- Наявність жовтого тіла не завжди підтверджує факт овуляції. У деяких випадках фолікул може перетворюватися на жовте тіло (проходити лютеїнізацію) без овуляції.

- Яйцеклітина залишається життєздатною близько 24 годин і може бути заплідненою упродовж 12 годин. В умовах лабораторного спостереження її життєздатність може зберігатися до 36 годин.

Це далеко не всі важливі аспекти процесу дозрівання яйцеклітин. Про фактори, які впливають на нього, ми поговоримо далі.

1.5. Фактори, що впливають на зачаття

Багаторічне спілкування з людьми, які планують вагітність, лише підтверджує одне: більшість має вкрай поверхове уявлення про те, як виникає нове життя і що для цього необхідно з боку обох партнерів.

Мені довелося консультувати молоду пару, яка протягом року регулярного статевого життя практикувала виключно анальний секс. Сумним було те, що троє різних лікарів, до яких вони зверталися по допомогу, не лише поставили їм діагноз безпліддя, а й вигадали ще низку інших діагнозів, яких у пари насправді не було. Жоден із лікарів навіть не запитав, яким саме видом статевих стосунків ці чоловік і жінка намагалися «зачати» дитину.

Багато жінок, які зверталися до мене за консультацією, зізнавалися, що їхні чоловіки місяцями перебувають у відрядженнях або працюють далеко від дому, а за рік подружжя бачиться лише кілька днів чи тижнів. Тим не менш, більшості з них теж ставили діагноз безпліддя, хоча для настання вагітності просто не були створені необхідні умови.

Я зустрічала чимало жінок, які місяцями або навіть роками приймали гормональні контрацептиви для «вирівнювання циклу», прагнучи досягти 28-денного циклу. Вони були вкрай розчаровані тим, що вагітність так і не настала.

На жаль, і досі велика кількість пар стає жертвами недостатньої обізнаності лікарів, комерційного підходу до оцінки здоров'я і надання допомоги. Чим менше люди знають про механізми зачаття, тим легше ними маніпулювати, нав'язуючи агресивне або надмірне, часто непотрібне обстеження та лікування.

У шостому розділі ми обговоримо багато чинників, що підвищують шанси на зачаття: від частоти статевих актів і визначення оптимальних для зачаття днів до ролі оргазму та інших важливих деталей. Усе це обов'язково мають знати ті, хто мріє про дитину.

Отже, що впливає на зачаття?

1. **Статеві клітини, які завершили процес поділу і дозрівання, повинні бути повноцінними.** Оцінити якість сперматозоїдів можна різними методами й навіть на доволі глибокому рівні (майже молекулярному). Однак в одному еякуляті містяться мільйони або навіть мільярди сперматозоїдів, а «пощастить» лише одному — тому, хто зможе запліднити яйцеклітину. Ми досі не знаємо, якими особливими властивостями має володіти цей «супергерой»,

хоча багато дослідників активно вивчають це питання, щоб краще допомагати безплідним парам.

Наразі у світі немає чітких і достовірних рекомендацій щодо правильного обстеження чоловіків та інтерпретації показників спермограми з погляду здатності до зачаття.

Дуже часто чоловікам фактично дають «презумпцію невинуватості», і весь тягар обстеження та лікування лягає на жінку (бо що тільки вона не зробить заради улюбленого чоловіка!).

Однак ми не будемо тут розглядати тему безпліддя. Я також не раджу шукати причини безпліддя там, де не дотримані елементарні умови для планування дитини.

Оцінити повноцінність яйцеклітини ще важче, особливо в природних умовах. Коли яєчники стимулюють для отримання великої кількості фолікулів (як це робиться при проведенні ЕКЗ), виявляється, що більшість яйцеклітин є неповноцінними (до 75%, особливо якщо жінка старше 35 років), тобто непридатними для запліднення. Багато ембріонів також виявляються нежиттєздатними. Саме тому при екстракорпоральному заплідненні (ЕКЗ) намагаються отримати якомога більше яйцеклітин.

Хтось може заперечити, що така неповноцінність яйцеклітин пов'язана із застосуванням лікарських засобів для стимуляції або із забором занадто великої кількості незрілих фолікулів. У цьому справді є частка істини. Ми дуже мало знаємо про те, якою є якість дозрілих яйцеклітин у кожному природному циклі.

Важливо розуміти, що в молодих пар, за відсутності історії захворювань репродуктивної системи та оперативних втручань, пов'язаних із цими органами, висока ймовірність наявності повноцінних статевих клітин для відтворення потомства.

2. **Вік батьків відіграє дуже важливу роль у зачатті дітей.** Люди стали жити практично вдвічі довше порівняно з початком XX століття. Збільшення тривалості життя свідчить про три важливі сприятливі фактори:

• покращилася якість харчування;
• умови життя й праці, зокрема санітарно-гігієнічні, стали набагато кращими;
• підвищився рівень медичної допомоги.

Ці фактори сприяли покращенню здоров'я великої кількості людей. Неправда, що нині люди хворіють більше й частіше. Просто, враховуючи статистику, коли середня тривалість життя жінок у минулому столітті становила 37–54 роки, а чоловіків — 45–60 років, лікарі рідше стикалися з пацієнтами старшого віку. Сьогодні ж багато людей доживають до 80–90 років, і ми частіше бачимо ті захворювання, які безпосередньо пов'язані з віковими змінами.

Кого можна вважати людиною похилого віку? Навіть у медицині за останні 50 років змінилися погляди на вікову класифікацію. Раніше людей старшого віку так називали після виходу на пенсію. Спочатку це були 50 років (а для деяких професій — 40–45 років), потім — 55, далі — 60, а тепер — 65 років.

Багато років тому сорокарічних уже вважали старими! Аристотель радив переривати вагітність у жінок, які випадково завагітніли в 40 років, хоча до цього віку доживала лише чверть жінок Стародавньої Греції. Сьогодні ж багато жінок прагнуть мати дітей після 40 років з різних причин.

Але якщо біологічний вік людей збільшився майже в два з половиною рази, то репродуктивний вік змінився незначно. Природа не встигає розширювати межі плідності (фертильності).

Репродуктивний вік визначається насамперед для жінок, хоча він існує і в чоловіків. Це той період, коли в жінки відбуваються овуляції — від початку появи менструацій до їх припинення, коли в яєчниках перестають дозрівати яйцеклітини. У середньому це 14–45 років, тобто насправді не більше ніж 30 років жіночого життя.

Які зміни відбулися в природі зі збільшенням тривалості життя? Жінки почали менструювати раніше, і сьогодні перша менструація (менархе) може виникати у 12,5 років, а іноді й раніше. Також менструації тривають довше: у середньому — до 52–54 років. Однак це не означає, що жінки стали більш плідними.

Вік початку старіння яйцеклітин, який сьогодні можна визначити завдяки досягненням репродуктивної медицини, у середньому становить 31 рік. Саме тому твердження, що найоптимальніший вік для зачаття дитини — від 20 до 30 років, залишається актуальним і сьогодні, а в медичній спільноті звучить ще переконливіше.

Не змінився й період останньої хвилі загибелі яйцеклітин — він, як і раніше, припадає приблизно на 37–39 років. Багато жінок можуть мати регулярні менструальні цикли і в 40, і в 45, і навіть у 50 років, але це зовсім не означає, що цикли супроводжуються повноцінною овуляцією, а тим більше — дозріванням повноцінних яйцеклітин.

На жаль, деякі жінки сприймають інформацію про вікові обмеження у зачатті дітей вкрай негативно або навіть агресивно. Мені неодноразово доводилося стикатися з безпідставними звинуваченнями в упередженому ставленні до жінок зрілого віку, які бажають мати дітей. Іноді така агресія виходила за межі етичних норм.

Особливо різко реагують ті, у кого вже є труднощі із зачаттям. «Потяг відходить», а чути про це зовсім не хочеться. Приємніше вірити у солодку брехню з рекламами репродуктивних центрів, де запевняють, що за гроші можна завагітніти і народити у будь-якому віці. Але ці твердження суперечать природним законам, а чесні лікарі лише озвучують факти.

Одного разу в медичній літературі обговорювалося небажання лікарів торкатися теми обмежень репродуктивного потенціалу. Багато фахівців свідомо не піднімають це питання першими, аби не зіткнутися з негативною реакцією пацієнтки. «Пацієнтка не питає — значить, і ми мовчимо» — саме таку позицію обрали чимало лікарів. А це вже нестача достовірної інформації, яка могла б допомогти багатьом парам переосмислити життєві пріоритети та поставитися до зачаття дитини серйозніше.

3. **Шляхи, якими просуваються сперматозоїди після статевого акту, мають бути прохідними.**

Йдеться не лише про маткові труби, де відбувається запліднення. Потрапляючи у заднє склепіння піхви, яке розташоване позаду шийки матки, сперма набуває певних властивостей, сперматозоїди активізуються і далі мають пройти через цервікальний канал (канал шийки матки).

Цервікальний слиз у період овуляції набуває особливих властивостей: він не лише підвищує рухливість сперматозоїдів, а й контролює їхню якість — намагається не пропускати "неякісні" сперматозоїди. Інколи слиз стає надто агресивним і може заважати навіть здоровим сперматозоїдам.

Із каналу шийки матки сперматозоїди потрапляють у порожнину матки, яка відіграє важливу роль у заплідненні та подальшому розвитку плодового яйця. Саме в матці виношується і розвивається майбутня дитина.

Далі сперматозоїди рухаються в одну з маткових труб — з того боку, де в яєчнику відбулася овуляція. Отже, принаймні одна труба має бути прохідною.

У матковій трубі також відбувається **поділ заплідненої яйцеклітини** під час її просування до порожнини матки.

4. **Прикріплення плодового яйця в порожнині матки — ще один важливий момент, що визначає успішність настання вагітності.**

Зародок (ембріон) зазвичай просувається матковою трубою протягом чотирьох днів. Потрапивши в порожнину матки, він перебуває у «підвішеному стані» і ніби «веде переговори» з жіночим організмом — щоб той його прийняв і дозволив імплантацію, тобто прикріплення. Ці переговори веде **здоровий ембріон**, а хворий або «бракований» цього зробити не здатен.

Крім ембріона, ендометрій також має бути здоровим. Він переходить у стан «прийняття» ембріона лише в певні дні — на піку активності жовтого тіла. Цей період короткотривалий і називається вікном імплантації. Без нього вагітність не відбудеться.

Більшість цих процесів у жіночому організмі закладені самою природою і не потребують від нас спеціальних зусиль. Не варто боятися спроб завагітніти, якщо вагітність — бажана. Також не слід перетворювати цей процес на строго контрольовані дії партнерів або на «життя за розкладом».

Зазвичай плодове яйце прикріплюється до задньої стінки матки, оскільки вона товща, краще васкуляризована (має більше судин), і добре захищена — знаходиться глибоко в тілі. Проте прикріплення до передньої або бічних стінок матки — також варіант норми. А ось прикріплення поблизу входу в цервікальний канал не вважається нормальним і така вагітність може супроводжуватися певними ускладненнями.

Підсумуємо: успішне зачаття дитини залежить від якості статевих клітин, що, у свою

чергу, тісно пов'язано з віком батьків і станом репродуктивної системи жінки, адже саме в її організмі відбувається запліднення та подальший розвиток плоду.

Про інші чинники, що впливають на зачаття дитини та виникнення вагітності, ми поговоримо далі в цій книзі.

1.6. Що таке вагітність і як її правильно діагностувати

У багатьох людей уявлення про вагітність, як і саме визначення цього стану, відрізняються. У різних народів світу слово «вагітність» звучить по-різному, має різне, іноді навіть запозичене з іноземних мов походження.

Незважаючи на різноманітність понять, важливо пам'ятати: **вагітність — це не хвороба**, а лише певний період у процесі відтворення потомства.

Для лікарів поняття «вагітність» має чітке визначення, тож розглянемо це докладніше.

Чи можна вважати зачаття початком вагітності? Коли яйцеклітина запліднюється сперматозоїдом, відбувається її перший поділ. Це — надзвичайно важливий етап! Якщо на цьому етапі щось піде не так, розвиток ембріона не розпочнеться. Така яйцеклітина гине під час просування матковою трубою і зникає безслідно — розсмоктується, саморуйнується. Жінка навіть не дізнається, що зачаття мало місце.

Під час руху матковою трубою плодове яйце проходить ще кілька поділів. Якщо прохідність труби порушена або якщо з певних причин ембріон просувається повільно, він може затриматися в трубі й прикріпитися до її стінки. Так виникає **позаматкова вагітність**. Іншими словами, про настання вагітності ми говоримо лише **з** початку імплантації.

Позаматкова вагітність трапляється лише у кількох відсотків жінок віком 20–30 років. З віком її частота зростає.

Наявність інших чинників також може підвищувати ймовірність виникнення такого типу вагітності, зокрема вживання синтетичного прогестерону в другій половині менструального циклу. Саме тому в жінок, які користуються допомогою репродуктивної медицини, рівень позаматкової вагітності вищий.

Досягнувши порожнини матки, деякі плодові яйця гинуть, не встановивши якісних «дипломатичних відносин» з жіночим організмом або не знайшовши підготовленого до імплантації ендометрію. Інші ембріони ж успішно починають процес прикріплення до стінки матки. **З цього моменту, тобто з початку імплантації, ми і говоримо про настання вагітності.**

1.6.1. Ранній фактор вагітності

Чи можна визначити, що зачаття відбулося, ще до появи будь-яких ознак вагітності?

Виявляється, про це можна дізнатися буквально впродовж кількох годин. У 1968 році вперше заговорили про так званий **ранній фактор вагітності** (early pregnancy factor). Понад сорок років учені сперечалися, що він собою являє з хімічної точки зору. Протягом цього часу було з'ясовано, що з перших хвилин після запліднення яйцеклітина виділяє кілька видів білків (пептидів, протеїнів), різних за будовою, але всі вони виконують одну функцію — подають сигнал організму матері про необхідність перебудови та переходу в режим вагітності.

Припускають, що таких речовин може бути кілька: чаперонін-10, релаксин та інші білки.

Ранній фактор вагітності можна виявити в крові жінки вже через 24–48 годин після зачаття. Його також можна знайти в цервікальному слизу. Рівень цього фактора зростає в першому триместрі, а повністю зникає перед пологами. Дослідження показали, що в здорових жінок репродуктивного віку з менструальним циклом тривалістю 18–28 днів, цей фактор виявляли після незахищеного статевого акту у 67% випадків. Таким чином, шанс зачаття в такої жінки становить 67% на місяць.

Здавалося б, нарешті з'явився тест, який дозволяє визначати наявність зачаття вже в перші дні. Але він не набув практичного застосування, оскільки виявилося: в 60–80% випадків зачаття ембріони гинуть через свою неповноцінність.

Згадаймо про ЕКЗ (екстракорпоральне запліднення). Можливо, багато хто з вас чув або читав, що для отримання яйцеклітин проводиться так звана гіперстимуляція яєчників. За допомогою лікарських препаратів лікарі намагаються домогтися одночасного дозрівання великої кількості яйцеклітин. Оптимальним вважається утворення восьми і більше фолікулів з яйцеклітинами з кожного яєчника.

Навіщо лікарям так багато яйцеклітин? Хіба однієї недостатньо? Виявляється, більшість із них виявиться непридатною для запліднення, або ж отримані ембріони з тих чи інших причин не будуть перенесені в порожнину матки. Втрата біологічного матеріалу становить 75–80%. Якщо в лабораторних умовах відбір умовно здорових (візуально) ембріонів проводить лікар-ембріолог, то в природних умовах якість зачатого потомства контролюється природним добором — незалежно від бажання жінки й чоловіка мати дитину.

Уявіть, що в жінки, наприклад, 12 менструальних циклів на рік. Чи означає це, що в кожному циклі дозріває здорова, якісна яйцеклітина? Ні. А якщо навіть яйцеклітина здорова, чи обов'язково зачаття відбудеться? І знову — ні.

Та попри великий рівень втрат на ранніх етапах вагітності, людство не зникло! У багатьох видів приматів рівень зачаття і втрат вагітності навіть вищий, ніж у людей. Тож необхідно запастися терпінням, повірити в себе і жити регулярним незахищеним статевим життям.

1.6.2. Біохімічна вагітність

Щойно запліднена яйцеклітина потрапляє в порожнину матки, починається наступний етап взаємодії плодового яйця з організмом матері. Цього разу контакт має бути значно тіснішим, адже майбутній плід потребуватиме живильних речовин, кисню та деяких гормонів — аж до самого народження.

Близько двох діб між ембріоном і організмом жінки відбуваються «переговори» без безпосереднього контакту. Ембріон має заявити про себе, продемонструвати життєздатність і готовність до імплантації. Організм матері має пригальмувати роботу імунної системи, яка може сприймати ембріон як частково чужорідну біологічну тканину, і не виявляти агресії до нової форми життя. Ця «дипломатія» — ще одна з таємниць зачаття, яку намагаються розгадати вчені у сподіванні вдосконалити репродуктивні технології.

Плодове яйце також може бути агресивним щодо жіночого організму. У деяких випадках його частина, з якої розвивається плацента (трофобласт), може занадто інтенсивно впроваджуватись у ендометрій, а іноді навіть проростати за межі матки. На щастя, такі випадки є надзвичайно рідкісними.

Приблизно на сьомий день після овуляції, коли жовте тіло яєчника досягає піку гормональної активності та виробляє максимальну кількість прогестерону, розпочинається імплантація. В ендометрії з'являються особливі структури, схожі на щупальця — піноподи. Саме вони забезпечують швидший контакт ембріона з ендометрієм.

Перші етапи впровадження та прикріплення ембріона до стінки матки відбуваються протягом перших семи днів — це і є основа імплантації. Важливо розуміти, що імплантація — це не «приклеювання» ембріона до стінки матки. Ембріон впроваджується всередину ендометрію, створюючи собі «ложе» для подальшого розвитку. Тільки здорові ембріони здатні проявити достатню активність, щоб надійно закріпитися.

Разом із першим контактом ембріона з ендометрієм і початком формування майбутньої плаценти в крові жінки з'являється специфічний гормон

— хоріонічний гонадотропін людини (ХГЛ, або ХГЧ). Його рівень починає зростати.

Проте імплантація не завжди завершується успішно. Ще до затримки менструації вона може перерватися. Втрати вагітності, що відбуваються в перші сім днів після імплантації, називають біохімічною вагітністю.

Чи може імплантація бути пізньою, тобто відбутися пізніше шести днів після овуляції? Так, може. Але така імплантація частіше пов'язана з вищим ризиком втрати вагітності.

За оцінками, до 60–70% вагітностей втрачається саме на рівні біохімічної вагітності. При цьому жінка може навіть не підозрювати, що була вагітна, адже жодних зовнішніх ознак вагітності немає.

На практиці дуже складно визначити рівень втрат запліднених яйцеклітин до того моменту, коли плодове яйце можна побачити в порожнині матки за допомогою УЗД. Тобто до моменту, коли ми вже можемо говорити про клінічну вагітність.

Отже, про вагітність ми можемо говорити лише тоді, коли вона підтверджена:

• затримкою менструації;
• позитивним рівнем ХГЧ;
• виявленням плодового яйця за допомогою УЗД.

Саме клінічна вагітність враховується в історії жінки, коли йдеться про виношування чи невиношування. А це означає, що якщо вагітність не була підтверджена, ми не можемо спекулювати на підставі лише відчуттів жінки або затримки менструації, адже така затримка трапляється часто й з різних причин.

Вважається, що лише 22–25% усіх зачаттів доходять до стану клінічної вагітності. Це показник фертильності — тобто ймовірність розвитку клінічної вагітності протягом одного менструального циклу. Такі усереднені показники стосуються молодих жінок віком 20–30 років. З віком шанси знижуються.

У здорових молодих чоловіків така ж ймовірність стати батьком, тому твердження, що «такою спермою можна запліднити одразу 100 жінок» — лише вигадка. Кожен зразок сперми має свій рівень фертильності, і він ніколи не становить 100%, у середньому це 24–25%.

В анотаціях до багатьох комерційних тестів на вагітність зазначається, що вони здатні визначити наявність вагітності буквально через 2–3 дні після статевого акту. Я не раджу «сісти» на такі тести, немов на наркотик. Уявіть собі, що більшість жінок, які ними скористаються, після хвилі радості будуть дуже розчаровані, коли менструація настане в звичайний час або з незначною затримкою. Такі тести можуть мати лише один позитивний прогностичний фактор: вони свідчать про наявність овуляції та прохідність маткових труб (якщо відбулося запліднення і з'явився ХГЛ, на який тест відреагував).

Утім, ще раз наголошую: не рекомендую проводити тест на вагітність до затримки менструації.

1.6.3. Діагностика вагітності

Трохи вище я згадувала три пункти, які є важливими для встановлення клінічного діагнозу «вагітність». Ще раз підкреслю: вагітність — це не хвороба, тому правильніше говорити про стан. Клінічна вагітність — це стан, підтверджений діагностичними методами.

Чи важливо своєчасно діагностувати вагітність, чи можна почекати до того терміну, коли необхідно ставати на облік?

Не кожна вагітність виявляється здоровою, нормальною матковою вагітністю, яка буде прогресувати й завершиться народженням здорової дитини. На ранніх термінах небезпечними можуть бути позаматкова або міхурово-заносна вагітність (останню нині називають гестаційною трофобластичною хворобою). Викидні й завмерлі вагітності в першому триместрі становлять меншу небезпеку для здоров'я жінки, але можуть супроводжуватися неприємними, тривожними симптомами, а в ряді випадків вимагають лікарського втручання.

- **Затримка менструації** — один із діагностичних критеріїв вагітності, проте не найнадійніший. Майже у чверті жінок можуть бути нерегулярні менструальні цикли або затримка місячних із різних причин. Понад 300 різних захворювань можуть супроводжуватися порушенням менструального циклу. Звичайна застуда, перевтома, гострий стрес можуть спричинити його збій.

Навіть у вагітної жінки можуть бути кров'янисті виділення: вони спостерігаються у чверті жінок у першому триместрі вагітності. У перший тиждень з дня очікуваної менструації у 9% вагітних жінок з'являються кров'янисті виділення, але зазвичай вони короткочасні та слабкі (вистачає однієї-двох прокладок на добу).

- **Позитивний рівень ХГЛ.** Визначення гормонів вагітності — один із методів встановлення діагнозу. Лікарі використовують його не стільки для підтвердження самої наявності вагітності, скільки для оцінки її розвитку, а також, у більшості випадків, для діагностики позаматкової вагітності.

Хоріонічний гонадотропін людини (ХГЛ) виробляється клітинами плодового яйця (хоріону), з яких згодом формується плацента. Навіть за відсутності ембріона в плодовому яйці (так зване порожнє плодове яйце або анембріонія) рівень ХГЛ у жінки може бути підвищеним. За наявності деяких пухлин яєчників, а також (у рідкісних випадках) інших органів, цей гормон також може синтезуватися.

Як я згадувала раніше, ХГЛ з'являється в крові матері з моменту імплантації — приблизно через шість днів після овуляції. Проте найчастіше його визначають після затримки менструації. Для підтвердження вагітності важливо визначати рівень саме β-ХГЛ, оскільки саме ця фракція гормону є специфічною для вагітності.

Хоча плацента та плід виробляють і багато інших речовин, їх наявність у крові не вважається достовірною ознакою вагітності. Вони можуть утворюватися і в організмі матері самостійно, або ж їхній рівень на ранніх термінах настільки низький, що технічно визначити ці речовини в крові, інших рідинах або тканинах жінки складно.

У нормі концентрація ХГЛ подвоюється кожні 29–53 години протягом перших 30 днів з моменту імплантації, і саме такий характер зростання рівня гормону є типовим для здорової маткової вагітності. Повільне зростання ХГЛ більше притаманне для позаматкової або завмерлої вагітності.

ХГЛ вимірюють у міжнародних одиницях на мілілітр (МО/мл), і про вагітність говорять тоді, коли рівень ХГЛ перевищує 25 МО/мл. У нормі рівні цього гормону є дуже індивідуальними, і його вища концентрація не завжди свідчить про «кращу» вагітність. Після 8–10 тижнів рівень ХГЛ починає знижуватися, тому його не використовують для моніторингу прогресу вагітності.

Буквально з перших тижнів вагітності змінюються й інші лабораторні показники крові. Вони не використовуються для підтвердження вагітності, але можуть її характеризувати. Один із перших лабораторних ознак — підвищення кількості лейкоцитів у крові (лейкоцитоз), який не слід вважати ознакою запального процесу. Також підвищуються ШОЕ (швидкість осідання еритроцитів), рівень фібриногену, D-Димеру; знижується концентрація феритину, сироваткового заліза, фолієвої кислоти. У сечі можуть з'являтися ацетон (кетонові тіла), солі, підвищується кількість лейкоцитів.

Детальніше про зміни лабораторних показників під час вагітності я розповідаю в книзі **«9 місяців щастя»**.

- **Визначення плодового яйця в матці за допомогою УЗД**
  Ультразвукове дослідження — один із методів діагностичного підтвердження наявності вагітності, але воно має свої обмеження, особливо на занадто ранніх термінах.

Нерідко жінки вже в перші дні затримки менструації поспішають до спеціаліста з УЗД і сильно розчаровуються та лякаються (а раптом позаматкова вагітність?), коли в порожнині матки нічого не знаходять, хоча тести на вагітність позитивні. Усьому свій час!

Тут важливо згадати таке поняття, як гестаційний термін, або термін вагітності. Часто жінки, та й багато лікарів, особливо старої школи, плутаються в підрахунках. Забудьте про ембріональний термін! Це поняття не має практичного значення. Воно може бути важливим лише для самої жінки, якщо вона точно знає момент зачаття — наприклад, якщо був єдиний статевий акт за весь менструальний цикл або проводилось ЕКЗ.

В акушерстві важливо користуватися **акушерським терміном**. І це не календарні місяці! У минулому лікарі описували вагітність у місяцях, але найчастіше такі терміни були неточними. Навіть із появою УЗД залишилося чимало похибок у визначенні точного терміну вагітності.

Сучасне акушерство рахує термін вагітності з першого дня останньої менструації, за умови, що цикл регулярний і триває 28–30 днів. Якщо відома дата зачаття або перенесення ембріона, її теж можна враховувати для обчислення терміну, але при цьому додаються два тижні, щоб уникнути плутанини під час подальшого спостереження за вагітністю. Також точний термін вагітності можна визначити за допомогою УЗД на ранніх термінах, зазвичай на 7–9 тижнях, коли похибка становить приблизно ±3 дні.

Отже, на момент овуляції вагітність уже триває дві акушерські тижні, а на день очікуваної менструації — 4–4,5 акушерських тижні. У цей період іноді можна побачити плодове яйце в порожнині матки, однак не завжди, оскільки його розміри ще дуже малі.

На 5–6 тижні за допомогою УЗД можна виявити жовтковий мішок, який є резервуаром поживних речовин для ембріона. Він зберігається до 10 тижнів вагітності.

На 5,5–6 тижні можна побачити ембріон, а вже з 6,5 тижнів — визначити серцеву активність. Наявність живого ембріона в порожнині матки — це достовірне підтвердження прогресуючої маткової вагітності.

Інші ознаки (нудота, блювання, чутливість і збільшення молочних залоз, часті сечовипуски, слабкість, поколювання чи ниючий біль у нижній частині живота, закрепи, зміна смакових уподобань, закладеність носа тощо) з'являються поступово на 6–8 тижні вагітності, але далеко не в усіх жінок. Вони не є достовірними ознаками вагітності, адже можуть виникати й у невагітних жінок при різних захворюваннях або станах.

Найважливіші правила встановлення діагнозу вагітності: не поспішати, не робити передчасних висновків, не шкодити вагітності зайвим втручанням чи агресивними діями і не створювати напругу надмірними страхами й переживаннями.

1.7. Фактори, що впливають на виношування дитини

Отже, плодове яйце здорове, імплантація відбулася успішно — що може вплинути на виношування вагітності?

Із усіх клінічно підтверджених вагітностей (не лише за позитивним тестом, а й за результатами УЗД та підвищеним рівнем ХГЛ у крові), 5–20% закінчуються мимовільним перериванням на терміні до 20 тижнів. Загалом до 20% усіх клінічних вагітностей не завершуються народженням дитини або народженням доношеного немовляти.

На здатність виносити дитину впливають як фактори, пов'язані з перебігом самої вагітності, так і здоров'я матері, плода, стан плаценти, а також умови навколишнього середовища.

Фактори з боку вагітності:

- перша вагітність втрачається у 40–50% випадків, друга й третя — у 24–27%, три поспіль вагітності — у 1–5% випадків (залежить від віку жінки: чим вона старша, тим вищий ризик втрати);

- багатоплідна вагітність вважається патологічною, супроводжується вищими ризиками ускладнень і втрат;

- надто часті вагітності й пологи можуть підвищувати ризик невиношування;

- прееклампсія та її ускладнення;

- вироблення антитіл до еритроцитів плода (ізоімунізація матері за резус-фактором або групами крові).

Фактори з боку матері:

- занадто молодий (до 20–21 року) або зрілий вік (після 35 років);

- захворювання репродуктивної системи (фіброміоми, внутрішньоматкові синехії, вади розвитку матки та ін.);

- хронічні хвороби жінки (артеріальна гіпертензія, цукровий діабет, антифосфоліпідний синдром, аутоімунні та ендокринні захворювання тощо);

- первинне інфікування певними вірусними або бактеріальними інфекціями;

- ожиріння або недостатня маса тіла (дефіцит ваги);

- шкідливі звички (куріння, алкоголь);

- незбалансоване або погане харчування.

Фактори з боку плода:

- вади розвитку;

- хромосомні аномалії;

- генетичні захворювання та порушення обміну речовин;

- патологічне прикріплення плаценти (передлежання, відшарування);

- аномалії розвитку плаценти, пуповини та плодових оболонок.

Фактори навколишнього середовища:

- несприятливі соціально-економічні умови життя;

- важка фізична праця або робота у шкідливих умовах;

- недостатній рівень медичної допомоги;

- низький рівень освіти;

- різні форми насильства;

- надзвичайні ситуації, стихійні лиха, бойові дії.

Це далеко не всі фактори, які можуть впливати на виношування дитини. Більше інформації на цю тему ви знайдете в моїх численних публікаціях, відео та книгах, присвячених питанням вагітності.

Деякі з наведених вище факторів існують ще до настання вагітності, а отже, їх можна попередити або зменшити їхній вплив. Інші виникають спонтанно. Дуже важливо оцінити їхню наявність у конкретної пари. Наприклад, якщо в жінки періодично підвищується артеріальний тиск, необхідно звернутися до терапевта, за потреби пройти обстеження і в окремих випадках — розпочати прийом медикаментів. Роботу в нічні зміни або в умовах, шкідливих для вагітності, варто замінити на безпечніші умови праці. Трохи більше інформації щодо деяких питань буде подано в інших розділах цієї книги.

Під час вагітності від пари очікується фізична, психологічна та фінансова готовність, тому важливо об'єктивно оцінити ситуацію в родині, на роботі, в суспільстві, зазирнути в майбутнє — й побачити себе батьками.

Розділ 2. Підготовка до вагітності та планування сім'ї

2.1. Як почати планувати сім'ю

З попереднього розділу ви дізналися про важливі для зачаття дитини фізіологічні особливості жінок і чоловіків, а також про те, як відбувається запліднення та що впливає на розвиток вагітності. У цьому розділі ми поговоримо про підготовку — що вона включає та як загалом розпочати планування вагітності.

Сімейна пара повинна бути готова до вагітності фізично, морально та фінансово. Згодні?

Про фізичну та фізіологічну готовність жіночого організму до виношування дитини ми говоритимемо далі. А зараз розглянемо інше запитання: чому люди взагалі прагнуть завагітніти й народити дитину? Здавалося б, відповідь очевидна. Але мотивація у всіх різна.

Ще в недалекому минулому для багатьох родин головною метою було збереження й передача титулів і власності, тому досі в багатьох народів народження сина-спадкоємця має винятково важливе значення. Якщо ви думаєте, що в сучасному світі немає місця стародавнім упередженням і нерівності щодо статі дитини або дорослої людини, я вас розчарую: існує чимало суспільств, у яких новонароджених досі сприймають як товар або результат угоди між родами, сім'ями, чоловіком і жінкою.

І в наш час існує так званий селективний фетоцид — коли плід з небажаною статтю навмисне знищують. У деяких країнах досі трапляються випадки вбивства новонароджених, особливо дівчаток. Навіть під час проведення ЕКЗ деякі пари наполягають на визначенні статі ембріонів, щоб перенести тільки ті, що відповідають їхнім уподобанням. Але я впевнена, що серед моїх читачів переважають ті, для кого дитина — бажана й улюблена ще до свого народження, незалежно від статі.

Спілкуючись із жінками та консультуючи їх, я чула безліч історій, які розкривають справжні мотиви планування вагітності.

Чому ви хочете мати дитину? Відповіді на це запитання можуть бути дуже різними.

Наприклад:
• «Наша мета — створити повноцінну сім'ю»;
• «Я люблю дітей, а мій чоловік поки не хоче, але я все одно завагітнію й народжу, можливо, навіть від іншого чоловіка»;
• «Мій чоловік хоче дітей, а я — ні. Але якщо я не народжу йому дитину, він мене покине, я втрачу квартиру й багато чого іншого»;
• «У нас проблеми в стосунках: мені здається, що в чоловіка є коханка, а народження дитини може вирішити цю проблему»;
• «Усі мої подруги вже мають дітей, і мені незручно, що в мене їх немає»;
• «Я не готова до дітей, але вік підштовхує — потім може бути пізно»;
• «Я вийшла заміж без кохання, терпіти не можу свого чоловіка. Мені потрібна дитина як розрада, щоб не почуватися самотньою»;
• «Батьки чоловіка кажуть, що я безплідна, постійно питають, коли будуть діти»;

• «У шлюбі повинні бути діти, тому я маю народити. Це обов'язок, а не бажання».

Це лише небільша частина причин, що лежать в основі бажання народити дитину. Та, як не дивно, приблизно 50% жінок узагалі не замислюються, чи хочуть вони мати дитину чи ні. Звідси й така величезна кількість незапланованих вагітностей, а потім — як наслідок — абортів.

Зараз модно говорити «завести дитину». Зазвичай я з іронією відповідаю, що «заводять» тварин: собак, котів, хом'ячків. Дитину зачинають — плановано або несподівано — але не "заводять".

Повертаючись до важливого запитання: чому ви хочете дитину? Я очікую щирої відповіді — але дати її ви маєте лише самі собі.

Якщо ви знаєте, чому хочете дитину, виникає наступне запитання: чи готові ви морально до появи маленької людини у вашому житті?

Річ у тім, що в багатьох жінок існує викривлене уявлення про дітей, про те, скільки сил, праці (та й фінансів) потрібно вкласти в догляд і виховання. Недарма в народі кажуть: мати — не та, що народила, а та, що виростила.

Більшість жінок, як і чоловіків, не готові до появи дитини. Вони часто милуються чужими малюками в ошатних костюмчиках, які тихо сплять у візочках і мирно посвистують носиками. Але не мають жодного уявлення про дитячий крик, хвороби, примхи. Одна моя знайома майже 20 років спостерігала за моїми дітьми й постійно захоплювалася ними — особливо «правильним вихованням». Але на власних дітей так і не наважилася: хотілося пожити для себе, тим паче шлюб був за розрахунком — «солоденький татусь» і примхлива дружина. Нарешті, коли в передклімактеричному віці в неї народилася дитина, вона виявилася абсолютно неготовою до змін, і дуже скоро її життя перетворилося на справжнє пекло: крики розпещеної дитини, безперервні сварки з чоловіком, хронічне недосипання, виснаження, загострення хронічних хвороб, застуди дитини та безліч інших труднощів. У результаті жінка настільки розчарувалася й занурилася у власне нещастя, не відчуваючи радості в житті, що незабаром... померла.

Дитина потребує повноцінної, здорової родини. На жаль, деякими жінками керує егоїстичне прагнення реалізувати свою «місію» народження дитини: головне — «народити потомство». А що буде з цими дітьми далі — турбує їх найменше. Дехто навіть грає в героїзм і, попри важкі захворювання, намагається завагітніти будь-якою ціною, всупереч усьому, зокрема і власному тілу. У таких жінок часто народжуються нездорові діти, а з їх народженням розпочинається сумне замкнене коло: хвора мати, яка віддала останні сили на виношування і народження дитини, виснажується, а нездорова дитина потребує постійного догляду, уваги, любові.

Я знаю кількох жінок, які, будучи тяжко хворими, вирішили подарувати дитину коханому чоловікові, щоб після їхньої смерті залишився «слід» її життя на землі. Неважко здогадатися, що їхні вагітності були дуже тяжкими і тільки прискорили кінець. Діти народилися передчасно, із численними відхиленнями, і за них довелося боротися — проводити інтенсивне лікування. Деякі жінки померли, інші — серйозно хворі й не здатні піклуватися про своїх дітей. Чоловіки таких родин перебувають у тяжкому стресі, тому що змушені балансувати між роботою, тяжкохворою дружиною в лікарні й дитиною з проблемами здоров'я. Дехто не витримує таких випробувань, і наслідки бувають трагічними. Щоразу, коли ви йдете всупереч чомусь або комусь — навіть самій собі — результат буде невтішним, якщо не одразу, то з часом. Такий закон природи й Всесвіту.

Якщо у вас напружені стосунки з партнером, з яким ви плануєте спільну дитину — не поспішайте із зачаттям. По-перше, ви вступаєте в абсолютно новий період життя, а точніше — два: виношування і виховання дитини. Ваш організм зміниться, також можуть змінитися ваші погляди на багато речей, ви не зможете займатися деякими звичними до вагітності справами. По-друге, з народженням дитини з'являться нові обов'язки й клопоти. Це означає, що часу на себе й інших стане менше, бо переважна частина дня належатиме малюку.

Таким чином, дитина для багатьох пар може стати не зв'язуючою ланкою у стосунках, а справжнім тягарем для обох, хто втратив не лише почуття одне до одного, а й повагу, інтерес та взаємне розуміння. У таких ситуаціях завжди страждає дитина, адже замість щасливої повноцінної родини вона отримує двох роздратованих, незадоволених життям, нещасних батьків. Якщо вони не розлучаться, то будуть болісно співіснувати роками, часто як абсолютно чужі люди — доти, доки діти не виростуть, не стануть на ноги й не підуть із батьківського дому.

Згідно зі статистикою, у країнах Європи та Америки 54–60% сімейних пар розлучаються, особливо протягом перших трьох років спільного життя — саме в цей період найчастіше й народжуються діти. Це пов'язано не лише з тим, що багато шлюбів укладаються необдумано, під впливом миттєвого почуття закоханості, а й із нерозумінням того, що поява дитини в родині — це серйозне випробування стосунків на міцність.

Якщо у ваших стосунках є тріщини, навіть незначні, якщо виникають конфліктні ситуації, після яких залишається образа й незадоволення, — не поспішайте з плануванням дитини. Звісно, ви можете звернутися по допомогу до сімейного психолога, але не забувайте бути чесними одне з одним, особливо у своїх поглядах на майбутнє як повноцінної сім'ї.

Можу з упевненістю сказати: дитина ніколи не вирішить ні ваші сімейні проблеми, ні конфлікти з родичами. Навпаки, її поява додасть ще більше турбот, обмежить вашу свободу, вимагатиме фінансових витрат і змусить відмовитися від улюблених занять — до цього багато батьків виявляються не готовими. Усе, що починається з обману, спротиву чомусь чи комусь, навіть самій собі, приречене на страждання й поразку.

У США існувала телевізійна програма з перевиховання дівчат-підлітків, які рано починали статеве життя, відмовлялися від контрацепції, мріючи про дитину, незважаючи на свій юний вік. Вони майже нічого не знали про вагітність і сприймали дитину як іграшку. Проте їм не читали нотацій і не сварили. Їх просто приводили в сім'ї з новонародженими, коротко навчали й залишали на самоті з немовлям без матері — всього на добу або навіть менше. Результат був приголомшливий! Більшість дівчат не витримували з дитиною більше кількох годин, особливо коли її треба було переодягти, погодувати чи скупати. Дитячий плач викликав у них розгубленість і паніку. Після експерименту багато хто зі сльозами кидалися в обійми до своїх батьків, просили пробачення й обіцяли не поспішати з плануванням вагітності.

Інша передача була присвячена молодим парам, які планували одруження або вже були в шлюбі й хотіли мати дітей. Їм також надавали можливість тимчасово виконувати роль батьків, поки справжні мама й тато відпочивали день чи тиждень.

У більшості учасників ставлення до стосунків кардинально змінювалося — і часто не в кращий бік: у багатьох уявлення про сім'ю й обов'язки в ній були поверхневими або протилежними до уявлень партнера. Спостерігати за дітьми — це одне, а піклуватися про них — зовсім інше. Саме до турботи багато пар виявляються неготовими.

Якщо у вас немає дітей, почніть планування вагітності з відвідування знайомих, друзів або родичів, у яких є маленька дитина або кілька дітей. Запропонуйте їм відпочити кілька днів за містом або в іншому місці, а самі поживіть у них. Ці дні стануть для вас справжнім відкриттям, сповненим несподіванок із життя з дітьми. Якщо ви успішно пройдете це випробування, будьте певні — до появи дитини ви морально готові.

Задайте собі запитання: чи ви готові до вагітності та появи дитини морально, духовно, фізично, фінансово? Якщо так — спеціальна підготовка вам майже не потрібна.

Але якщо ви сумніваєтеся хоча б в одному з аспектів — вам потрібен період підготовки. У цей час ви зможете зміцнити себе морально, перевірити стан свого тіла — чи воно готове прийняти нове життя, виносити й народити. А також проаналізувати фінансову сторону —

адже для забезпечення повноцінного існування нової людини однієї любові недостатньо. Їй потрібні певні умови, одяг, їжа й багато іншого.

2.2. Що таке підготовка до вагітності

Підготовка до вагітності — це період у житті подружньої пари (незалежно від того, офіційний це шлюб чи цивільне партнерство), який передує особливому, тимчасовому стану жінки та появі дитини в родині. Увага й зусилля мають бути спрямовані на найслабшу ланку: стан здоров'я одного або обох майбутніх батьків, фінансово-матеріальне становище пари, налагодження особистих стосунків між чоловіком і жінкою — або на щось інше.

У одних пар підготовка може зайняти кілька тижнів, в інших — тривати роками, адже все суто індивідуально. Якщо розглядати підготовку до вагітності з точки зору здоров'я, зазвичай потрібно від трьох до шести місяців.

Ми всі без винятку різні, тому підготовка до вагітності завжди індивідуальна. Однак існує низка порад і рекомендацій, які можуть бути корисними для кожного.

Універсальної програми підготовки до вагітності не існує в жодній країні світу, але створення таких курсів на базі жіночих консультацій стало б дієвою допомогою для більшості пар. А поки таких програм немає, більшості з вас доведеться самостійно займатися самоосвітою. Проблема в тому, що інформації дуже багато, і нерідко вона не лише неправдива, а й небезпечна. Розібратися в цьому величезному потоці даних, відрізнити правду від вигадок, особливо людині без медичної освіти, дуже складно.

Саме тому в цій книзі я намагаюся докладно пояснити, як уникнути непотрібних обстежень і лікування, як запобігти ускладненням і як зробити період вагітності щасливим та світлим етапом життя — хай і коротким, усього дев'ять місяців!

Коли найкраще розпочинати підготовку до вагітності? Відповісти на це запитання непросто, адже, як я вже згадувала, кожна жінка має право вирішити, коли саме вона хоче мати дитину. **Ідеального часу для планування не існує.** Це питання індивідуальне — як для кожної пари, так і для кожної жінки — і залежить від багатьох факторів.

Але якщо підходити до цього з точки зору фізіології, варто розуміти: з моменту народження дитини людина починає старішати.

До 25 років в організмі людини домінують процеси синтезу — побудови клітин і тканин, зростання й утворення життєво важливих речовин. У віці від 25 до 35 років відбувається відносна рівновага, поступово зміщена в бік старіння. А після 35 років процеси старіння пришвидшуються.

Це пов'язано зі зменшенням вироблення так званих гормонів росту та багатьох інших сполук. Між синтезом цих гормонів і утворенням усіх інших речовин, необхідних для підтримки функцій організму, існує тісний взаємозв'язок.

Слід розуміти: **зупинити процес старіння неможливо**, хоча його можна трохи уповільнити. Секрет природи звучить так: **уповільнити старіння організму за допомогою ліків чи косметичних процедур неможливо**. У цьому плані медицина безсила: попри гучну рекламу чудодійних засобів, які нібито зупиняють старіння й подовжують життя, єдиний ефективний спосіб довше зберігати здоров'я й молодість — це якісне покращення способу життя.

Ми є частиною природи, де всі закони діють незалежно від нашого бажання, і нам надано можливість реалізувати себе через народження потомства. Це завдання номер один і для самої природи, адже з припиненням розмноження життя на Землі також припиниться. Згодні?

Таким чином, сама матінка-природа наділяє нас потенціалом для успішного зачаття, якщо тільки ми самі не зруйнуємо те, що маємо, або вчасно не скористаємося цим даром. Враховуючи загальний процес старіння, потрібно розуміти, що старіє і система розмноження, яка називається репродуктивною або дітородною. У дітей і підлітків вона є незрілою й повноцінно формується лише до 21—22 років. Це не означає, що 14-річні дівчатка не можуть завагітніти й народити. Однак вагітності в такому ранньому віці завжди супроводжуються високими ризиками ускладнень — і для матері, і для майбутньої дитини.

Природа дала нам певне вікове "вікно" найвищої плідності (фертильності), яке варто враховувати при плануванні сім'ї — це 20—30 років. Саме в цьому віці спостерігається найнижчий рівень неякісного зачаття, втрат і ускладнень вагітності. Більшість товариств репродуктивної медицини рекомендують саме цей вік як оптимальний для народження потомства. Справа в тому, що старіння яєчників у середньому починається вже у 31—32 роки, що може супроводжуватися зниженням якості яйцеклітин і збільшенням ризику ускладнень.

Для багатьох сучасних людей цей вік здається надто молодим для створення сім'ї, тим більше, що саме суспільство часто спотворює уявлення про родину. З екранів телевізорів і глянцевих обкладинок на нас дивляться зірки — представники еліти, які велику частину свого дорослого життя присвячують кар'єрі й заробленню грошей, а лише після 40 років починають замислюватися про сім'ю. Часто за їхніми «успішними історіями» ховається правда: діти з'явилися завдяки донорським яйцеклітинам або ембріонам, були виношені сурогатними матерями або взагалі усиновлені.

Освіта подорожчала, її отримання розтягнулося ще на 10 років, і навіть вона не гарантує стабільного завершення навчання. До того ж у людей змінилися уявлення про матеріальні стандарти життя. Багато хто починає планувати вагітність лише після того, як обзаведеться великою домівкою, наповненою модною побутовою технікою й стильною меблями. Подорожі світом — ще одна причина, щоб «відкласти дітей на потім».

Можна знайти безліч виправдань, щоб не мати дітей. Але якщо вже настав той момент, коли з'явилося і бажання, і навіть можливість, дуже важливо не перетворити підготовку на затяжний процес пошуку «діагнозів для підстраховки».

Для багатьох пар втрата 6—12 місяців лише на підготовку до вагітності може завершитися втратою самої можливості мати дітей, особливо якщо вони звертаються до малограмотних лікарів, які грають роль богів і фактично маніпулюють життям подружньої пари.

Повторю: **спеціальної обов'язкової для всіх програми підготовки не існує, тому в ряді випадків достатньо просто почати регулярне незахищене статеве життя.**

Загалом підготовка до вагітності не є складною і включає основні етапи, більшість із яких не є обов'язковими для багатьох пар:

1. **Консультація сімейного лікаря або гінеколога, гінекологічний огляд** (за потреби). Якщо жінка проходила огляд протягом останніх шести місяців, повторювати його не потрібно. Забір вагінальних виділень для дослідження проводиться лише за наявності скарг або підозри на статеву інфекцію. Якщо таке дослідження вже проводилося нещодавно і результати були в нормі — повторювати не рекомендується. Цитологічне дослідження (ПАП-тест) проводиться раз на 2–3 роки, і при нормальних результатах цього достатньо.

2. **Консультація терапевта.** Важливо визначити наявність системних захворювань, які можуть загостритися під час вагітності та вплинути на її перебіг.
Найчастіше йдеться про серцево-судинні, легеневі, шлунково-кишкові захворювання. Гіпертонія та цукровий діабет — два стани, які потребують серйозної корекції до настання вагітності. Якщо жінка приймає певні медикаменти, необхідно

обговорити їхню безпечну дозу при вагітності, можливість відміни або заміни.

3. **Консультація інших спеціалістів** — залежно від загального стану жінки й чоловіка, перенесених хвороб та анамнезу. Найчастіше потрібна розмова з:
   – ендокринологом (захворювання щитоподібної залози),
   – гематологом (порушення згортання крові),
   – урологом (хронічні запалення сечового міхура),
   – психіатром (депресія) тощо. Консультації фахівців проводяться лише за показаннями.

4. **Лабораторні аналізи**:
   – загальний аналіз сечі,
   – загальний аналіз крові,
   – рівень ТТГ (тиреотропного гормону),
   – інші аналізи за потреби.
   Додаткові обстеження зазвичай призначають при наявності хронічних захворювань або тривалих невдалих спроб завагітніти.

5. **Оцінка імунного статусу організму**: тестування на краснуху, токсоплазмоз, сифіліс, ВІЛ, гепатит В, а також вакцинація. Це необхідно для профілактики інфекцій, які є небезпечними для плода, якщо жінка не має до них імунітету.
   Багато щеплень не можна проводити під час вагітності, тому про вакцинацію слід подбати заздалегідь.

6. **Генетичне консультування** у певних випадках:
   – вік жінки понад 35 років,

– в анамнезі мертвонародження,

– наявність дітей із вродженими вадами розвитку тощо.

7. **Консультація стоматолога.** Хворі зуби необхідно вилікувати до вагітності.

8. **Психологічна та емоційна підготовка.** За наявності проблем у стосунках, страху перед вагітністю або її втратою — варто звернутися до психолога або сімейного консультанта.

9. **Оцінка ваги та зросту. Раціональне харчування, прийом фолієвої кислоти.** Жінки з низькою або надмірною масою тіла потребують корекції ваги. За наявності хвороб, що супроводжуються обмеженнями в харчуванні, доцільною є консультація дієтолога або нутриціолога.

10. **Зміна способу життя** (за потреби). Відмова від шкідливих звичок (паління, алкоголь, наркотики). Заміна умов праці, якщо є виробничі ризики: шум, висока температура, вібрація, радіація тощо.

Багато пунктів із цього списку ми ще розглянемо детальніше у наступних розділах.

Нерідко я отримую запитання, чи можна планувати вагітність у тій чи іншій конкретній ситуації, коли у жінки або чоловіка діагностовано рідкісне захворювання. Важливо розуміти, що кожен випадок є індивідуальним. Загалом перелік захворювань налічує кілька тисяч найменувань, більшість із яких класифікуються як рідкісні — тобто трапляються один раз на кілька тисяч або навіть десятків тисяч людей.

Наприклад, до рідкісних належать такі захворювання, як синдром Марфана, фенілкетонурія, муковісцидоз, хвороба Гоше та багато інших.

Описати всі захворювання, які можуть перешкоджати настанню вагітності, в одній книзі неможливо. Якщо у вас або у вашого партнера є рідкісне захворювання, доцільно звернутися до фахівця особисто та обговорити питання підготовки до вагітності. Спеціаліст врахує не лише сам діагноз, а й стан здоров'я на даний момент, характер захворювання, можливий вплив на зачаття, перебіг вагітності та розвиток дитини.

2.3. Чи потрібне обстеження подружньої пари?

Як я вже згадувала вище, універсальної підготовки до вагітності не існує в жодній країні світу. Практично всі професійні товариства акушерів-гінекологів, сімейних лікарів і репродуктологів не мають чітких рекомендацій щодо підготовки до вагітності, за винятком прийому майбутньою матір'ю фолієвої кислоти. Ендокринологи також радять перевірити функцію щитоподібної залози.

Якщо немає єдиних професійних рекомендацій, можливо, підготовка взагалі не потрібна? Відповідь не є однозначною. Згадані вище десять пунктів рекомендацій із планування вагітності можуть бути корисними практично для кожної подружньої пари. Але важливо, щоб така підготовка не перетворилася на марну трату часу й грошей.

У багатьох країнах спостереженням за вагітною жінкою займаються сімейні лікарі, які знайомі не лише з нею, а й з іншими членами її родини. Це допомагає краще оцінити стан здоров'я майбутньої матері. Якщо постійного сімейного лікаря немає, початок планування вагітності може стати гарною нагодою познайомитися з такими лікарями у своєму районі або ж знайти нового лікаря. Якщо жінка є постійною пацієнткою акушера-гінеколога, тобто раніше вже зверталася до нього з певної причини, вона може продовжувати спостерігатися у цього спеціаліста.

Важливо розуміти, що занадто часті візити до лікаря за відсутності скарг не мають підстав і можуть супроводжуватися підвищеним рівнем стресу та ризиком зіткнення з комерційними діагнозами. У таких випадках підготовка до вагітності перетворюється на тривале ходіння по кабінетах, лабораторіях і аптеках.

Якщо ж є скарги, звернення до лікаря є бажаним. У деяких випадках може знадобитися обстеження або навіть лікування. Нерідко планування вагітності відбувається на тлі лікування. Усе залежить від наявності конкретних захворювань у людини та того, як вони можуть впливати на зачаття дитини й перебіг вагітності.

2.4. Поверхневе чи детальне обстеження — що краще?

Отже, чоловік і жінка вирішили розширити сім'ю, тобто зачати дитину. Можливо, у них вже є одна чи кілька дітей, або ж були спроби зачаття і навіть невдалі вагітності. Але найчастіше виникає багато запитань, коли немає досвіду планування вагітності та достатнього рівня знань на тему «як з'являються діти». У школі процес зачаття часто подається як суто технічний, не згадуючи про те, що до вагітності варто готуватися.

Більшість пар не готуються до вагітності. Народження потомства — невід'ємна частина етнічних, релігійних і культурних традицій багатьох народів світу, і цей процес часто починається одразу після одруження. У країнах, де не практикується спеціальна підготовка до вагітності, зазвичай спостерігається високий рівень народжуваності, і найчастіше на світ з'являються цілком здорові діти. Перевага цих країн у тому, що жінки вагітніють і народжують у молодому віці — 17–25 років. У деяких країнах Африки та Азії до 25 років жінки мають уже 4–7 дітей.

Тим часом у розвинених країнах і великих містах жінки нерідко планують народження першої дитини у 30 років і пізніше, підходячи до створення сім'ї більш виважено та свідомо. Вони можуть мати високий рівень освіти, але водночас — обмежене уявлення про будову та функціонування репродуктивних органів і про те, що необхідно для зачаття. У таких жінок також часто спостерігається підвищена тривожність, яка виникає на тлі історій подруг чи знайомих про втрати вагітності, безпліддя або жіночі захворювання.

Однак підготовка до вагітності може бути як дуже простою та короткотривалою, так і довготривалою, насиченою обстеженнями й лікуванням. Який варіант обрати?

Якщо в жінки та чоловіка немає скарг і серйозних захворювань, особливо тих, що можуть впливати на репродуктивну систему, підготовка може обмежитися консультацією з лікарем (сімейним або гінекологом), прийомом фолієвої кислоти, і навіть без лабораторних аналізів. Призначення обстежень залежить від віку пари, часу останнього візиту жінки до лікаря, результатів попередніх обстежень (наприклад, цитології), наявності спроб планування дитини в минулому, попередніх вагітностей і пологів тощо.

Якщо у жінки чи чоловіка є скарги, особливо серйозні, важливо вчасно пройти обстеження ще до початку планування вагітності.

Можливо, ви помітили, що я частіше акцентую увагу на здоров'ї жінки, а не чоловіка. У сучасному світі все більше говорять про рівноправ'я, фемінізм, і нарешті чоловічий фактор безпліддя більше не ігнорують — адже саме він виявляється у 50% пар з проблемами зачаття. Але чому ж тоді підготовка до вагітності є важливішою для жінки, ніж для чоловіка?

Чоловік — це донор сперми. Його завдання — надати повноцінний статевий матеріал (сперматозоїди). Безумовно, його здоров'я має значення. Проте насправді існує не так багато захворювань, які кардинально впливають на процес утворення сперматозоїдів. Лише невелика кількість лікарських препаратів може змінити якість сперми. Звісно, алкоголь, куріння й наркотики негативно впливають на чоловічу фертильність. Але, на відміну від жінки, у чоловіка сперматозоїди виробляються щодня з моменту завершення статевого дозрівання. Сперма — це дуже динамічна біологічна рідина.

Жіночий організм не тільки забезпечує яйцеклітину, а й виконує роль своєрідного інкубатора для росту й розвитку плода протягом усіх дев'яти місяців вагітності. Якщо у чоловіка під час вагітності його партнерки в організмі нічого не змінюється, то в жінки трансформації відбуваються на всіх рівнях життєдіяльності. Це фізіологічні зміни, які є нормальною реакцією організму на вагітність. Проте не всі жінки легко до них адаптуються. Реакція організму матері може бути непередбачуваною, і наука досі не розуміє багатьох механізмів розвитку ускладнень під час вагітності. Утім існує закономірність: у здоровому тілі частіше розвивається здорова вагітність.

Коли люди займаються розведенням котів, собак або інших тварин, вони не ведуть своїх улюбленців до ветеринара, щоби отримати дозвіл на розмноження. Метою візитів до ветеринара зазвичай є огляд і вакцинація. Підготовка до спарювання в більшості випадків зводиться до пошуку відповідного партнера, з родоводом або без нього. Людям просто важливо отримати потомство — щенят, кошенят тощо. То чому ж, коли йдеться про народження дитини, до процесу ставляться з таким упередженням, витрачаючи величезні кошти і не просто місяці, а навіть роки?

У наступних розділах книги ми розглянемо питання додаткового обстеження за наявності деяких захворювань. Дуже важливо, щоб підготовка до вагітності не супроводжувалася надмірними фінансовими витратами, коли на обстеження та лікування витрачаються великі суми грошей.

2.5. Як не стати жертвою комерційних діагнозів

Поняття «комерційний діагноз» я почала використовувати ще у 2002–2003 роках, відповідаючи на численні листи жінок з пострадянського простору. Я неодноразово помічала, що їхні обстеження та лікування не відповідали поглядам сучасної медицини, кардинально відрізнялися від рекомендацій професійних медичних товариств і часто слугували прикладом схеми з викачування грошей зі зляканих пацієнток. Детальніший аналіз причин такої серйозної розбіжності в постановці діагнозів і підходах до лікування показав, що комерційний підхід може бути зумовлений не лише бажанням отримати фінансову вигоду, але й наслідком відсталості та низького рівня грамотності самих лікарів. На жаль, комерційні діагнози як невід'ємна частина медицини існують у будь-якій її галузі та в кожній країні світу.

До групи комерційних діагнозів належать такі:

- застарілі діагнози, а також стани, симптоми чи лабораторні показники, які взагалі не є діагнозами: дискінезія жовчовивідних шляхів, токсикоз, лейкоцитоз, «густа кров» та інші;

- діагнози, яких насправді немає в конкретної жінки чи чоловіка (тобто фактична лікарська помилка);

- діагнози, які дійсно можуть бути у пацієнта, але обстеження або лікування значно виходять за межі загальноприйнятих рекомендацій.

Фактично будь-який діагноз може бути використаний як комерційний.

Якщо жінка чи чоловік репродуктивного віку (18–45 років) не мають жодних скарг, але лікар все одно рекомендує пройти величезну кількість обстежень «на всякий випадок», призначає кілька лікарських препаратів і біологічно активних добавок (БАДів), проводить тривале лікування й забороняє планувати вагітність, лякаючи можливими ускладненнями — у 99,9% випадків пацієнт стає жертвою банального комерційного або застарілого, малограмотного підходу (а найчастіше — обох одночасно).

Мене дуже часто запитують: **як відрізнити прогресивного лікаря від відсталого чи орієнтованого на заробіток?** Це складне питання, адже позиціонувати себе як лікаря доказової медицини сьогодні стало певним трендом. На багатьох приватних клініках можна побачити напис: «Ми працюємо за принципами доказової медицини». Така реклама може бути неправдивою. Досліджуючи діяльність великої кількості лікарів-блогерів, які позиціонують себе як прихильників доказової медицини, я з прикрістю можу сказати, що багато з них насправді користуються псевдонауковими, застарілими або неточними даними.

У різних країнах було проведено кілька досліджень щодо змісту вебсайтів клінік і медичних блогів, які ведуть лікарі. Результати виявилися невтішними: інформація, яку вони надають людям, часто зовсім не є прогресивною чи достовірною. Більше того, ці лікарі нерідко рекламують на своїх сторінках ліки або добавки, які не пройшли перевірку на ефективність і безпеку. І багато з того, що вони просувають, не повинно бути рекомендованим лікарем хоча б з етичних міркувань.

Людям без спеціальної медичної освіти дуже складно розібратися в достовірності медичної інформації, а тим більше — у компетентності конкретного лікаря. Насправді **професії «лікар доказової медицини» не існує** (як і спеціальності «лікар профілактичної медицини»). Але чи не зобов'язані всі лікарі користуватися найсучаснішою та найнадійнішою інформацією у своїй практиці?

Виправдання на кшталт «у лікарів немає часу на постійне підвищення кваліфікації», «низька зарплата не стимулює до додаткового навчання», «лікарі перевантажені» — це лише прикриття звичайної байдужості, ліні й небажання розвиватися. Технології зв'язку (мобільні телефони, інтернет тощо) стрімко змінюються. Лікарі, які закінчили навчання навіть 30–40 років тому (не кажучи вже про молоде покоління), користуються сучасними телефонами й комп'ютерами, тобто знайшли час, щоб освоїти нові технології. То чому ж більшість із них не прагне підвищити свій рівень знань, не вивчає іноземні мови, не знає, як визначити достовірність інформації?

Лікар будь-якої спеціальності повинен користуватися знаннями й досягненнями доказової медицини. Звісно, якість клінічних та інших досліджень не завжди бездоганна. У гонитві за посадою чи славою чимало лікарів-дослідників публікують неточні дані. Однак і критерії оцінки достовірності медичної інформації стали суворішими. Сьогодні багато постулатів і рекомендацій у медицині переглядаються, наукові статті проходять ретельну перевірку експертними редакціями, а законність клінічних досліджень (тобто їх проведення без шкоди для учасників і лише з їх усвідомленої згоди) також контролюється.

Тому зовсім не обов'язково бути експертом з оцінки достовірності інформації, але варто знати, яким професійним виданням можна довіряти, які типи досліджень існують, у чому їх переваги та обмеження. А далі вже аналітичне мислення допоможе відкинути сумнівну інформацію, залишивши лише надійні дані як єдино корисні.

Прогресивний лікар ніколи не залякує! Завдання лікаря — надати пацієнтові правдиву інформацію про його стан здоров'я.

Оскільки вагітність і її планування супроводжуються підвищенням психоемоційної напруги, виникають страхи й тривожність, то використання методів залякування з метою маніпуляції поведінкою та життям жінки не вписується в жодні етичні норми взаємин між лікарем і пацієнтом. «Я забороняю вам вагітніти», «Ти погана мати», «Ти не виносиш цю вагітність, якщо не будеш робити, як я скажу», «Ти зобов'язана слухати мене» — ці висловлювання не повинні сіяти паніку й страх у душі жінки. Вони, навпаки, мають підказати, що з таким лікарем краще не мати жодних справ.

Візит до прогресивного лікаря не завершується довгим списком аналізів, особливо дороговартісних або інвазивних процедур (наприклад, лапароскопії чи гістероскопії). Такий лікар також не призначає лікування, що складається з численних лікарських препаратів та харчових добавок, не кажучи вже про тривалі курси терапії. Варто звернути увагу на те, що лікування навіть багатьох онкологічних захворювань, ВІЛ-інфекції та серйозних системних хвороб обмежується комбінацією від двох до п'яти лікарських засобів (і то не завжди). А вагітність зазвичай планують абсолютно здорові люди. То про яке «лікування мішками препаратів і добавок» може йтися при її плануванні?

Стара школа медицини розглядала людей, які зверталися до лікарів, як «хворих» (пацієнтів). І справді, у минулому більшість людей зверталися по медичну допомогу лише за наявності серйозних відхилень у здоров'ї. З появою профілактичної (превентивної) медицини в кабінетах лікарів почали з'являтися й здорові люди. Проте чомусь традиційно навіть таких людей називають хворими. І з невідомої причини багато лікарів бояться або не хочуть писати в медичному висновку одне просте слово: «Здоровий(а)». Звідси й виникає велика кількість вигаданих діагнозів, гіпердіагностика, а також перестраховка, що прикриває нестачу знань і професіоналізму.

Вагітна жінка — це не хвора жінка, тому що вагітність — це не хвороба. Планування вагітності — це не підготовка до хвороби й не її профілактика! Сприймайте вагітність як фізіологічний процес продовження роду, а не як джерело численних патологій чи нездорових станів.

2.6. Відвідування різних спеціалістів

У попередніх розділах я намагалася обґрунтувати необхідність підготовки до вагітності. Нерідко мені траплялися папки, у яких зібрано від кількох десятків до двохсот сторінок результатів різноманітних аналізів і консультацій численних лікарів. Складається враження, що це історія хвороби не молодої здорової жінки, а літньої бабусі, яка помирає від важкого захворювання. Чи є у когось із вас подібні папки з результатами обстежень?

Цікаво, що **чим більше обстежень ви проходите, тим більше відхилень у вас знаходять**. І це закономірно. Якщо ви здаєте десять аналізів — відхилень може не бути зовсім. Але якщо ви перевіряєте понад 100 показників крові та сечі, цілком імовірно, що знайдете десяток незначних відхилень від референтних значень норми. Це може бути вашою індивідуальною особливістю, адже норма охоплює 90% середньостатистичних показників — часто без урахування віку, регіону чи країни проживання. Крім того, ви можете зіштовхнутися зі звичайною лабораторною помилкою, що також є доволі поширеним явищем.

Аналіз результатів обстеження часто вимагає комплексного підходу, а не прискіпливого розгляду окремого показника. І ще раз нагадаю: за результатом одного-єдиного аналізу не ставлять діагноз і не призначають лікування.

Розгляньмо тепер, консультації яких спеціалістів найчастіше рекомендують під час підготовки до вагітності.

2.6.1. Гінекологічний огляд

Отже, багато жінок починають підготовку до вагітності з візиту до сімейного лікаря або акушера-гінеколога.

Будь-який візит до лікаря має починатися з опитування й збору скарг! Надзвичайно непрофесійним є той випадок, коли, щойно ви зайшли до кабінету, чуєте лише: «Роздягайтеся за ширмою... Ось вам направлення на обстеження... До побачення». На жаль, пацієнтки часто скаржаться на те, що лікар навіть не підняв голови й не подивився на них.

До 90% усіх діагнозів можна встановити лише на підставі скарг і огляду, навіть не надто детального. Гінекологічні діагнози — не виняток.

З чого складається гінекологічний огляд? Він включає дві частини: огляд зовнішніх статевих органів і стінок піхви за допомогою дзеркал, а також ручне (бімануальне) обстеження (пальпацію) внутрішніх статевих органів через піхву або пряму кишку. Під час огляду в дзеркалах також беруть матеріал (виділення, зішкріб, аспірат) для різних лабораторних досліджень.

На тлі сучасного оснащення кабінетів апаратами УЗД та іншою технікою виникає питання: наскільки доцільно проводити гінекологічний огляд, особливо його другу частину — ручне обстеження? Якщо огляд зовнішніх статевих органів, стінок піхви й шийки матки може виявити видимі зміни чи відхилення (але не завжди), то наскільки ефективним є пальпаторне дослідження, якщо внутрішні органи не видно, а лише можна промацати — і то не у всіх жінок? Іншими словами, наскільки чутливими є людські руки в комбінації з очима та рівнем знань для виявлення жіночих захворювань?

Відповіді на ці питання цікавлять не лише сучасних жінок, а й самих лікарів. Ряд досліджень показав низьку чутливість ручного обстеження в діагностиці пухлин яєчників та інших утворень. Перевагу надають ультразвуковому дослідженню (УЗД), завдяки якому можна виявити багато патологій органів малого таза, які неможливо «нащупати» пальцями. Тому гінекологи дедалі частіше відмовляються від бімануальних оглядів.

А як щодо аналізів? Якщо останній візит до гінеколога був протягом останніх шести місяців, жінка не має скарг і не належить до групи високого ризику зараження інфекціями, що передаються статевим шляхом, то взяття вагінальних виділень для дослідження не є обов'язковим. Звісно, пацієнтка часто може сама виключити наявність хламідіозу, гонореї, трихомоніазу, якщо статеве життя з партнером вона почала нещодавно.

Цитологічне дослідження, яке проводиться як скринінг на передракові й ракові зміни шийки матки, необхідне у випадках, коли останній раз воно виконувалося 2–3 роки тому, а також якщо в минулому були виявлені відхилення в цитології — для контрольного обстеження.

Бактеріальні посіви, виділення вірусних культур та інші аналізи слід проводити виключно за показаннями.

Сучасне лікування багатьох запальних процесів піхви передбачає застосування однієї ударної дози або короткого курсу препаратів. Планування вагітності в таких випадках можливе вже з наступного менструального циклу.

2.6.2. Консультація терапевта

Оскільки під час вагітності багато органів і систем організму зазнають додаткового навантаження, дуже важливо, щоб адаптація до нового стану не призводила до порушення їх функцій, що могло б зашкодити здоров'ю матері та майбутньої дитини. Більшість жінок, які планують вагітність, є здоровими. Проте з віком у людей з'являються різні хронічні захворювання. Найчастіше це хвороби серцево-судинної та ендокринної систем, шлунково-кишкового тракту та інші.

Якщо жінка в минулому перенесла якісь захворювання, хірургічні втручання чи травми, важливо оцінити стан уражених органів і систем. Консультація терапевта в таких випадках допоможе визначити, на що слід звернути увагу при настанні вагітності, які лікарські препарати можна буде приймати під час вагітності, а які — ні.

Наприклад, якщо жінка нещодавно перенесла запалення легень і все ще має незначні скарги, доцільно провести перевірку функції легень (спірографія або інші функціональні легеневі проби). Пацієнткам, які мали запалення нирок, може бути рекомендовано додаткове обстеження сечовидільної системи. У багатьох людей після 35 років починає підвищуватися артеріальний тиск, тому питання про призначення гіпотензивних препаратів також може бути актуальним.

Візит до терапевта не означає тотальне обстеження всіх органів і пошук найменших діагнозів. Жінкам, у яких уже встановлені діагнози та які приймають медикаменти, важливо обговорити з лікарем три ключові питання:

- Наскільки конкретне захворювання може негативно вплинути на вагітність?

- Як вагітність може позначитися на перебігу хвороби?

- Чи необхідно приймати ліки під час вагітності, у якій дозі, чи є вони безпечними для плода, чи слід підібрати інше лікування?

Звичайно, можуть виникати й інші запитання, на які важливо отримати своєчасні відповіді.

Сучасна медицина дозволяє успішно виношувати вагітність навіть тим жінкам, для яких у минулому це було категорично протипоказано. Головне — знайти лікаря, якому можна довіряти, і з яким період вагітності пройде спокійно.

2.6.3. Консультація ендокринолога

Лікар-ендокринолог — мабуть, один із найпопулярніших і найважливіших спеціалістів у наш час. Це пов'язано з тим, що гормони та їхній вплив на здоров'я людини стали об'єктом активного вивчення, зокрема на молекулярному й генетичному рівнях. Ожиріння та цукровий діабет супроводжують сучасне людство повсюдно. Більше того, ці два захворювання почали траплятися у значно молодшому віці, навіть у дітей, через малорухливий спосіб життя й переїдання.

Детальніше про гормони, зокрема у період вагітності, ви можете прочитати в моїй книзі «**Все про гормони**». Жінки, які планують вагітність, найчастіше стикаються із захворюваннями щитоподібної залози, особливо з її зниженою функцією (гіпотиреозами). Оскільки під час вагітності підвищується рівень деяких гормонів, вони можуть пригнічувати функцію щитоподібної залози. А це означає, що практично всім жінкам, які планують вагітність, рекомендовано здати аналіз крові на ТТГ (тиреотропний гормон) і за потреби розпочати лікування.

Існує також низка інших ендокринних захворювань, які можуть потребувати гормональної корекції під час вагітності.

2.6.4. Консультація генетика

Медична генетика — це галузь медицини, яка почала стрімко розвиватися не через збільшення кількості спадкових чи хромосомних захворювань, а завдяки сучасним технологіям, що дозволяють вивчати хвороби на генетичному рівні. Сьогодні відомо, що багато захворювань мають генетичний фактор розвитку. Це не означає, що мутація в гені обов'язково передається у спадок. Часто вона може виникнути в процесі дозрівання статевих клітин, під час зачаття або в перші дні розвитку ембріона. Генетичні мутації також можуть з'явитися безпосередньо в окремій клітині, що іноді призводить до росту пухлин.

Генетичний фактор відіграє роль у виникненні синдрому полікістозних яєчників. Саме тому це захворювання називають генетичним метаболічно-ендокринним синдромом, за якого певні гени порушують обмін речовин і гормональний баланс. Також генетична схильність може впливати на розвиток деяких типів фіброміом і ендометріозу. Формування менструального циклу має спадковий зв'язок по материнській лінії. Жінки, чиї матері мали проблеми із зачаттям, частіше стикаються з безпліддям.

Список захворювань, до яких прямо чи опосередковано може призвести генетичний фактор, надзвичайно довгий. Однак важливо не зловживати цим фактором і не створювати проблем там, де їх немає. Консультація генетика потрібна лише в окремих випадках. За яких обставин вона показана?

- У жінки або чоловіка діагностовано спадкове захворювання (хромосомне чи генетичне). У таких випадках необхідно оцінити ризик передавання «дефектного гена» чи хромосоми нащадкам.

- У жінки або чоловіка є вроджені вади розвитку. Близько 5% дітей народжуються з вадами розвитку. Більшість із них не впливають на функціонування органів, не спричиняють дискомфорту, а деякі зникають із віком. Генетичне консультування потрібне за наявності множинних або серйозних вад.

- У родоводі одного з партнерів є кілька випадків народження дітей із вадами розвитку.

- У пари є або був дитина з серйозними вадами розвитку чи хромосомними аномаліями.

- У минулому траплялися випадки мертвонароджень.

- У пари було три або більше викиднів, і немає жодної живонародженої дитини.

- Один або обидва партнери належать до етнічної групи з високим ризиком певних спадкових захворювань.

Визначення хромосомного набору (каріотипування), а також аналіз генів, пов'язаних із тяжкими захворюваннями (якщо вони були виявлені у родині чи в дітей), може бути проведено до планування вагітності. Це дозволить вибрати оптимальну тактику для народження здорової дитини.

Мета генетичного консультування при плануванні сім'ї:

- виявити й оцінити ризик передачі спадкової патології;

- пояснити парі характер спадковості;

- за потреби запропонувати додаткові обстеження;

- обговорити можливі генетичні та хромосомні сценарії розвитку.

Отже, консультація генетика потрібна досить рідко. У деяких країнах із високою поширеністю спадкових захворювань генетичне тестування може бути запропоноване парам, які планують вагітність або вступають у шлюб.

2.6.5. Консультація гематолога

Консультація гематолога не є рутинною рекомендацією для всіх жінок, які планують вагітність. Сімейний лікар або акушер-гінеколог зазвичай можуть самостійно оцінити загальний стан пацієнтки та результати аналізу крові. Проте останнім часом з'явилися два комерційні діагнози, через які жінок усе частіше направляють до гематолога. На жаль, професійна підготовка деяких таких спеціалістів залишає бажати кращого.

Які це два діагнози? Перший — «прихована анемія» (дефіцит заліза), який встановлюють на основі рівня феритину або, рідше, сироваткового заліза. Другий комерційний діагноз — тромбофілія. Найгірше, коли препарати гепарину призначають жінкам, які лише планують вагітність або вже вагітні, без чітких медичних показань для такого лікування. Детальніше це питання буде розглянуто в розділі, присвяченому захворюванням матері.

У переважній більшості випадків потреби в консультації гематолога не виникає.

2.6.6. Стоматологічний огляд

Багато хто з вас чув, що з початком вагітності жінки починають «втрачати зуби», і це нібито пов'язано з нестачею кальцію. Така теорія є хибною. Насправді вже з перших тижнів вагітності засвоєння кальцію (як і заліза) в організмі подвоюється, тому вагітна жінка зазвичай не страждає від його дефіциту. Але чому ж тоді псуються зуби?

Зі зростанням рівня гормонів змінюється кислотно-лужний баланс деяких рідин організму, зокрема слини й вагінальних виділень. Це призводить до змін мікробіому ротової порожнини. Через це емаль зубів і слизова оболонка ясен стають більш вразливими до запалення. Гінгівіт під час вагітності діагностують у 40% жінок.

Захворювання пародонта (запалення кореня зуба та зв'язок між зубами) також можуть загострюватися в цей період життя жінки. У минулому в медичній літературі з'являлися публікації, в яких стверджувалося, що пародонтит може бути пов'язаний із ризиком передчасних пологів. Проте механізм цього зв'язку був незрозумілим. Деякі дослідники вважають, що цей зв'язок випадковий. Достовірність таких даних є низькою: немає доказів того, що лікування пародонтиту покращує перебіг вагітності.

Попри це, бажано провести лікування зубів і ясен ще до настання вагітності, оскільки під час неї рівень втручання обмежений. Хоча рентген зубів і застосування анестезії під час вагітності не є протипоказаними, організм жінки в цей період може мати вищу схильність до запалень, що уповільнює процес загоєння.

Якщо ви розпочали лікування зубів і дізналися про вагітність, не варто відкладати процедури до післяпологового періоду. Сучасні стоматологічні методи й препарати цілком безпечні як для вагітної жінки, так і для плода.

2.6.7. Консультація психіатра

Вагітність може супроводжуватися змінами психоемоційного стану, підвищенням тривожності та страхів. У жінок частіше спостерігається емоційна нестабільність: настрій може різко змінюватися — як у бік позитивних, так і негативних емоцій. Хвилювання за стан плода, неприємні симптоми, які сприймаються як хвороба, що загрожує здоров'ю дитини, поява безсоння й втоми можуть призвести до частого плачу та неадекватної реакції на слова близьких.

Якщо у жінки, яка планує вагітність, є або були проблеми, що входять до групи психіатричних розладів (депресія, панічні стани, синдром підвищеної тривожності, різні фобії тощо), їй необхідно звернутися на консультацію до психіатра, щоб з'ясувати, чи варто продовжувати прийом препаратів або слід замінити ліки на інші — безпечніші під час вагітності.

Дуже часто жінки бояться визнати, що знайомий і навіть звичний для них стан депресії — це хвороба, яка потребує лікування у спеціаліста. Хоча сімейний лікар може оцінити психоемоційний стан і навіть призначити антидепресанти, проте краще звернутися саме до психіатра. Твердження, ніби психіатри займаються лише «психами» чи «божевільними», — абсолютно некоректне.

Деякі жінки живуть у постійному страху втрати вагітності, особливо якщо вже стикалися з цим у минулому. У таких випадках можна скористатися консультацією психотерапевта або психолога. На жаль, фахівців, які добре розуміються на питаннях репродуктивного здоров'я та психіки жінки в період планування, вагітності чи лікування безпліддя, дуже мало.

Важливо усвідомити: як тільки жінка завагітніла, вона стає домом для нового життя. Від її стану залежить розвиток майбутньої дитини. Дітям потрібні не плаксиві, злі, нервові, нещасні батьки, а щасливі, радісні, дбайливі, добрі та чуйні мама й тато. Поки дитина знаходиться в утробі, саме мати відіграє найважливішу роль — значно більшу, ніж майбутній батько. Саме через психоемоційний стан матері плід сприймає навколишній світ — так само, як і саму матір. Тому надзвичайно важливо створювати здорову атмосферу, підтримувати позитивні емоції, а не «отруювати» кров гормонами стресу.

Антистресових технік і програм існує дуже багато, але їх підбір завжди індивідуальний. Комусь достатньо переглянути веселий фільм, хтось отримує задоволення від улюбленого хобі, інші — від прогулянок на природі чи щирої розмови з близькою людиною. Універсального рецепта немає. Якщо це бажана вагітність — варто постійно думати про потреби дитини. І це не лише кисень, поживні речовини й гормони. Насамперед — це Любов.

2.6.8. Консультація дієтолога

Умови життя багатьох сучасних жінок значно покращилися порівняно з тими, у яких жили їхні батьки та попередні покоління. Зокрема, покращилося й харчування, що частково пояснює істотне зростання тривалості життя людей. Проте далеко не всі жінки харчуються повноцінно й різноманітно. Одні — переїдають, інші — недоїдають: хтось випадково, а хтось цілеспрямовано. Усе це відображається на масі тіла.

Автоматичні процеси в організмі залежать від пропорцій різних речовин, швидкості їхнього розпаду й синтезу, енергетичного обміну, запасів жиру, мінералів і гормонів. Дуже часто люди навіть не усвідомлюють, що мають дар життя, де природа передбачила складні процеси, які відбуваються без участі нашої свідомості — автоматично. Але якими б універсальними не були ці процеси, тіло людини постійно потребує надходження поживних речовин, з яких будуються клітини, утворюються білки, гормони, ферменти та багато іншого.

Досі не існує універсальних маркерів або індикаторів, які б точно оцінювали метаболічні процеси в організмі, баланс біохімічних реакцій, синтезу й розпаду речовин, а також гармонійне співвідношення зросту й ваги. Люди низького зросту можуть мати меншу вагу, високі — більшу. Але саме дефіцит або надлишок жирової тканини визначає, чи є маса тіла недостатньою або надлишковою.

Жирова тканина відіграє дуже важливу роль у репродуктивній функції людини. Вона необхідна для засвоєння гормонів, що впливають на дозрівання статевих клітин. Якщо жиру недостатньо, можуть виникати порушення овуляції та менструального циклу. Якщо ж жирової тканини занадто багато, вона стає резервуаром для статевих та інших стероїдних гормонів, що також може призводити до порушень у дозріванні яйцеклітин.

Який відсоток жирової тканини вважається оптимальним для регулярної овуляції? Точних даних немає, але вважається, що не менше ніж 21–22% від загальної маси тіла. Визначити точний відсоток жиру в організмі неможливо, тому ці розрахунки є приблизними.

Саме тому частіше користуються індексом маси тіла (ІМТ). Він показує співвідношення маси тіла в кілограмах до квадрату зросту в метрах. У багатьох джерелах нормальними значеннями ІМТ вважаються 18,5–24,9 кг/м². Найчастіше лікарі зосереджують увагу на високих показниках ІМТ. Дійсно, ожиріння ускладнює зачаття та виношування дитини. Із ростом кількості людей із надмірною вагою в усьому світі медики дедалі частіше стикаються з жінками, у яких маса тіла виходить за межі норми.

Існує й інша сторона проблеми — недостатня вага. Захоплення інтенсивними фізичними навантаженнями, суворий контроль харчування, прагнення до надмірної худорлявості негативно впливають на репродуктивну систему. Часто жінки скаржаться, що внаслідок втрати ваги чи посилених тренувань у них зникає менструальний цикл. Це тривожний сигнал, який свідчить про енергетичний дисбаланс — коли організм отримує менше енергії, ніж витрачає. У таких випадках потрібно переглянути режим харчування й рівень фізичної активності.

Репродуктивна медицина приділяє дедалі більше уваги співвідношенню зросту й ваги, адже саме воно визначає не лише ймовірність природного зачаття, а й успіх допоміжних репродуктивних технологій. Багато лікарів рекомендують набрати або скинути вагу, якщо ІМТ виходить за межі норми. Репродуктологи часто стверджують, що оптимальний ІМТ для успішного зачаття й перебігу вагітності має становити 19–24 кг/м².

Таким чином, якщо в жінки, яка планує вагітність, спостерігається надмірна або недостатня вага, бажано переглянути раціон: його різноманітність і калорійність. У цьому часто може допомогти дієтолог або нутриціолог.

Консультація дієтолога також буде доречною у разі непереносимості певних продуктів, при захворюваннях шлунково-кишкового тракту, після видалення жовчного міхура, за наявності солей або каменів у нирках, а також при низці порушень обміну речовин.

2.6.9. Звернення до інших фахівців

Консультації інших фахівців є доцільними у разі наявності проблем із певними органами або їхніми системами. Це може бути консультація кардіолога (при серцево-судинних захворюваннях), ревматолога (при аутоімунних захворюваннях), гастроентеролога (при хворобах шлунково-кишкового тракту) тощо. Одні хвороби потребують ретельного спостереження або корекції лікування, при інших вагітність може перебігати цілком благополучно й без ускладнень.

Важливо розуміти, що під час вагітності в організмі жінки відбуваються численні фізіологічні зміни в роботі різних органів. Наприклад, об'єм плазми крові збільшується приблизно на 40%, що підвищує навантаження на серце. Також зростає швидкість фільтрації сечі нирками. Відбуваються зміни в шкірі, можуть розширюватися поверхневі вени на ногах. Детальніше про ці та інші процеси йдеться в книзі «**9 місяців щастя**».

Хоча ці зміни є фізіологічними, це не означає, що вони обов'язково спричинять ускладнення вагітності або перебігу основного захворювання. Усі лабораторні та інші показники потрібно оцінювати з урахуванням норм, характерних саме для періоду вагітності. Це допоможе уникнути помилок в інтерпретації результатів та запобігти призначенню зайвого лікування.

Обсяг додаткового обстеження залежить від характеру захворювання. Воно може бути короткотривалим або ж вимагати кількох тижнів чи навіть місяців. Тому підготовка до вагітності в таких випадках може зайняти певний час і тривати до завершення лікування або стабілізації стану.

Якщо жінка має хронічне захворювання, яке потребує постійного або періодичного нагляду, вагітність має супроводжувати не лише досвідчений акушер-гінеколог, а й відповідний профільний спеціаліст.

Загалом, вагітність може чинити позитивний вплив на перебіг багатьох хронічних захворювань.

2.7. Прийом фолієвої кислоти

У всьому світі прийом фолієвої кислоти став невіддільною частиною рекомендацій акушерів-гінекологів для жінок, які лише планують вагітність або вже перебувають на ранніх її термінах. Чому ж до неї виник такий інтерес?

Слово «кислота» у когось може викликати здивування чи навіть страх, однак насправді йдеться лише про водорозчинний вітамін, яким багаті фрукти й овочі.

Вперше про речовину, що впливає на стан крові вагітних жінок, заговорила доктор Люсі Віллс у 1931 році. Вона лікувала у своїх пацієнток особливу форму анемії за допомогою екстрактів дріжджів і печінки — як з'ясувалося згодом, причина цієї анемії полягала в нестачі фолієвої кислоти. У 1941 році цю речовину було виділено з листя шпинату та названо фолієвою кислотою (латинське слово *folium* означає «листок»).

Фолієва кислота має й інші назви: фолат, фолацин, фолінієва кислота, вітамін B9 — хоча між ними все ж існують певні відмінності. Натуральна форма вітаміну B9, що трапляється в природі, називається фолатом (існує кілька його різновидів). Перші сполуки, отримані з екстрактів дріжджів, печінки й овочів, були відомі як вітаміни М, B9 та B11. Згодом їх об'єднали під назвою «фолієва кислота». У наш час під цим терміном зазвичай мають на увазі саме синтетичні форми цього вітаміну (синтетичні фолати).

До сьогодні тривають дискусії щодо різних назв фолієвої кислоти в різних країнах світу. Деякі лікарі вважають, що її слід називати вітаміном B4, а в Нідерландах — B11.

2.7.1. Роль фолієвої кислоти при плануванні вагітності

Організм людини не виробляє цей вітамін у необхідній кількості, тому основна його частина надходить із їжею. Значні запаси фолатів містяться в листі салату, шпинаті, капусті, плодах авокадо та печінці тварин.

Фолієва кислота відіграє важливу роль у синтезі та відновленні ДНК (дезоксирибонуклеїнової кислоти). Понад 40% її кількості зосереджено в особливих структурах клітин — мітохондріях. Фолацин також необхідний для утворення червоних кров'яних клітин (еритроцитів) і запобігання анемії. Винятково важливу роль фолієва кислота відіграє у здоровому розвитку ембріона, а згодом — плода.

Дослідження, проведені на тваринах у 1950-х роках, показали, що нестача фолієвої кислоти під час вагітності підвищує ризик розвитку вроджених вад у потомства. У 1980–1990-х роках аналогічні дослідження на людях підтвердили: прийом фолієвої кислоти під час планування вагітності та в перші тижні після зачаття може істотно знизити ризик розвитку вад центральної нервової системи (ЦНС) у дитини — до 70–93%, а також інших патологій (вроджених вад серцево-судинної й сечовидільної систем, розщілини піднебіння тощо).

З 1992 року в системах охорони здоров'я багатьох країн почали впроваджувати програми, що рекомендують прийом фолієвої кислоти до настання вагітності.

2.7.2. Вади розвитку нервової трубки плода

Вади розвитку нервової трубки плода — це складні та небезпечні дефекти центральної нервової системи, які формуються в перші тижні після зачаття. Їх частота становить від 1 до 10 випадків на 1000 новонароджених (залежно від регіону світу). Нині ці порушення діагностують на ранніх термінах, коли жінка ще має змогу вирішити, чи продовжувати вагітність.

Близько 99% дітей, народжених із такими вадами, стають людьми з інвалідністю й потребують постійного спеціалізованого догляду та спостереження з боку багатьох фахівців. *Spina bifida* — одна з найпоширеніших вад розвитку ЦНС.

Існують відкриті та закриті дефекти нервової трубки, а також ізольовані й поєднані (у комплексі з іншими вадами розвитку плода). Причини виникнення таких порушень різні, але хромосомні та генетичні аномалії трапляються не надто часто.

Механізм замикання нервової трубки під час розвитку ембріона дуже складний і досі повністю не вивчений. Однак відомо, що фолієва кислота та деякі мікроелементи відіграють важливу роль у цьому процесі. Ще в 1960-х роках було помічено, що вади нервової трубки частіше трапляються у дітей із соціально незахищених сімей, і пов'язані з неповноцінним харчуванням та дефіцитом вітамінів і мінералів у їхніх матерів.

Ряд досліджень підтвердив, що додатковий прийом фолієвої кислоти в період планування вагітності (початкова доза становила 0,36 мг) значно знижує частоту розвитку вад ЦНС у новонароджених. Тому рекомендована доза фолієвої кислоти у більшості випадків складає 0,4 мг (400 мкг) на добу — і ця рекомендація залишається незмінною донині.

Крім того, останні наукові дані свідчать, що прийом фолієвої кислоти під час планування вагітності знижує частоту народження дітей із низькою вагою приблизно на 20%.

На жаль, лише 25% жінок у розвинених країнах приймають фолієву кислоту ще до настання вагітності. В інших країнах цей відсоток ще нижчий.

2.7.3. Три напрями профілактики вад розвитку нервової трубки

Сучасна профілактика вад розвитку нервової трубки включає три основні напрями:

- покращення харчування жінки, навчання її принципам здорового і повноцінного харчування;

- збагачення (фортифікація) продуктів харчування фолієвою кислотою;

- прийом фолієвої кислоти під час планування, а особливо в перші тижні вагітності (до 12 тижнів).

Перший пункт профілактики виявився складним для реалізації, особливо в країнах, що розвиваються, однак загалом харчування сучасних людей суттєво покращилося. Як відомо, його якість значною мірою залежить від соціального статусу, рівня доходів та освіти людини.

Обов'язкова фортифікація продуктів харчування фолієвою кислотою розпочалася у 1998 році у США, а також у ряді інших країн. Сьогодні майже в 80 країнах світу фолієвою кислотою збагачують зернові продукти (зокрема борошно для випічки), рис, сухі сніданки (вівсяні пластівці, мюслі), печиво, крекери тощо. Завдяки таким заходам частота вад розвитку нервової трубки зменшилася на 10–80% (найбільше зниження спостерігалося в країнах із раніше високим рівнем цих вад). У розвинених країнах ефективність фортифікації все частіше ставлять під сумнів. Згідно з дослідженнями останніх років, у більшості американських жінок віком 15–44 роки (приблизно 80%) рівень фолієвої кислоти в крові вже не є критично низьким (менше ніж 1000 нмоль/л).

Проте й досі точна доза фолієвої кислоти, необхідна для збагачення продуктів, залишається предметом дискусій, і існує ризик побічних ефектів унаслідок штучно підвищеної концентрації цього вітаміну в їжі.

Однак навіть фортифікація продуктів не дозволяє знизити частоту вад нервової трубки нижче 0,5 випадку на 1000 новонароджених. Тому вирішальним залишається третій пункт профілактики — безпосередній прийом фолієвої кислоти самою жінкою як харчової добавки.

2.7.4. Доза фолієвої кислоти під час підготовки до вагітності

Як уже згадувалося, у більшості країн світу лікарі рекомендують приймати 0,4–0,8 мг фолієвої кислоти на добу жінкам, у яких не було випадків вагітності з вадами розвитку нервової трубки чи іншими вродженими вадами. Усім іншим, а також жінкам, які приймають протисудомні чи протипухлинні препарати (наприклад, метотрексат), доза має бути вищою — у межах від 0,8 до 4 мг на добу. Правильно підібрати дозування допоможе лікар.

Вважається, що для досягнення та підтримання належного рівня фолієвої кислоти в організмі жінка повинна почати її прийом у середньому за 1–3 місяці до ймовірного зачаття і продовжувати прийом протягом перших трьох місяців вагітності. Оскільки запланувати вагітність не завжди можливо, а природне зачаття часто потребує кількох місяців, безперервний прийом фолієвої кислоти є дуже важливим.

З 12 тижня вагітності жінки часто переходять на спеціальні полівітамінні комплекси, до складу яких входить і фолієва кислота. Проте низка досліджень показала, що в таких комплексах її профілактичний ефект щодо вад нервової трубки знижується. Контроль рівня фолієвої кислоти в крові до вагітності й під час неї не рекомендований для більшості жінок.

Окрім фолієвої кислоти, у профілактиці вад нервової трубки важливу роль відіграють вітамін B12, бетаїн, холін, метіонін та низка інших речовин. Проте наразі не існує стандартних рекомендацій щодо прийому цих добавок у період планування або під час самої вагітності.

Необхідно також розуміти, що на формування та розвиток нервової трубки впливають не лише зовнішні чинники (харчування), а й внутрішні — біологічні та генетичні. Перші пов'язані зі здатністю організму засвоювати фолієву кислоту й синтезувати важливі продукти її обміну. Другі — із наявністю певних генів або їхніх мутацій, які також можуть впливати на розвиток ембріона й виникнення вад ЦНС. Саме цим пояснюється повторне виникнення вад нервової трубки навіть при достатньому прийомі фолієвої кислоти.

Рівень цього вітаміну в крові жінки, необхідний для плода, не має жодного зв'язку з рівнем фолієвої кислоти в крові чоловіка. Оскільки ростучий ембріон отримує фолієву кислоту виключно від матері, роль батька в її передачі відсутня. Тому чоловікам не потрібно приймати фолієву кислоту з метою планування вагітності.

2.7.5. Чи потрібно перевіряти рівень фолієвої кислоти

Як я вже згадувала, перевірка рівня фолієвої кислоти в усіх жінок, які планують вагітність, не рекомендується. Але як дізнатися, що її дефіциту немає?

Найчастіше аналіз на рівень фолієвої кислоти показаний жінкам із низькою масою тіла, захворюваннями кишечника, після резекції шлунка, а також тим, у кого загальний аналіз крові виявив наявність мегалобластичної анемії. Це особливий тип анемії, коли еритроцити стають збільшеними (на відміну від залізодефіцитної анемії).

Зазвичай визначають концентрацію фолатів у сироватці крові та в еритроцитах. Оцінка лише рівня фолатів у сироватці часто недостатня. Додатково може проводитися аналіз рівня гомоцистеїну в плазмі крові, однак він не є основним для встановлення дефіциту фолієвої кислоти. Рівень гомоцистеїну підвищується в тих випадках, коли він не може перетворитися на метіонін через нестачу 5-МТГФ (однієї з активних форм фолатів). Проте гомоцистеїн може бути підвищеним і при інших станах: дефіцит вітаміну B12, ниркова недостатність, голодування, порушення засвоєння поживних речовин.

Рівень гомоцистеїну вважається підвищеним при показниках 16 мкмоль/л і вище. Однак важливо розуміти, що сам по собі підвищений гомоцистеїн не впливає ні на зачаття, ні на перебіг вагітності, ні на здоров'я дитини. Високі показники є лише приводом для пошуку причин, зокрема оцінки рівня фолієвої кислоти.

2.7.6. Чи потрібно шукати поломки в генах MTHFR

Останнім часом стало модним шукати зміни в різних генах, зокрема поліморфізми в групі MTHFR-генів, які умовно називають фолатними. Такий вид генотипування не має практичного значення як рутинне обстеження. До того ж його часто помилково використовують у жінок для пошуку тромбофілії. Поломки в цих генах не впливають на утворення тромбів, зачаття чи перебіг вагітності й не потребують додаткового прийому фолієвої кислоти у високих дозах.

Поліморфізм MTHFR-генів може супроводжуватися підвищеним рівнем гомоцистеїну в крові (гіпергомоцистеїнемією). Приблизно до 30% дорослого населення мають гетерозиготну форму (мутація лише в одному з двох генів), а близько 10% — гомозиготну форму (мутації в обох генах у двох хромосомах). Саме гомозиготний варіант може супроводжуватися низьким рівнем фолатів на тлі високого гомоцистеїну. Проте додатковий прийом великих доз фолієвої кислоти в цьому випадку не є ефективним, адже проблема полягає не в кількості вітаміну, а в ферменті, який забезпечує його засвоєння. Тобто навіть великі дози не виправлять ситуацію.

Попри це, **наявність або відсутність таких генетичних поліморфізмів не є загрозою для вагітності. Незалежно від результатів генетичного аналізу, рекомендована профілактична доза фолієвої кислоти залишається незмінною — 0,4 мг на добу.**

2.7.7. Міфи про фолієву кислоту і фолати

Найпоширеніший міф про фолієву кислоту: фолати кращі за неї. Багато хто з тих, хто приймає фолати, не розуміє, що саме вони вживають і чим відрізняються форми численних добавок, які сьогодні представлені на ринку.

Насправді фолати (фолацин) існують лише в натуральних джерелах — тобто в їжі. Ці харчові елементи існують у формі тетрагідрофолату (ТГФ, THF), який разом із залишками глутаміну утворює поліглутамати.

Фолієва кислота — це повністю окиснена моноглутаматна форма вітаміну, яка використовується для збагачення харчових продуктів і в складі численних харчових добавок. Деякі з них також містять фолат у формі моноглутамату: 5-метил-ТГФ, також відомий як L-5-5-MTHF, 5-MTHF, L-метилфолат або метилфолат.

Фолінієва кислота (лейковорин, N5-формилтетрагідрофолат, 5-формилТГФ) і 5-метилтетрагідрофолат (5-МТГФ) є природними формами відновленого фолату. Вони також застосовуються в медицині, особливо для лікування дефіциту фолієвої кислоти при прийомі деяких медикаментів, зокрема метотрексату та протиепілептичних засобів. Вони корисні в тих рідкісних випадках, коли в кишечнику не вистачає ферментів для засвоєння інших форм фолієвої кислоти.

Харчові фолати, потрапляючи в кишечник, повинні пройти низку біохімічних реакцій, перш ніж можуть бути засвоєні через слизову оболонку кишечника (активне транспортування фолатів). Синтетичні форми фолатів частіше засвоюються шляхом пасивного транспорту — особливий фермент дигідрофолатредуктаза перетворює моноглутаматну форму у ТГФ, а далі — у метильну або формільну форми. Саме в такому вигляді синтетичні фолати потрапляють у кров. Основна форма фолатів у плазмі крові — це 5-метил-ТГФ.

Частково фолати синтезуються мікробіомом кишечника, але в якій формі саме — невідомо. У середньому організм людини містить від 15 до 30 мг фолатів. У печінці, крові та деяких тканинах існують невеликі запаси цього вітаміну.

Важливо розуміти, що всі без винятку форми фолієвої кислоти у складі будь-яких існуючих добавок є синтетичними фолатами, які не мають переваг одна над одною. Їхні «старі» форми не втратили своєї ефективності!

Засвоєння фолієвої кислоти залежить від багатьох чинників, зокрема від індивідуальних особливостей людини та її обміну речовин. Оскільки в їжі містяться різні форми фолатів, ми не знаємо, як саме вони всі засвоюються у здорових людей. Але ми знаємо про чинники, які можуть вплинути на засвоєння синтетичної фолієвої кислоти. Дослідження, які б за канонами доказової медицини порівнювали різні форми синтетичних фолатів (їх засвоєння та ефективність), ніколи не проводилися. Публікації про переваги того чи іншого виду фолатів, які з'являються в популярній літературі, є рекламними, замовними статтями. Для здорових людей форма фолієвої кислоти, яку вони додатково приймають у невеликій дозі, значення не має.

Також прийом фолієвої кислоти не пов'язується з ускладненнями у дитини — зокрема з аутизмом чи онкологічними захворюваннями.

Таким чином, не має значення, яку форму фолієвої кислоти ви приймаєте або плануєте приймати. Насправді всі ці форми не повинні називатися фолатами, оскільки вони синтезовані в лабораторних умовах. Фолієва кислота, фолінієва кислота й 5-МТГФ не мають переваг одна перед одною в профілактиці вроджених вад розвитку нервової трубки. Ціна, упаковка, назва виробника — не грають вирішальної ролі, тим більше, що перевірити якість продукту самостійно ви не зможете. Оберіть ту фолієву кислоту, яка вам до душі — за ціною, зовнішнім виглядом або довірою до бренду.

2.7.8. Дефіцит фолієвої кислоти

Можливо, це вас здивує, але в сучасній медицині дефіцит фолієвої кислоти розглядається в комбінації з дефіцитом вітаміну В12, оскільки ці два вітаміни відіграють надзвичайно важливу роль у виробленні червоних кров'яних тілець (еритроцитів). Тому ізольований дефіцит лише фолієвої кислоти — вкрай рідкісний випадок у медичній практиці.

Яка різниця між поняттями «дефіцит», «нестача» і «недостатність» фолієвої кислоти? З клінічної точки зору — жодної. Це синоніми. Нестача фолієвої кислоти проявляється особливим видом анемії — мегалобластичною, яку можна визначити за загальним аналізом крові навіть без вимірювання рівнів вітаміну В12 і фолієвої кислоти в крові.

Найчастіше дефіцит фолієвої кислоти спостерігається у людей, які голодують або недоїдають; у тих, хто має захворювання кишечника, що заважають нормальному засвоєнню вітамінів з їжі; зловживає алкоголем; проходить гемодіаліз; приймає низку медикаментів (метотрексат, протиепілептичні препарати, сульфаніламіди); після ушивання шлунка, а також при вкрай рідкісних генетичних захворюваннях. Найчастіше такий дефіцит виникає у людей похилого віку.

Переважна більшість жінок, які планують вагітність, не належить до групи ризику розвитку дефіциту фолієвої кислоти, за винятком тих, хто свідомо обмежує себе в харчуванні. У веганів і вегетаріанців може спостерігатися дефіцит вітаміну В12 при нормальному рівні фолієвої кислоти, адже останньої достатньо в зелених листках овочів.

Окрім анемії, у людей з дефіцитом фолієвої кислоти можуть спостерігатися неврологічні та психічні порушення.

Лікування цього дефіциту (часто в комбінації з дефіцитом B12) дуже просте. Воно полягає у прийомі фолієвої кислоти, але в більших дозах порівняно з профілактичними. Також часто потрібне додаткове введення вітаміну B12 — у вигляді ін'єкцій або (рідше) таблеток.

Прийом фолієвої кислоти рідко супроводжується побічними ефектами, однак у деяких жінок може з'явитися нудота, здуття живота, безсоння, гіркуватий присмак у роті, підвищена дратівливість. У таких випадках дозу фолієвої кислоти зазвичай зменшують. Дуже рідко вітамін B9 може викликати алергічну реакцію. При передозуванні фолієвої кислоти (понад 5 мг на добу) виникають сильні болі в животі, безсоння, зниження апетиту, а в рідкісних випадках — судоми.

Тим не менш, незалежно від того, як харчується жінка, чи є в неї в анамнезі вагітності або діти з вадами розвитку нервової трубки, і чи проводиться фортифікація продуктів харчування вітаміном B9 у її країні або регіоні, прийом фолієвої кислоти бажаний під час планування вагітності та абсолютно необхідний на її ранніх термінах заради майбутнього здоров'я дитини.

2.8. Прийом медикаментів і харчових добавок

Більшість жінок, які планують вагітність, є здоровими і не приймають жодних ліків. Однак бувають випадки, коли лікування необхідне. Також нерідко жінки завагітніють випадково або свідомо під час прийому лікарських засобів. І тоді виникають запитання: наскільки це безпечно, чи не зашкодить дитині, чи не спричинить вад розвитку, чи потрібно переривати вагітність?

Важливо керуватися наступними правилами:

1. Якщо ви не використовуєте методів контрацепції, ви повинні повідомити про це лікаря.

2. Якщо ваша ситуація не є невідкладною і ви не потребуєте термінового обстеження, особливо інвазивного, проходьте обстеження після завершення менструації.

3. Якщо вам призначають лікування або процедури в другій половині циклу, переконайтеся, що ви не вагітні: здайте кров на ХГЛ або відкладіть лікування до першої фази циклу.

4. Будь-яке призначення лікарських засобів має ґрунтуватися на показаннях. Показанням є діагноз, а не результат лабораторного аналізу. Завжди вимагайте від лікаря конкретного діагнозу!

5. Завжди уточнюйте у лікаря, наскільки призначене лікування сумісне з можливою вагітністю.

Кожен лікарський засіб має супроводжуватися інструкцією, в якій зазначено, чи є він безпечним або потенційно шкідливим під час вагітності. Існують також онлайн-ресурси, де можна дізнатися, чи дозволений препарат під час вагітності або грудного вигодовування. У переважній більшості випадків переривання вагітності через використання ліків або процедур, що мають певний ризик для ембріона, не потрібне.

Що ж повинна знати жінка, яка планує вагітність, про вплив медикаментів?

1. У перші три тижні вагітності (перша тиждень після зачаття) безпосереднього контакту між майбутньою дитиною та матір'ю ще немає, тому вплив медикаментів на ембріон майже відсутній, за винятком окремих препаратів.

2. Деякі медикаменти можуть впливати на якість сперми та яйцеклітин, однак при змінах у статевих клітинах їхня здатність до запліднення зазвичай знижується або зникає.

3. Деякі ліки можуть порушити процес прикріплення плодового яйця до стінки матки (імплантацію), тому якщо жінка планує вагітність або підозрює її настання, слід з'ясувати необхідність лікування і можливість заміни деяких препаратів на більш безпечні для вагітності.

4. Ліків, здатних викликати вади розвитку плода, вкрай мало, і до них належать лише ті, які застосовуються в медицині рідко, за суворими показаннями, для лікування тяжких захворювань.

5. Алкоголь — одна з речовин, що викликають вади розвитку плода, тому жінки, які планують вагітність або вже вагітні, не повинні вживати алкогольні напої.

6. Якщо жінка приймала лікарські засоби, не знаючи про настання вагітності, поспішне її переривання не рекомендується. У неї буде достатньо часу, щоб спостерігати за розвитком плода, і при потребі —

перервати вагітність за медичними показаннями. У більшості випадків це не буде потрібно.

Найнебезпечнішою є група медикаментів, які можуть підвищити ризик виникнення вад розвитку, — і про неї йтиметься далі.

2.8.1. Загальні відомості про тератогени

Препарати, що чинять шкідливий вплив на ембріон і порушують його нормальний розвиток, належать до групи тератогенних речовин. У перекладі з грецької «тератос» означає «чудовисько», «потвора», тому сама назва говорить про суть явища. Тератогенну дію мають не лише багато лікарських засобів (наприклад, протипухлинні препарати), а й добре відомі алкоголь, високі температури, радіація, деякі віруси та низка інших чинників.

Існує близько 100 хімічних речовин, які використовуються в побуті та промисловості й можуть чинити тератогенну дію на плід. У медицині відомо приблизно 30—35 лікарських препаратів, здатних призводити до вроджених вад розвитку у дитини. На щастя, ці препарати практично не застосовуються в акушерстві. Однак на ранніх термінах вагітності жінка може ще не знати про свою вагітність і приймати низку потенційно небезпечних медикаментів.

До тератогенів відносять алкоголь і кокаїн. Також до них належать деякі препарати для лікування захворювань щитоподібної залози (тіоурацил та інші), антиконвульсанти, метотрексат, чоловічі статеві гормони (андрогени), антибіотики (тетрациклін, доксициклін), серцево-судинні засоби (беназеприл, каптоприл та інші - прили), протиревматоїдні препарати (пеніциламін).

Лікарські засоби, залежно від виробника, можуть мати різні торгові назви, що ускладнює оцінку їхньої безпеки для вагітної жінки. Наприклад, той самий доксициклін може продаватися під назвами Вібраміцин, Орацеа, Адокса, Атридокс та іншими. Доксициклін є похідним тетрацикліну й має тератогенні властивості. Цей антибіотик широко застосовується для лікування запальних процесів у репродуктивній системі, і лікарі не завжди попереджають жінок, що планування вагітності (а також незахищене статеве життя) під час лікування доксицикліном слід відкласти щонайменше на один місяць.

У багатьох країнах існує класифікація лікарських засобів за категоріями залежно від їхньої безпеки щодо ембріона. Більшість препаратів не проходили спеціальних досліджень щодо безпеки для вагітних. Часто про тератогенну дію ми дізнаємося post factum — вже після того, як препарат активно використовується в медичній практиці.

Міжнародної єдиної класифікації ліків не існує, і в різних країнах один і той самий препарат може бути віднесений до різних груп за рівнем ризику. Якщо ви не впевнені у безпеці того чи іншого медикаменту й не знаєте, чи можна його застосовувати при плануванні вагітності, зверніться до інструкції із застосування, яка завжди має бути в упаковці або може бути надана лікарем.

2.8.2. Про змови лікарів, погану екологію та неякісне харчування

На тлі бурхливого зростання продажу різноманітних добавок (БАДів), мільйонів публікацій, телепередач і радіопрограм про їхню користь, мало хто розуміє, що став жертвою масового обману. Продаж БАДів вигідний лише тим, хто отримує прибуток від їх виробництва або реалізації. Небагато хто знає, що існує чимало серйозних і тривалих досліджень, які доводять: **здоровим людям не потрібні жодні добавки** — потрібно лише різноманітно харчуватися, не переїдати й не голодувати. А коли якийсь прогресивний лікар намагається сказати про це вголос, у хід ідуть класичні псевдонаукові теорії, часто із посиланням на нібито наукові статті про клінічні дослідження. Такі матеріали виявляються фальшивими, написаними на замовлення, як і самі «дослідження». Звичайно ж, подібні публікації з'являються не в авторитетних медичних виданнях, а в популярних журналах, блогах і на сторінках усіляких гуру добавок.

Одна з поширених теорій — це **«змова лікарів»**. Нібито вони — погані, не зацікавлені в покращенні здоров'я своїх пацієнтів, приховують правду про користь добавок і чудо-препаратів (традиційне: «Про що мовчать лікарі!»), призначають небезпечні для здоров'я ліки! А от тибетські монахи, африканські відлюдники, заполярні племена вже давно винайшли «панацеї», які подовжують життя, забезпечують вічну молодість і лікують усі хвороби. Кожна популярна добавка має свою «містичну історію» — то її відкрили китайські або корейські вчені, то її секрет було вкрадено з таємних військових лабораторій, а виробляє її британська компанія з індійським корінням чи ще якась.

Проблема зовсім не в змові лікарів, а в тому, що більшість із них не підвищує свій професійний рівень на постійній основі, не читає медичну літературу й не відвідує конференції, не спонсоровані фармацевтичними компаніями.

Проблема також полягає в тому, що чимало лікарів призначають надто багато препаратів — суміші медикаментів, зокрема небезпечних, і цілий набір БАДів «від усього». Деякі з них отримують винагороду: як від фармацевтичних компаній, так і від виробників добавок, аптек і лабораторій.

Отже, ніякої змови немає. Є лише бажання отримати легкий прибуток. І багато хто (в тому числі й відомі лікарі) працюють як посланці «правди» на користь виробників добавок.

Окрім «змови», існує зручна **псевдотеорія про погану екологію.** Мовляв, дихати нічим, вода брудна, усюди сміття, і бідне населення Землі стало жертвою тих, хто навмисно зіпсував і продовжує псувати навколишнє середовище. При цьому багато прихильників цієї теорії смітять у лісах, під парканами, залишають екскременти своїх тварин на подвір'ях і в парках, і загалом роблять чимало того, що не відповідає поведінці захисників природи. Виходить, що винні у всьому «вони» (хтось, десь, колись), і через «них» ми всі хворіємо, тож маємо рятувати себе.

Статистика свідчить: саме в країнах Європи й Північної Америки, де в багатьох регіонах спостерігається перенаселення, люди живуть до 80–90 років і навіть довше. Вони пережили Другу світову війну й голод, більшість із них не належала до заможних верств. А от у багатьох країнах Африки й Азії тривалість життя залишилася низькою — ледь сягає 50 років. І це при тому, що природа там майже не зіпсована: джунглі, дикі звірі, екологія чистіша, ніж у Європі! Але саме рівень харчування, умови життя й доступ до медицини там найнижчі. Отже, проблема не у свіжому повітрі амазонських лісів і не в овочах, вирощених за тисячу кілометрів від міста.

До речі, про овочі та фрукти. Ще одна псевдотеорія звучить так: «**Сучасна їжа перероблена й не містить вітамінів та мінералів**». Так, наші батьки й предки їли натуральні продукти, але вони не переїдали, рідко мали доступ до якісної й різноманітної їжі, і багато з них не доживали й до 70 років. Двадцять років тому сорокарічна людина вважалася дідом або бабою, і їй належало няньчити онуків. А ті, кому було за 60, навіть за офіційною класифікацією, називалися людьми похилого віку. Сьогодні ж — «у 45 жінка знову ягідка» і ще хоче народити дитину.

Правильне харчування надзвичайно важливе для здоров'я. Дехто вважає, що якість їжі погіршилася, але це не зовсім так. Звісно, з'явилося дуже багато перероблених продуктів. Багато людей, прагнучи «здорового» харчування, не розуміють, що знежирені продукти часто проходять хімічну обробку й зовсім не є натуральними.

Хто виробляє сучасні харчові продукти? Не роботи й не інопланетяни, а звичайні люди, які живуть на цій самій планеті. Як і індустрія здоров'я (а точніше — індустрія хвороб), харчова промисловість перетворилася на надприбутковий бізнес. Щоб продукти довше зберігалися, у них почали додавати різні речовини: барвники, підсилювачі смаку, консерванти, стабілізатори. У сільському господарстві широко використовуються гормони, антибіотики, вітаміни. Вміст цукру й солі в продуктах значно зріс. Для зручності транспортування та споживання з'явилися напівфабрикати й термічно або хімічно оброблена їжа.

«Ось бачите! Їжа стала шкідливою й непридатною!» — скаже впертий опонент, який вірить у її шкоду. Насправді ж сьогодні на ринку є величезна кількість продуктів (у тому числі натуральних і органічних), без будь-яких домішок, «хімії» чи інших шкідливих речовин. Одне — це масове виробництво для споживача з супермаркетів. Інше — велика кількість фермерських господарств, що вирощують овочі, фрукти й м'ясо без використання хімічних засобів (пестицидів, добрив, ліків). Вибір є, і він зростає! Потрібно лише навчити людей обирати продукти не за яскравою етикеткою, а після ознайомлення зі складом.

Ще одна перевага, яка водночас може бути і недоліком сучасних технологій — це **збагачення їжі різними вітамінами й мінералами, тобто фортифікація**. Про збагачення фолієвою кислотою вже йшлося раніше. Але крім неї, у всіх без винятку країнах світу до продуктів харчування додають інші речовини: різні вітаміни, йод, залізо, селен, кальцій, фтор, цинк.

В одних випадках це є частиною державних програм (наприклад, фолієва кислота чи фтор), в інших — це маркетинговий хід задля отримання прибутку. Молоко з кальцієм і вітаміном D нібито корисніше, ніж звичайне. Яйця з омега-3 — модний тренд, тож чому б не зробити «здорове яйце» популярним продуктом? Дітям потрібні вітаміни? Ось вам соки з надмірним вмістом цукру, але з етикеткою, що у склянці цього концентрату —

добова норма вітамінів і мінералів, ще й із барвниками й ароматизаторами.

Ідея збагачення продуктів харчування та питної води вітамінами й мінералами виникла понад півстоліття тому або й раніше. Фортифікацію було впроваджено урядами низки країн як профілактичний захід проти поширених захворювань, викликаних нестачею мікроелементів у природному середовищі. Згодом вітаміни й мінерали почали додавати майже до всіх продуктів — нібито з метою задоволення потреб населення в поживних речовинах.

Для країн, що розвиваються, де більшість населення голодує або харчується нерегулярно й незбалансовано, така фортифікація мала би відігравати важливу роль у зниженні рівня захворюваності та смертності — особливо серед дітей, вагітних і жінок, що годують грудьми. Проте доступ до таких продуктів виявився вкрай обмеженим, насамперед через високу ціну: багато з них доводиться імпортувати з-за кордону.

У розвинених країнах виникла інша проблема: перенасичення ринку фортифікованими продуктами, виробництво яких практично не контролюється. Додавати синтетичні вітаміни та мінеральні солі стало вигідно для виробників, адже зростає не лише ціна, а й, за їхніми словами, харчова цінність продукту. Однак сучасні лікарі, дієтологи та нутриціологи дедалі частіше порушують питання безпеки споживання такої кількості збагаченої їжі. Багато споживачів не знають рекомендованих добових доз вітамінів і мінералів, і помилково вважають: якщо в продукті є добавки (які завжди синтетичні), отже, це корисно для здоров'я.

Шкода від сумарного надходження вітамінів і мінералів з їжею та добавками може бути непередбачуваною.

Наприклад, вагітна жінка за рекомендацією лікаря приймає мультивітамінний комплекс. Крім того, лікар додатково призначає їй таблетки кальцію. Щодня вона випиває до двох склянок молока, збагаченого кальцієм (на етикетці зазначено, що одна порція — 250 мл — містить добову норму мінералу), з'їдає порцію йогурту, який також має додаткову дозу кальцію, випиває склянку апельсинового соку з кальцієм, а також вживає інші продукти. Скільки кальцію вона споживає впродовж дня? У подібних випадках визначити загальну добову дозу деяких вітамінів і мінералів просто неможливо.

У підсумку людина, особливо мешканець міста, яка купує продукти виключно в супермаркетах, може отримувати надмірні дози окремих вітамінів і мінералів, ще й у синтетичній формі. Для вагітної жінки баланс поживних речовин і добавок, які вона отримує з їжею, напоями та медикаментами, має ключове значення для здоров'я майбутньої дитини й її самої. Але за нинішнього рівня фортифікації харчових продуктів, що спостерігається в багатьох країнах, досягти цього балансу практично неможливо. Тому кожна жінка повинна уважно читати склад кожного продукту й препарату, які вона вживає під час підготовки до вагітності та під час неї.

Ще одна псевдотеорія, яка успішно передається з уст в уста всіма, кому не лінь, звучить так: «**У наш час не може бути здорових людей. Організм потрібно постійно підтримувати добавками!**» А що таке здоров'я? За визначенням ВООЗ, здоров'я — це «стан повного фізичного, душевного та соціального благополуччя, а не лише відсутність хвороб і фізичних вад». Хіба в усіх людей є проблеми з тілом, психікою чи соціальною сферою?

Здоров'я людини визначається її генами й хромосомами, повноцінним харчуванням, помірною фізичною активністю, позитивним мисленням, хорошими санітарними умовами життя й праці, наявністю сучасної й якісної медицини. Добавки тут ні до чого. Але їх почали нав'язувати задля прибутку — навіть у «центрах здоров'я» й фітнес-клубах. Спорт часто виходить за межі здорового навантаження й перетворюється на надмірне виснаження організму, яке потім нібито потрібно компенсувати всілякими сумішами, шейками та добавками. Це — не піклування про здоров'я, а масовий обман, за яким стоїть одне — прагнення заробити.

Страх перед старістю та індустрія «омолодження» — це ще одна галактика обману, яка приносить нечувані прибутки.

Існує багато інших псевдотеорій, міфів, чуток, а ще сотні тисяч гуру здоров'я, які не мають медичної освіти, а іноді навіть елементарних знань про будову та функціонування організму, але успішно вигадують свої «теорії» порятунку від хвороб, старіння й смерті. Популярна акторка раптом стає експерткою у використанні гормонів, перемішаних із середньовічними шаманськими практиками, і мільйони підписників та шанувальників слідують її порадам. Відомий співак випускає лінію всіляких добавок, і його прихильники в захваті від того, що можуть скористатися «еліксиром молодості» свого кумира. Спортсмен рекламує якусь модну штуку, нібито корисну для здоров'я, і ніхто не замислюється, що за цю рекламу він отримав кілька мільйонів доларів. Куди зникає аналітичне мислення? Воно відступає перед страхом хвороб і старіння.

На жаль, люди зловживають медикаментами та БАДами за власним бажанням. Але дуже часто це бажання формується в результаті обману й залякування з боку інших людей.

Під час підготовки до вагітності додатковий прийом добавок, окрім фолієвої кислоти, найчастіше не потрібен. Далі ми поговоримо про деякі вітаміни та мінерали докладніше.

2.8.3. Норми поживних речовин, вітамінів і мінералів для жінок, які планують вагітність

Усі наявні рекомендації з харчування поділяються на поради для невагітних і вагітних жінок. А де ж у цій класифікації перебувають жінки, які планують вагітність? Хіба їм не потрібно накопичувати більше вітамінів і мінералів на майбутнє? Невже їм не слід «запасатися» енергією?

Ні, не потрібно, тому що у вагітних змінюється швидкість засвоєння поживних речовин і їхнього обміну, і в більшості випадків дефіциту не виникає.

Насамперед збільшується засвоєння вуглеводів. У всіх вагітних жінок відбуваються два важливі процеси, що кардинально впливають на обмін цукру (глюкози) в організмі. Перший із них називається **прискореним голодуванням** і тісно пов'язаний із нічним зниженням рівня цукру в крові. Під час нічного сну жінка не вживає їжі, тому закономірно, що рівень глюкози в крові суттєво знижується.

Зниження глюкози в першому триместрі також пов'язане з поступовим збільшенням об'єму плазми, але в подальшому перебігу вагітності велика кількість цукру використовується зростаючим плодом як джерело енергії.

Другий процес, яскраво виражений у вагітних, — це **посилений розпад поживних речовин**, насамперед з метою оперативного забезпечення плода цими речовинами. Кров жінки насичується енергетичними компонентами — жирними кислотами й тригліцеридами, які також беруть участь у виробленні гормонів плацентою та плодом.

Попри процеси прискореного голодування та розпаду речовин, вагітні жінки швидко набирають вагу, що пов'язано зі зростанням рівня всмоктування багатьох поживних речовин у кишечнику. Наприклад, надходження кальцію й заліза з їжі збільшується вдвічі буквально з перших тижнів вагітності. Це також стосується білків, вуглеводів, вітамінів і мінералів. Набір ваги є частиною механізму самозбереження та накопичення енергетичних речовин для успішного виношування потомства, адже вагітність — це серйозне навантаження для організму.

При нормальному повноцінному харчуванні вагітна жінка не відчуває дефіциту жодних мінералів або вітамінів. Крім того, в організмі людини завжди є запаси багатьох речовин, які забезпечують виживання без їжі протягом певного часу (без їжі та води людина виживає лише кілька діб).

Жінки, які планують вагітність, не потребують створення депо будь-яких речовин, оскільки надлишок будь-якої з них може порушити обмін речовин і призвести до хвороб.

Збільшення маси тіла під час вагітності залежить від будови тіла жінки до вагітності. Худорляві жінки можуть набирати більше ваги, ніж ті, хто вже має надлишкову масу. Підготовка до вагітності — це той період, коли можна покращити свою вагу (поправитися або схуднути), освоїти здорове й різноманітне харчування, навчитися знаходити баланс у виборі продуктів.

Поговорімо про потреби в окремих поживних речовинах під час вагітності.

Вуглеводи. Невагітна жінка потребує в середньому 130 г вуглеводів на добу, тоді як вагітна — вже 175 г. З них 28 г/добу має складати клітковина. Тому перевагу слід надавати свіжим овочам, фруктам і цільнозерновим продуктам. До настання вагітності бажано дізнатися, які вуглеводи засвоюються легко — вони не найкращий вибір для щоденного раціону. За допомогою клітковини також важливо налагодити роботу кишечника.

Білки. Завдяки білкам організм отримує амінокислоти, з яких синтезуються власні білки. До вагітності жінкам необхідно споживати 0,8 г/кг білка на добу. Під час вагітності ця потреба зростає до 1,1 г/кг/добу. Загалом до 1 кг білка потрібно для формування плаценти та росту плода.

Жири необхідні для синтезу й засвоєння статевих гормонів, створення енергетичних запасів, а також для обміну стероїдних гормонів. Жири — невіддільна частина клітинних оболонок (як і білки). Досі ведуться активні дискусії щодо того, які саме жири й у яких пропорціях повинна споживати вагітна жінка. Трансжири можуть проникати через плаценту та завдавати шкоди не лише жінці, а й плоду, тому їхній прийом має бути обмежений. Ліпідні харчові добавки під час вагітності не рекомендуються.

Прийом мікроелементів жінкам із нормальною вагою та збалансованим харчуванням не рекомендується ні під час планування вагітності, ні впродовж неї. Якщо раціон жінки мізерний або за наявності захворювань кишечника, що порушують засвоєння їжі, можуть бути призначені комплекси вітамінів і мінералів. Також жінки, дієта яких має обмеження щодо певних продуктів, можуть потребувати корекції добових доз необхідних мікроелементів.

Мало хто знає, але більшість мультивітамінних комплексів погано засвоюється. До того ж вони часто містять вітаміни й мінерали-антагоністи, які пригнічують дію одне одного. Під впливом слини, шлункового соку та рідини, що вживається разом із ними, компоненти таких таблеток і капсул утворюють нерозчинні солі, які виводяться з організму разом із калом.

Сучасне харчування людини значно різноманітніше, ніж було в минулому столітті, й цілком здатне забезпечити організм усіма необхідними поживними речовинами — зокрема вітамінами та мінералами природного походження. Важливо надавати перевагу не напівфабрикатам і рафінованим продуктам із великою кількістю хімічних добавок, а свіжим натуральним стравам. Деякі з них потребують більше часу на приготування, але разом із тим приносять більше користі.

У склад пренатальних мультивітамінних комплексів зазвичай входять такі вітаміни. **Жиророзчинні**: вітамін А (ретинол), D (кальциферол), Е (токоферол). **Водорозчинні**: вітамін B1 (тіамін), B2 (рибофлавін), B3 (ніацин), B5 (пантотенова кислота), B6 (піридоксин), B12 (ціанокобаламін), фолієва кислота, вітамін С (аскорбінова кислота). Вітамін K (менадіон) до складу мультивітамінних комплексів не входить, оскільки його достатньо надходить з їжею. Із мінералів до складу комплексів зазвичай входять солі кальцію, магнію, заліза, йоду та інші.

Вітамін А. Існує багато міфів про його шкідливість. Це жиророзчинний вітамін, що в природі трапляється у двох формах-попередниках: ретиноїди й каротиноїди. Ретиноїди зазвичай мають тваринне походження (печінка, нирки, яйця, молочнокислі продукти), а каротиноїди містяться в рослинній їжі, найчастіше жовтого та оранжевого кольору (морква, помідори, зелені овочі). Бета-каротини є безпечною формою вітаміну А і не викликають вроджених вад у плода. Їх можна споживати без обмежень під час планування вагітності.

У медицині, сільському господарстві й промисловості використовують синтетичні форми вітаміну А (існує близько тисячі різновидів), більшість із яких мають тератогенну дію. Фортифіковані продукти, як правило, містять саме синтетичні форми цього вітаміну.

Сьогодні дефіцит вітаміну А — рідкість, і зустрічається переважно в дуже бідних регіонах. Натомість у жителів багатьох країн, особливо великих міст, частіше виникає надлишок синтетичного вітаміну А з продуктів харчування. Щоденна доза до 10 000 МО (3000 мкг) вважається безпечною і не викликає вад розвитку в плода, а рекомендована доза не перевищує 5000 МО на день. У середньому з дієтою жінка отримує 7000–8000 МО вітаміну А у різних формах щодоби, тому більшість не потребує його додаткового прийому.

Місцеве застосування вітаміну А у вигляді мазей, гелів, кремів для обличчя, рук і невеликих ділянок шкіри при плануванні вагітності вважається безпечним.

Кожна жінка має перевіряти етикетки із зазначенням кількості цього вітаміну у мультивітамінних комплексах та інших добавках, які вона обирає при плануванні вагітності. Перевагу варто надавати рослинним і тваринним формам вітаміну А, які значно безпечніші за синтетичні.

Вживання печінки під час планування вагітності та впродовж неї не протипоказане, але зловживати нею не варто. Різні види печінки містять різну кількість вітаміну А, і це має бути зазначено на етикетці, якщо печінка придбана в магазині. Розрахунок вмісту вітаміну А ведеться для сирого продукту. Після термічної обробки його кількість значно зменшується.

Вітамін D. Навколо цього вітаміну існує багато спекуляцій, неточностей і міфів, оскільки досі немає чітких рекомендацій щодо оптимальних добових доз для жінок і чоловіків з урахуванням віку та інших станів. Крім того, на ринку представлено багато форм вітаміну D, дози яких вказані в різних одиницях виміру. Його значення для вагітності досі до кінця не вивчене, і немає достовірних даних щодо потреби у його додатковому прийомі для вагітних. Безпечної дози цього вітаміну під час вагітності не існує. Припускається, що вона не має перевищувати 4000 МО (100 мкг) на добу. Докладніше про вітамін D ви зможете прочитати далі.

Вітамін E ще нещодавно помилково вважався вітаміном розмноження, фертильності, вагітності, через що ним почали зловживати в акушерстві та гінекології. З'ясувалося, що з їжею надходить достатня кількість вітаміну E в натуральній формі, а синтетичні форми можуть бути шкідливими під час вагітності, тому їхні дози суттєво зменшили. З профілактичною й лікувальною метою вітамін E в акушерстві та гінекології не використовується. Сучасні дієтологи рекомендують добову дозу 30 МО або 15 мг (і не більше), яку жінка зазвичай отримує з їжею.

Вітаміни групи B. До них належать вісім водорозчинних вітамінів: B1 (тіамін), B2 (рибофлавін), B3 (ніацин), B5 (пантотенова кислота), B6 (піридоксин), B7 (біотин), B9 (фолієва кислота), B12 (кобаламін). Про застосування деяких вітамінів при окремих станах і захворюваннях під час вагітності йдеться у цій книзі.

Практично всі ці вітаміни містяться у достатній кількості у свіжих овочах і фруктах. Проте, оскільки більшість продуктів зазнає технологічної обробки з додаванням цукру, ароматизаторів, барвників і консервантів, вміст корисних речовин у них суттєво знижується. У ряді країн здійснюється фортифікація продуктів харчування (особливо борошна та хлібобулочних виробів) шляхом додавання синтетичних форм вітамінів. Вітаміни групи B у великих дозах також містяться в енергетичних напоях. Вживання алкоголю, зокрема й слабоалкогольних напоїв, суттєво знижує їхнє засвоєння з їжею.

Для нормального перебігу вагітності дуже важливу роль відіграють вітаміни B6, B9 і B12, дефіцит яких може призвести до порушень здоров'я матері й плода.

Додатковий прийом вітамінів групи B (окрім фолієвої кислоти) жінкам, які планують вагітність, не рекомендується. Вітамін B12 може бути показаний при мегалобластній анемії. Також не рекомендується перевіряти рівні цих вітамінів у крові при плануванні вагітності.

Холін часто називають вітаміном B4, хоча насправді він не є вітаміном. Існує велика ймовірність, що холін стане черговою добавкою, яку почнуть рекомендувати всім без винятку жінкам, що планують вагітність, та вагітним. Відомо, що він відіграє важливу роль у розвитку нервової системи плода, і з прогресом вагітності потреба в ньому зростає. Також відомо, що холін міститься у великій кількості продуктів харчування, тому його дефіцит трапляється вкрай рідко. Рекомендацій щодо його додаткового прийому не існує, однак з огляду на зростаючий комерційний інтерес до цієї добавки не виключено, що незабаром її почнуть нав'язувати всім.

Залізо. Зважаючи на те, що багато виробників додають його до харчових продуктів, дефіцит заліза серед населення більшості країн світу значно зменшився. Як саме оцінюється дефіцит заліза, розглянемо далі. З початком вагітності потреба в ньому зростає з 15 до 30 мг на добу, однак при цьому значно покращується його всмоктування у кишечнику. Додатковий прийом заліза потрібен лише в рідкісних випадках, хоча терміном «дефіцит заліза» часто зловживають. Анемія, яка виникає в багатьох вагітних жінок, у більшості випадків не є залізодефіцитною.

Кальцій. Хоча він важливий для формування кісткової тканини майбутньої дитини, плід використовує лише близько 30 г кальцію. В організмі жінки є запаси кальцію, крім того, при вагітності значно підвищується його всмоктування в кишечнику. Низка клінічних досліджень показала, що здорові вагітні жінки отримують достатню кількість кальцію з їжею, і його додатковий прийом не покращує перебіг вагітності й не впливає на здоров'я матері та дитини. Тому додатковий прийом кальцію рекомендований лише тим жінкам, які мають його дефіцит. Спроби використовувати кальцій для профілактики гіпертонії вагітних і прееклампсії були невдалими. Найбільше кальцію міститься в молоці, йогуртах і твердих сирах, ним багаті шпинат і інжир. Цей мікроелемент також додається до багатьох харчових продуктів — його вміст у порції зазвичай вказано на етикетці.

Магній, як і кальцій, відіграє важливу роль у метаболічних процесах. Він є необхідним кофактором і активатором ферментів. При його нестачі може також виникати дефіцит кальцію. Ці два елементи можуть бути синергістами (підсилювати дію одне одного) або антагоністами (протидіяти одне одному): взаємодія значною мірою залежить від співвідношення іонів кальцію та магнію.

Дефіцит магнію у вагітних жінок, які страждають на діабет, може призвести до порушення функції паращитоподібних залоз, зокрема й у плода. Можливі також інші порушення розвитку.

Додатковий прийом магнію не рекомендований під час планування вагітності та впродовж неї й допустимий лише у випадках голодування чи низької маси тіла жінки.

Препарати магнію не знижують рівень прееклампсії та еклампсії, не зменшують кількість мертвонароджених, самовільних абортів або смертність новонароджених. Вони також не подовжують термін вагітності й не запобігають її перериванню.

Цинк. Практично кожен вітамін і мінерал відіграє важливу роль у розвитку дитини, і цинк — не виняток. Необхідну його кількість жінки й чоловіки отримують із їжею. Клінічні дослідження показали, що додатковий прийом цинку під час вагітності не має позитивного ефекту. Його дефіцит, як і дефіцит інших мікроелементів, спостерігається при окремих захворюваннях кишечника.

Йод. Його дефіцит найчастіше проявляється порушенням функції щитоподібної залози й розвитком гіпотиреозу. Проте не всі форми гіпотиреозу пов'язані з нестачею йоду. Перед початком прийому цього елемента необхідно визначити його концентрацію в сечі — це один з діагностичних критеріїв йодної недостатності. Багато харчових продуктів є природними джерелами йоду — зокрема морська сіль і неіонізована кухонна сіль.

Різні організації не дійшли єдиної думки щодо рекомендованої дози йоду для вагітних: вона коливається від 150 до 290 мкг, однак ці цифри базуються лише на теоретичних припущеннях. Для жінок, які планують вагітність, офіційних рекомендацій не існує. Доказова медицина не має достовірних даних щодо користі або шкоди рутинного прийому йоду під час планування вагітності, у її процесі та після пологів. Якщо у жінки є порушення функції щитоподібної залози, вона повинна звернутися до ендокринолога.

Додатковий прийом йоду може призвести до порушення розвитку щитоподібної залози плода й появи зоба. Безпечна доза йоду в таких випадках не визначена, оскільки зоб виявляли в жінок, які приймали різну кількість йоду. У японських жінок зоб у плода трапляється частіше — це пов'язують із вживанням великої кількості морських водоростей, багатих на йод.

2.8.4. Міфи про вітамін D

В останнє десятиліття в акушерстві зріс інтерес до вітаміну D. З одного боку, це пов'язано з серйознішим ставленням до вживання вітамінів і їхніх комплексів під час вагітності, особливо з огляду на дані про шкідливий вплив інших жиророзчинних вітамінів — A та E. З іншого боку, дефіцит вітаміну D раптово оголосили пандемією, що практично неможливо. Сліпа довіра до цього вітаміну та його масове призначення лікарями майже всім змушують серйозно переосмислити ситуацію. Також варто усвідомити, що це черговий обман — плід штучно створеної змови між лікарями, лабораторіями й виробниками цього вітаміну.

Коротка історія створення комерційних панацей

Якщо проаналізувати сплески популярності певних добавок, можна побачити, що кожен із них пов'язаний із виникненням союзу двох сторін: харизматичної або відомої особи, яка любить гроші, та виробників продукту (добавки), готових платити за рекламу. Гроші вкладаються в просування та в ті структури, які впливають на інших людей — посередників (лікарів) і споживачів.

Історія тріумфального злету добавок почалася в березні 1966 року, коли відомий американський вчений, хімік і лауреат Нобелівської премії Лайнус Полінг у віці 65 років раптово впав у депресію із-за відчуття страху перед старістю, незважаючи на те, що його кар'єра процвітала, а визнання й нагороди зростали. Різку зміну його поведінки та мислення помітили численні колеги й друзі. Саме в цей період Полінг почав цікавитися темою омолодження й подовження життя, сподіваючись знайти панацею, що поверне йому колишню енергію.

Несподівано він отримав листа від остеопата доктора Стоуна, який два роки вивчав біохімію. Той запропонував щодня приймати по 3000 мг вітаміну С і пообіцяв, що вчений залишиться здоровим і молодим щонайменше наступні 25 років. Полінг не лише «підсів» на великі дози цього вітаміну, але й збільшив тодішню рекомендовану дозу у 300 разів — до 18 000 мг на день.

1971 році він опублікував книгу *Vitamin C and the Common Cold* («Вітамін С і застуда»), у якій закликав усіх людей приймати по 3000 мг вітаміну С на добу — це у 50 разів більше рекомендованої дози. Завдяки авторитету Полінга (він був всесвітньо відомою особистістю) книга миттєво стала бестселером, і вже за кілька років понад 50 мільйонів американців стали дотримуватися його порад.

Цікаво, що ще у 1942 році троє лікарів-дослідників довели: вітамін С, навіть у великих дозах, абсолютно неефективний у профілактиці та лікуванні застудних захворювань — навіть у комбінації з антигістамінними препаратами.

Використовуючи свої зв'язки в науковому світі, Полінг почав просувати вітамін С скрізь, де тільки міг. Багато груп науковців з університетів США та Канади провели дослідження відповідно до вимог доказової медицини, порівнюючи групи, які приймали вітамін, з тими, що отримували плацебо. У всіх без винятку випадках було підтверджено неефективність вітаміну С.

Проте світ «збожеволів»: слова Нобелівського лауреата сприймалися як незаперечна істина, а також слугували чудовою рекламою, яку з радістю використали виробники добавок. Результати клінічних досліджень свідомо ігнорувалися. Полінг пішов ще далі — він пообіцяв вилікувати рак і серцево-судинні захворювання високими дозами вітаміну С, а згодом — забезпечити вічну молодість.

Люди вірили в це протягом десятиліть, тим більше що всі публікації Полінга активно підтримувалися пресою, радіо й телебаченням. До популяризації ідей долучився навіть Конгрес США. «Сенсація століття! Панацея століття!»

Дружина Полінга, яка приймала мегадози вітаміну С, померла від раку шлунка, не доживши до 60 років. Сам Полінг помер від раку простати. Вітамін С не врятував його від смерті.

Інститут доктора Полінга, який вивчає й пропагує вітамін С та інші добавки, існує й досі! Історія з залученням світила науки довела: технологія просування добавок працює успішно.

Джон Лі, американський лікар, який вийшов на пенсію, знайшов нове захоплення — просування екстракту дикого ямсу (звісно ж, за підтримки його виробників). Цей екстракт подавався як «натуральний прогестерон», а сам доктор Лі називав себе міжнародним авторитетом у сфері замісної гормональної терапії. Після публікації книги про важливість «натурального прогестерону», особливо для жінок у менопаузі, він здобув величезну популярність серед мешканок Європи. До слова, лікар був дуже привабливим, майже «обкладинкової» зовнішності, тому легко викликав довіру.

Поїздки лікаря на зустрічі з читачами, семінари й конференції щедро спонсорували не лише виробники добавок, а й фармацевтичні компанії, що випускали прогестерон. Звісно, все написане в його книзі *What Your Doctor May Not Tell You About Menopause"* («Що ваш лікар вам не каже про менопаузу») — типовий популярний аргумент про «змову лікарів», які начебто приховують користь прогестерону від пацієнтів. Згідно з іншими книгами Лі, лікарі також нібито не говорять правди про преклімакс та рак молочної залози, приховуючи просте рішення — прийом прогестерону.

Попри те, що сам автор раптово помер від серцевого нападу у 2003 році, він досі залишається авторитетом і зручним «прикриттям» для поширення не лише добавок із так званим «натуральним прогестероном», а й гормональних препаратів.

Як вітамін D став панацеєю

До історії стрімкого зростання популярності вітаміну D також причетний лікар, учений, ендокринолог, який заради грошей і слави вигадав пандемію дефіциту вітаміну D — в неї повірили мільйони людей і лікарів. Доктор Майкл Голік із Бостонського університету — ще один «екстреміст-БАДолог», який створив релігію віри в бога на ім'я Вітамін D за потужної фінансової підтримки виробників лабораторних тестів і самого вітаміну.

Ймовірно, Голік не став би настільки відомим, якби не його угода в 1979 році з компанією *Quest Diagnostics* — однією з найбільших лабораторій у США, яка проводить тести майже в усіх американських лабораторіях і ряді інших країн. Майкл Голік став консультантом цієї компанії, керуючись бажанням підзаробити. Саме з цього моменту й розпочалася стрімка кар'єра 33-річного лікаря.

Чому компанія обрала саме його? Тому що він працював у центрі, де обстежували й лікували пацієнтів із захворюваннями кісткової тканини, а як відомо, вітамін D і кальцій відіграють важливу роль у здоров'ї кісток і профілактиці остеопорозу. До цього часу ендокринолог уже опублікував кілька статей про вплив вітаміну D на кістково-м'язову систему.

Доктор Голік став офіційним представником компанії з просування лабораторних тестів, які дозволяли визначати рівень вітаміну D. Він створив популярну теорію, згідно з якою динозаври вимерли під час льодовикового періоду через рахіт і розм'якшення кісток.

Можливо, ви помітили, що глобальний сплеск масового тестування рівня вітаміну D розпочався після 2011 року. До цього періоду вітамін D не мав такої популярності, тим більше, що існує чимало науково-клінічних публікацій, які не вважають його панацеєю. Що ж трапилося у 2011 році?

У 2010 році Інститут медицини США опублікував звіт незалежних лікарів-дослідників щодо дефіциту вітаміну D. Це був об'ємний документ — 1132 сторінки, який спростовував міф про масовий дефіцит цього вітаміну серед американців. У звіті зазначалося, що більшість жителів США отримують добову норму вітаміну D з їжею та завдяки впливу сонячного світла. Також у ньому йшлося про те, що тестування рівня вітаміну D рекомендоване лише людям із підозрою на його дефіцит і високим ризиком розвитку остеопорозу.

Холік сприйняв цей звіт з люттю та обуренням. Скориставшись своїми зв'язками в Американській асоціації клінічних ендокринологів, він домігся впровадження нових рекомендацій у 2011 році, згідно з якими всі без винятку — від немовлят до літніх людей — нібито мають дефіцит вітаміну D, а тому всім потрібно здавати аналіз на його рівень. Це твердження миттєво сприяло різкому зростанню прибутків лабораторій і виробників відповідних добавок.

До речі, Асоціація ендокринологів не лише запровадила рекомендації Холіка у клінічну практику, а й вручила йому спеціальну нагороду «за заслуги перед академічною спільнотою». Це стало демонстративною відповіддю групі незалежних експертів за їхню сміливу спробу протистояти комерціалізації медицини та науки.

Звісно, Майкл Холік і далі отримував величезні фінансові винагороди за просування нових рекомендацій і досі активно пропагує вітамін D, обіцяючи лікування серцево-судинних захворювань та раку.

Що не так із нормами рівня вітаміну D?

До 2011 року нормальним вважався рівень вітаміну D від 20 нг/мл і вище. Ці рекомендації й досі залишаються актуальними в акушерстві. Зокрема, нормальні показники рівня 25-гідроксивітаміну D становлять:

- у невагітних жінок — 14–80 нг/мл,

- у вагітних у першому триместрі — 18–27 нг/мл,

- у другому — 10–22 нг/мл,

- у третьому — 10–18 нг/мл.

Що ж сталося з нормами цього вітаміну сьогодні? Хто їх змінив?

Якщо ви коли-небудь здавали аналізи, то знаєте, що всі результати обов'язково містять ваші індивідуальні показники та так звані референтні значення — тобто межі норми.

Лабораторія **не має права** встановлювати остаточний діагноз! Це виключна компетенція вашого лікуючого лікаря, який бере до уваги не лише лабораторні результати, а й ваші скарги, симптоми, результати інших досліджень і повну клінічну картину.

Тому, навіть переглядаючи десятки результатів аналізів крові чи сечі, ви не знайдете там діагнозу або висновку лікаря-лаборанта. Все, що вказано, — це чи ваш показник вищий або нижчий за норму, а також короткий коментар, який потребує **обов'язкового підтвердження клінічними ознаками** та додатковими обстеженнями.

Аналіз на визначення рівня вітаміну D — **єдиний лабораторний аналіз**, у якому раптом з'явився висновок-діагноз зі словами «дефіцит», «нестача», «недостатність». Дотепер у жодній медичній публікації чи словнику немає чіткого пояснення, у чому полягає різниця між цими термінами, адже всі вони описують одне й те саме явище. Така термінологія зустрічається не лише в медицині, а й у багатьох сферах життя. Наприклад, нестача продуктів у магазині — це той самий дефіцит, бо їх просто недостатньо. Чому ж тоді в аналізах на вітамін D раптом з'явилися висновки, що нав'язуються лікарям? Чому показники «20–30» стали вважатися нестачею чи дефіцитом, а менше 20 — теж нестачею? Люди, які вміють мислити, одразу побачать у цьому підміну понять. А от ті, хто не звик ставити запитання, звернуть увагу лише на слова у висновку.

Якщо запитати будь-якого лікаря, у чому різниця між дефіцитом і нестачею, більшість не зможе відповісти. Дехто почне вигадувати власні пояснення, які ґрунтуються на псевдонаукових теоріях. Виходить як у відомому анекдоті про літаючі танки: якщо начальство сказало, що танки літають — значить, вони літають, і не треба ставити дурних запитань. Якщо лабораторія написала, що вітаміну D не вистачає (яка різниця — це дефіцит, нестача чи недостатність), то не варто «будувати з себе розумника» і ставити зайві питання.

Проблема в тому, що більшість людей і лікарів не помічає цієї підміни понять. Інша проблема — лабораторії навмисно почали видавати хибні результати.

Найцікавіше, що **немає жодних достовірних даних**, які підтверджують, що люди з низьким або високим рівнем вітаміну D є хворими! У більшості людей рівень цього вітаміну перебуває в межах 20–30 нг/мл. Якщо керуватися сучасними нормами, виходить, що понад 90% американців і понад 80% населення світу мають «дефіцит» цього вітаміну. Хіба таке можливо? Звісно, ні. Але скільки лікарів замислюються, скільки їхніх пацієнтів **дійсно** мають дефіцит? Чи це взагалі когось хвилює? Або, можливо, вони щиро вірять у вигадану пандемію нестачі вітаміну D?

Коли реклама робить свою справу

У 2010 році Майкл Холік опублікував книгу «The Vitamin D Solution», у якій запропонував усім людям проходити тестування на рівень вітаміну D. Звісно, як і у випадку з Лайнусом Полінгом, книгу підтримали всі великі ЗМІ, зробивши її бестселером. А вартість аналізів на вітамін D зросла у 5–6 разів!

Протягом останніх десяти років лабораторії й виробники вітаміну D щедро фінансували лікарів та науковців, які публікували дослідження про користь цього вітаміну в усіх сферах медицини. Практично **не залишилось жодної спеціальності**, у якій не намагалися б «протиснути» вітамін D. У 99% випадків ці дослідження замовні, а майстерне оформлення дозволяє оминути ключові принципи доказової медицини. На щастя, з'являється все більше незалежних досліджень, які **повністю руйнують міф про всемогутність вітаміну D**.

До речі, Холік зобов'язує всіх своїх підлеглих приймати цей вітамін. Він також запропонував фортифікувати молоко — ідея, що має явну комерційну вигоду на тлі страху перед вигаданою «пандемією». Холік залучив до реклами вітаміну D численних відомих акторів, телеведучих, чиновників з великих медичних організацій, професорів і академіків. Цей «вітамін D-екстреміст» отримує значні прибутки не лише від лабораторій, а й від фармацевтичних компаній.

Негативну роль у повсюдному поширенні вітаміну D відіграли дерматологи, які почали масово застерігати людей від перебування на сонці, мотивуючи це ризиком розвитку меланоми — раку шкіри. І раз люди почали менше бувати на сонці, отже, вироблення вітаміну D в організмі, нібито, порушується.

Річ у тім, що ультрафіолетове випромінювання, необхідне для синтезу вітаміну D у шкірі, є навіть у тіні. Перебуваючи на сонці, люди здебільшого отримують інфрачервоне випромінювання. Також давно відомо, що **15—30 хвилин денного освітлення обличчя та долонь достатньо для синтезу добової дози вітаміну D**. Але чомусь цей факт почали подавати як міф — очевидно, з метою нав'язування добавок.

Проте Майкл Холік найменше зважає на шкоду ультрафіолетового опромінення шкіри. Після отримання «скромної» винагороди від UV Foundation у 2004–2006 роках (ця організація входить до складу Асоціації солярїів — Indoor Tanning Association), начебто за наукові дослідження, він заявив, що солярії — це хороший спосіб отримання вітаміну D. Це суперечить більшості наукових даних, які визнають солярії канцерогенними, тобто такими, що викликають рак шкіри. Цікаво, що сам Холік не розглядає денне світло як джерело вітаміну D, але рекомендує приймати його у вигляді добавок... і користуватись соляріями. Де ж логіка? У фінансовій вигоді.

Численні сучасні дослідження, проведені згідно з принципами доказової медицини, показали, що вітамін D не захищає:

- від серцево-судинних захворювань,

- від раку,

- від остеопорозу (включно з жінками в період менопаузи),

- від переломів кісток у літніх людей.

Також немає жодних доказів, що цей вітамін знижує ризик хвороб кісткової тканини. Він не покращує якість сперми, не підвищує рівень зачаттів, не лікує безпліддя, не покращує перебіг вагітності та не знижує ризик прееклампсії.

У 2019 році з'явилися дані, що додатковий прийом вітаміну D може навіть підвищити ризик мозкових крововиливів через надмірне відкладення солей кальцію в судинах.

Лікарі, які мислять критично, занепокоєні низкою чинників. Адже більшість клінічних досліджень враховують рівень метаболіту вітаміну D, який є сумарним показником — як вітаміну, що синтезується в шкірі, так і того, що надходить із їжею та добавками. У дослідженнях часто робиться акцент на прийомі добавок, а не на рекомендаціях щодо зміни способу життя: проводити більше часу на свіжому повітрі вдень, особливо в сонячну погоду.

Хоч у деяких публікаціях автори стверджують, що вітамін D може мати тератогенну дію, жодного зареєстрованого випадку вроджених вад у дітей після його прийому не зафіксовано.

Розвінчання штучно створених «наукових» міфів про користь вітаміну D триває. Але, на жаль, занадто багато людей, включно з лікарями, у тому числі відомими, досі вірять у його користь і продовжують призначати його своїм пацієнтам — іноді у надмірно високих дозах.

Форми вітаміну D

Вітамін D може існувати в кількох формах. Найвідоміші з них — D2 (ергокальциферол) і D3 (холекальциферол). Останній синтезується в шкірі людини під впливом ультрафіолетового випромінювання.

Вітамін D2 утворюється деякими грибками, дріжджами, фітопланктоном і грибами (портобелло, шиітаке) також внаслідок ультрафіолетового опромінення. Проте D2 не синтезується тваринами й зеленими рослинами. Також існують інші проміжні форми вітаміну D: D4, D5.

Велика кількість вітаміну D міститься в риб'ячому жирі та деяких інших жирах. Крім того, багато сучасних харчових продуктів збагачені його синтетичними формами (молоко, йогурт, сухі сніданки тощо).

Вживання вітаміну D без показань, з урахуванням сумарного ефекту через фортифікацію їжі, може призвести до підвищення рівня кальцію в крові, а також до його відкладення в нирках, м'язах, судинах, печінці, суглобах.

Синтез вітаміну D

Хоча незначна кількість вітаміну D надходить до організму з їжею, основна його частка (близько 95%) синтезується у шкірі під впливом ультрафіолетового випромінювання сонця. На продукцію вітаміну D впливають різні чинники: географічна широта, пора року, час доби, колір шкіри, використання сонцезахисних кремів, одяг та інші.

Вітамін D проходить метаболічні перетворення в печінці й засвоюється організмом у формі 25-гідроксихолекальциферолу або 25-гідроксивітаміну D (25(OH)D). Саме ці два метаболіти визначаються під час аналізу крові.

Рекомендовані добові дози вітаміну D

Існує чимало суперечок щодо того, якою має бути добова доза вітаміну D, і достовірних рекомендацій з цього приводу поки немає. Деякі фахівці вважають, що вагітна жінка повинна споживати стільки ж вітаміну D, скільки й невагітна: до 15 мкг або 600 МО на добу. Максимальна добова доза не повинна перевищувати 4000 МО. Ряд професійних товариств та організацій рекомендує нижчу допустиму кількість — 1500–2000 МО. Жінки, які планують вагітність, не виділені в окрему категорію, і специфічних рекомендацій для них немає.

Проблема з визначенням оптимальної дози полягає в тому, що **досі не існує переконливих даних клінічних досліджень щодо мінімальної кількості вітаміну D, яка б забезпечувала нормальний перебіг вагітності та розвиток плода.**

2.8.5. Міфи про феритин і «приховану анемію»

Окрім вітаміну D («короля вітамінів» і фактично останнього у списку всіх, хто пройшов злети й падіння), вже кілька років існує ще одна «мода» — перевірка запасів заліза та призначення препаратів, що його містять. Усе розкручується за тим самим сценарієм впровадження лабораторних тестів, як і у випадку з вітаміном D. Визначення рівнів сироваткового заліза та феритину стали комерційними аналізами.

Феритин наділили якимись магічними значеннями й властивостями, навколо нього формуються діагнози, особливо загадкова «прихована анемія». Чи має таке поняття місце в сучасній медицині?

Найцікавіше, що більшість людей, у яких виявляють «приховану анемію», дізнаються про своє «захворювання» абсолютно випадково, не маючи жодних скарг. Просто пацієнт проходив розширене обстеження з профілактичною метою або через скарги, які не мали жодного стосунку до анемії, і раптом виявляється, що в нього «дуже погано» з запасами заліза, а отже, є прихована анемія.

Дивно отримувати листи такого змісту: «Я не могла завагітніти, лікар сказав, що причина — низький феритин. Я приймала препарати заліза трохи більше трьох місяців — і завагітніла». І це при всіх інших нормальних показниках крові! Прикро спостерігати, як лікар лякає вагітну жінку страшними наслідками анемії, не знаючи фізіології анемії вагітних: у переважній більшості випадків вона не є залізодефіцитною!

Анемія

Анемія в прямому значенні — це «малокрів'я», а з погляду медицини — зменшення кількості червоних кров'яних клітин, тобто еритроцитів. Проте більш детальний аналіз різних видів анемії показує, що **об'єм крові та кількість еритроцитів можуть бути в межах норми, але здатність еритроцитів переносити кисень порушена з різних причин**. Тому вони можуть мати різні розміри та забарвлення.

У минулому про анемію найчастіше говорили після крововтрати, коли втрачався і об'єм, і складові частини крові. Завдяки мікроскопічному, генетичному та молекулярному вивченню крові, класифікація анемій значно змінилася. Вона може виникати не лише через втрату крові чи нестачу заліза, а й з багатьох інших причин.

Існує понад 400 видів анемії. Умовно їх можна поділити на ті, що пов'язані з втратою крові, порушенням кількості та якості еритроцитів, або з посиленим руйнуванням еритроцитів. Класифікація анемії є складною і далеко не універсальною (досі зазнає змін), проте найчастіше зустрічаються вісім її типів:

• залізодефіцитна;
• перніціозна (дефіцит вітаміну В12 і фолієвої кислоти);
• апластична;
• таласемія;
• гемолітична;
• анемія Фанконі;
• серповидно-клітинна;
• гестаційна.

Найпоширеніша анемія — це залізодефіцитна. У вагітних жінок вона часто є фізіологічною й умовною (без порушення перенесення кисню еритроцитами).

Визначення типу анемії, на яку страждає людина, — ключовий момент в обстеженні та призначенні лікування. Якщо лікар ставить діагноз лише за одним показником одного аналізу або не уточнює конкретного виду анемії — це свідчить про його некомпетентність у питаннях гематології.

Усі типи анемії мають численні підвиди. Порушення можуть бути як на молекулярному рівні будови, наприклад, гемоглобіну, так і в засвоєнні заліза або перенесенні кисню еритроцитами. Кров — це динамічна система, що містить величезну кількість структур і речовин, які визначають унікальну будову й функції цієї тканини.

Симптоми різних типів анемії подібні, тому враховуються різні чинники, зокрема сімейний (деякі анемії є спадковими), спосіб життя (харчування, зловживання алкоголем), наявність інших захворювань (аутоімунних, онкологічних).

Після збору анамнезу проводять обстеження. Легкі форми анемії можуть перебігати безсимптомно, тому в таких випадках малокрів'я виявляється випадково — під час загального аналізу крові.

Гемоглобін

Найпростіший і тому найпопулярніший аналіз — це загальний аналіз крові. З одного боку, це недорогий метод діагностики, що не потребує великих затрат реагентів та часу. З іншого боку, зловживання цим методом знецінює його практичну значущість.

Побіжний погляд на результат загального аналізу дозволяє побачити рівень гемоглобіну, за яким нібито ставиться діагноз анемії. Насправді ж це — відносний показник анемії.

Організм людини містить близько 750 г гемоглобіну, що переважно зосереджений у червоних кров'яних тільцях — еритроцитах. Один еритроцит містить 270 мільйонів молекул гемоглобіну. Кожна молекула здатна зв'язуватися й переносити чотири молекули кисню. Таким чином, один еритроцит може переносити понад один мільярд молекул кисню.

Якщо не зосереджувати увагу на біохімічних реакціях і речовинах, що виробляються безпосередньо в організмі, кілька факторів зовнішнього середовища впливають на перенесення кисню. Наприклад, перебуваючи у високогір'ї, де рівень кисню нижчий, людський організм здатен засвоювати й переносити в тканини більше кисню. Холодні температури також підвищують рівень насичення гемоглобіну киснем.

У дорослих людей 97% гемоглобіну — це тип HbA, що складається з двох альфа- і бета-ланцюгів, близько 2,5% — це гемоглобін типу HbA2, а 0,5% — фетальний гемоглобін HbF.

Неправда, що існують якісь цикли й періоди оновлення крові (особливо якщо стверджують, що за ними можна розраховувати стать дитини). Еритроцити руйнуються й утворюються щодня. Коли вони руйнуються, у крові з'являється вільний гемоглобін —

гаптоглобін і гемопексин. У крові завжди присутній певний рівень вільного гемоглобіну.

Гаптоглобін уловлюється моноцитами й макрофагами — особливими видами лейкоцитів, які переносять цей вид гемоглобіну (гему) в різні тканини, де він використовується для утворення жовчних пігментів, заліза та інших речовин.

Залізо може циркулювати в крові й використовуватися для різних цілей, зокрема повторно — для утворення еритроцитів. Занадто велика кількість вільного заліза в крові може призвести до ураження нирок.

Показник гемоглобіну в результатах аналізу — це завжди показник концентрації, тобто співвідношення білків, що містяться в еритроцитах, до загального об'єму крові. Тому зі збільшенням об'єму крові, наприклад, її плазмової частини, як це буває під час вагітності, рівень гемоглобіну знижується. Низький рівень гемоглобіну — це не завжди анемія.

Рівень постачання кисню до тканин визначається інтенсивністю серцевих скорочень і насиченістю артеріальної крові киснем. Це окремий показник, який обов'язково враховується при лікуванні гострих або тяжких форм анемії.

Гематокрит — також відносний показник, оскільки визначає співвідношення (відсоток) еритроцитів до об'єму крові. Цікаво, що найчастіше він визначається «на око», тобто залежить від зору лаборанта.

Для оцінки стану крові важливо знати не лише кількість еритроцитів (їхню концентрацію)

чи рівень гемоглобіну, а й розміри еритроцитів, їхнє забарвлення й об'єм: при різних видах анемії їхня будова й відтінок можуть відрізнятися. На жаль, досі діагноз анемії часто ставлять за старими рекомендаціями ВООЗ, які враховують лише рівень гемоглобіну.

Нестача заліза

Залізодефіцитна анемія й недостатність заліза — це два різні поняття. В останні роки другим терміном почали зловживати через посилену перевірку рівня феритину, який нібито відображає запаси заліза в організмі. **Залізодефіцитна анемія супроводжується клінічними проявами, а діагноз підтверджується низкою змін, які можна виявити в загальному аналізі крові** (низька кількість еритроцитів і гемоглобіну, розміри еритроцитів менші за норму, їхнє забарвлення блідіше тощо).

Фактично залізодефіцитна анемія — це мікроцитарна гіпохромна анемія (маленькі й світлі еритроцити). При анемії під час вагітності через значне збільшення об'єму плазми (майже на 40%) концентрація еритроцитів знижується, однак їхні розміри й забарвлення не змінюються. Навпаки, насичення еритроцитів киснем у вагітних жінок підвищується.

Залізодефіцитна анемія завжди передбачає нестачу заліза, і при її виявленні в більшості випадків немає сенсу проводити об'ємне обстеження з численними аналізами, зокрема перевірку запасів заліза. Насамперед важливо оцінити харчування людини. Якщо серйозних причин для анемії немає (харчування повноцінне, онкологічних захворювань немає, немає кровотеч, наприклад, через міому матки), тоді можна запідозрити порушення всмоктування заліза.

Нестача заліза може бути спадковим або набутим порушенням, пов'язаним із дефектами всмоктування заліза через поломку на рівні ферментів, які беруть участь у цьому багатоступеневому процесі, а також з інших причин. У таких випадках для з'ясування причин можуть допомогти визначення рівнів сироваткового феритину, розчинних рецепторів трансферину (sTfR), протопорфірину цинку, ретикулоцитарного гемоглобіну, сироваткового заліза, гепцидину, загального насичення трансферину залізом і низки інших біомаркерів.

Таким чином, дефіцит заліза супроводжується низкою клінічних аналізів і не може бути встановлений лише за рівнем феритину в крові.

Феритин

Феритин — це білок, що містить залізо, і рівень якого, власне, залежить від рівня заліза в клітинах, які його використовують (практично всі клітини людського організму). Його вперше було виділено зі селезінки коня в 1937 році — у сухому вигляді вона на 23% складалася із заліза. Трохи згодом феритин було виявлено в сироватці людської крові, однак тести для його визначення з'явилися лише в 1972 році.

У 1973 році було запропоновано співвідношення, за яким 1 мкг/л сироваткового феритину приблизно відповідає 8 мг заліза. У 1975 році два вчені — Джейкобс і Ворвуд — опублікували статтю, в якій стверджували, що сироватковий феритин — це показник запасу заліза. У підсумку це стало догмою гематології, в яку досі вірять не лише лікарі, а й люди без медичної освіти. Але чи так це насправді?

Феритин переважно міститься в клітинах, тобто в тканинах. Найбагатший на феритин орган людського тіла — печінка. Багато цього білка і в селезінці. Чим більше внутрішньоклітинного заліза, тим вищий рівень феритину. Він також може підвищуватися при запаленні, ураженнях печінки й м'язів, при онкологічних і низці інших захворювань.

Припускається, що феритин, який визначається в сироватці крові, здебільшого є продуктом макрофагів (різновид моноцитів або лейкоцитів) кісткового мозку. Він складається з 24 субодиниць легкого й важкого типів, які вперше були отримані з клітин серця й печінки. Різні клітини містять різні типи цих структурних одиниць білка.

Насправді в сироватці крові феритину надзвичайно мало. **Сироватковий феритин не відіграє абсолютно жодної ролі у перенесенні заліза й використанні його клітинами**. Він також не бере участі в еритропоезі (утворенні еритроцитів). Цим займається трансферин, хоча за своєю структурою він може містити значно менше іонів заліза, ніж феритин.

Точну кількість заліза, як і феритину, в організмі людини визначити неможливо. Умовно за норму прийнято такі показники рівня феритину в крові: 10–300 нг/мл.

Сироватковий феритин складається переважно з легких ланцюгів-субодиниць (L-форма), його період напіврозпаду становить 30 годин, він практично не містить заліза і на 80% є глікованим (зв'язаним із цукром). Іншими словами, сироватковий феритин — це плазмовий білок, а механізм його потрапляння в кров досі залишається невідомим. Період напіврозпаду неглікованого феритину в клітинах (у разі його випадкового потрапляння в кров) становить приблизно дев'ять хвилин.

Утворення еритроцитів і гемоглобіну не залежить від рівня феритину, оскільки залізо з феритину не використовується еритроцитами. Крім того, еритроцити не використовують залізо макрофагів — це було доведено низкою досліджень. Тому між феритином і гемоглобіном, так само як і кількістю еритроцитів, не може бути жодного прямого зв'язку.

Багато клітин у різних тканинах людини мають рецептори, що зв'язуються з феритином. Але його функція не полягає у передачі заліза, адже первинний і основний транспорт заліза до клітин відбувається через трансферин. Крім того, на відміну від інших білків, які транспортують іони в клітини, щоб вивільнити залізо з молекули феритину, її потрібно зруйнувати. Іншими словами, обміну іонами заліза між феритином і клітинами не відбувається.

То яку ж функцію виконує феритин в організмі? Ніхто не знає точно, хоча в цьому напрямку проводяться інтенсивні дослідження. Є припущення, що феритин виконує роль сигнального маркера, зокрема при запаленні, і бере участь у механізмах запуску протизапальної реакції. У хворих на деякі форми раку крові рівень феритину також значно підвищується. Крім того, доведено тісну взаємодію феритину з лімфоцитами, що беруть участь у формуванні імунної відповіді. Феритин пригнічує активацію лімфоцитів і знижує імунітет.

Згідно з сучасними дослідженнями, високі показники сироваткового феритину в крові (гіперферитинемія), які виникають при поломках генів, що контролюють його синтез, не призводять до підвищення рівня заліза в крові чи організмі загалом.

Низький рівень заліза в крові підвищує його рівень у тканинних макрофагах, що виконують не лише захисну функцію, а й можуть тимчасово слугувати «складом» іонів заліза. Натомість підвищення рівня заліза (наприклад, при запаленні) сприяє його вивільненню з макрофагів і підсилює всмоктування заліза в кишечнику з їжі.

Звучить складно? У цьому й полягає суть знань про феритин: багато слів — і мало змісту!

Якраз підвищення рівня феритину в крові при різних захворюваннях (гострі та хронічні запальні процеси, захворювання нирок, аутоімунні стани, ревматоїдний артрит, різні види інфекцій, злоякісні новоутворення) викликає значно більший інтерес серед учених і лікарів-дослідників. Хоча феритин і вказує на збільшення запасів заліза в організмі, існує парадокс: це залізо не використовується для утворення еритроцитів! Часто при згаданих вище захворюваннях спостерігається залізодефіцитна анемія.

Дійсно, при залізодефіцитній анемії може бути низький рівень феритину. Але дуже часто, особливо в жінок, він спостерігається при гіпотиреозі, який за симптомами може нагадувати анемію. У таких випадках слід лікувати щитоподібну залозу. Інша часта причина низького феритину — проблеми з засвоєнням їжі (від недоїдання та голодування до захворювань кишківника або порушень вироблення певних травних ферментів).

Ще одна особливість феритину, яка інтригує багатьох учених, полягає в його здатності зв'язуватись із певними білками, що беруть участь у формуванні судин. При запальній реакції, травмах (пошкодженнях тканин) і розвитку раку часто спостерігається посилене формування судин. З одного боку, феритин може пригнічувати цей процес. З іншого — можливо, він стимулює ріст судин, відіграючи саме «негативну» роль при онкологічних захворюваннях. Підвищення сироваткового феритину в таких випадках — це добрий прогностичний фактор чи поганий? Поки що ми цього не знаємо.

У вагітних жінок рівень феритину знижується: це відносний показник, що залежить від пропорції білка до об'єму рідкої частини крові. Якщо об'єм крові збільшується, то концентрація багатьох речовин знижується — це закономірно. І рівень феритину не є винятком. Його встановлені норми в першому триместрі — 6–130 нг/мл, у другому — 2–230 нг/мл, а в третьому — 0–166 нг/мл. Ви помітили цей нуль? Дійсно, достовірний мінімальний рівень феритину для вагітних жінок у третьому триместрі досі не визначений. Зазвичай найнижчий рівень гемоглобіну спостерігається на 32-му тижні вагітності, але феритин може знижуватись аж до пологів.

Тому надзвичайно важливо, щоб лікарі відмовилися від старої догми і перестали призначати препарати заліза лише за одним показником — рівнем сироваткового феритину.

Для постановки діагнозу необхідна наявність діагностичних критеріїв, які фактично є його основою, визначенням хвороби. Для встановлення діагнозу залізодефіцитної анемії недостатньо блідості шкіри, запаморочення або незначного зниження гемоглобіну. Потрібна сукупність скарг, симптомів і результатів обстеження.

Для постановки діагнозу дефіциту заліза недостатньо лише визначення рівня феритину!

Тривалий час лікарі посилалися на рекомендовані рівні гемоглобіну, запропоновані ВООЗ у 2001 році та Центром контролю і профілактики захворювань США (CDC) у 1998 році. Проте мало хто враховував той факт, що ці рекомендації були засновані на даних, отриманих у країнах, що розвиваються, де люди страждають від недоїдання, часто голодують, а тому мають дефіцит багатьох вітамінів і мінералів.

Усі сучасні клінічні дослідження досі проводяться у країнах третього світу через дешевизну біоматеріалів і практично безкоштовну працю медичного персоналу. Найбільше таких досліджень проводиться в Індії та Китаї, де рівень контролю якості досить низький. Також слід враховувати, що більшість добровольців, чию кров вивчають, належать до незаможних верств населення. Дослідження, проведені в африканських країнах, не відповідають критеріям доказової медицини. Те саме стосується й колишніх пострадянських країн та Латинської Америки.

Тому будь-які серйозні огляди (метааналізи) і рев'ю десятків тисяч публікацій на тему заліза, феритину та анемії виключають майже 99% таких публікацій як недостовірні. Останній подібний аналіз щодо вагітних жінок було проведено у 2016 році й він лише підтвердив факт, що навіть рекомендації професійних товариств не базуються на надійних даних і потребують перегляду.

Таким чином, у медицині досі:

• не існує чіткого визначення значення сироваткового феритину та його ролі в запасах заліза;
• відсутні детальні знання про обмін заліза, особливо у вагітних жінок;
• не встановлено достовірно визначених нормальних рівнів сироваткового феритину, тим більше — для вагітних жінок;
• неможливо достатньо правильно й точно визначити нестачу заліза, особливо у вагітних.

Іншими словами, засвоєння та обмін заліза, особливо в період вагітності, залишаються «білою плямою» в акушерстві та гематології, а всі наявні рекомендації базуються або на теоретичних припущеннях, або на недостовірних, неточних даних.

Тому маніпулювання показниками сироваткового заліза, концентрація якого фізіологічно знижується під час вагітності, не повинно використовуватись лікарями для постановки неіснуючого діагнозу «прихованої анемії» або дефіциту заліза. На жаль, масове й безпідставне тестування рівня феритину можна сміливо вважати комерційною акцією, що не має строгої доказової бази, яка підтверджувала б її доцільність і ефективність.

2.9. Лікарські рослини та вагітність

Попри те, що більшість людей віддає перевагу застосуванню медичних препаратів для лікування захворювань, віра в лікарські рослини та альтернативні методи боротьби з хворобами залишається живою серед багатьох народів світу. Велика кількість рослин у різних формах використовується не лише з лікувальною метою, а й як приправи, добавки або просто як харчові продукти. Фрукти та овочі, багаті на вітаміни, мінерали, антиоксиданти та інші органічні речовини, можуть бути як корисними, так і шкідливими — залежно від їх якості або кількості вживання.

Інтерес до лікарських трав значно зріс за останні двадцять років, як і продаж препаратів на їх основі, які часто рекламуються як натуральні добавки.

За даними ВООЗ, у країнах Азії та Африки 80% населення залежить від традиційної медицини, що ґрунтується на використанні лікарських рослин. Понад 60% жінок у США користуються послугами альтернативної медицини, вірячи, що лікарські рослини можуть допомогти в лікуванні багатьох захворювань і загальному оздоровленні організму. Близько 50% канадських лікарів направляють своїх пацієнтів до натуропатів та інших фахівців, які застосовують альтернативні методи лікування, зокрема фітотерапію (лікування рослинами).

2.9.1. Дія лікарських рослин

Дія лікарських рослин базується на наявності в них певної кількості активних речовин, здатних чинити позитивний вплив за умови, що їх доза не є токсичною. Відомо понад 12 000 біохімічних сполук, які входять до складу лікарської рослинної сировини, але науковці вважають, що це лише 10% усіх органічних речовин, відомих науці.

Лікарські рослини можуть діяти як локально — на окремі органи або системи, так і на весь організм загалом. Вплив препарату залежить передусім від дози. Помилково вважати, що якщо рослина — природного походження, то й препарат на її основі є цілком безпечним. Багато лікарських рослин є надзвичайно отруйними і можуть спричинити тяжке отруєння або навіть летальний наслідок. Саме тому в деяких країнах використання таких рослин, як і їх вирощування, контролюється законом або взагалі заборонене.

Особливістю дії лікарських рослин є те, що ефект від їх застосування не є миттєвим — він проявляється лише після тривалого вживання, так само, як і можливі побічні реакції. Контролювати дозу активних речовин у рослинах складно, оскільки вона залежить від багатьох факторів, які важко врахувати на практиці.

Фітотерапія лише починає співпрацю з доказовою медициною, проте щороку зростає кількість клінічних досліджень, спрямованих на вивчення впливу лікарських рослин на організм людини та їх ефективності в лікуванні захворювань.

У більш ніж 100 країнах світу існує державне регулювання реєстрації та продажу лікарських рослин і препаратів, створених на їх основі. У багатьох країнах перелік дозволених до використання лікарських рослин обмежений і не перевищує 150—300 найменувань.

Чіткої універсальної класифікації лікарських рослин не існує, хоча чимало організацій, зокрема медичних, намагаються її розробити. Точна кількість лікарських рослин у світі невідома, адже кожна етнічна група чи народ має власний набір рослин, які використовуються в лікувальних цілях. Крім того, в кожній країні одні й ті ж рослини можуть мати різні назви.

Багато рослин містять кілька активних речовин, і ці речовини можуть міститися в різних частинах рослини — корені, плодах, квітках, листках тощо. Через це вони мають різну лікувальну дію, яка також залежить від форми приготування: настій, екстракт, порошок, сік. В одному регіоні світу ту саму рослину можуть використовувати з однією метою, а в іншому — з іншою. Завдяки інтернету та швидкому обміну інформацією лише останніми роками розпочалося формування єдиних баз даних лікарських рослин, що застосовуються на різних континентах, а також уточнення їх офіційних латинських назв (разом з етнічними та народними), показань, протипоказань і можливих побічних ефектів.

2.9.2. Лікарські трави в гінекології та акушерстві

Багато жінок починають приймати рослинні препарати задовго до настання вагітності, особливо ті, кому лікарі повідомили, що вони не можуть завагітніти (нерідко цей діагноз є помилковим і виникає на тлі ажіотажу та психологічного чинника безпліддя). Клінічні дослідження показали, що в жінок, які використовують лікарські трави для лікування безпліддя, імовірність зачаття та розвитку вагітності нижча, ніж у жінок тієї ж групи безпліддя, які не застосовують фітотерапію. Багато пацієнтів, так само як і лікарів, не знають, що значна кількість лікарських рослин має властивості, які пригнічують овуляцію, стимулюють скорочення матки (тобто чинять абортивну дію), а також можуть бути токсичними для ембріона.

В акушерстві лікарські рослини медики оминали і продовжують оминати протягом тисячоліть — за винятком невеликої кількості трав, безпечність яких була доведена багатовіковою практикою. Найчастіше в акушерстві застосовувалися саме ті рослини, що мали абортивний ефект (для переривання небажаної вагітності). Рідше використовувалися трав'яні настої як знеболювальні засоби під час пологів. Вагітні жінки також вдаються до лікарських трав для лікування респіраторних захворювань (астми, застуд), захворювань нирок, шлунково-кишкових розладів, нудоти й блювання, анемії. Та все ж вагітність традиційно вважалася таким станом, у який навіть досвідчені цілителі та лікарі, що застосовували рослинні засоби, намагалися не втручатися.

Лікарські трави використовуються вагітними жінками у різних формах, найчастіше — зовнішньо у вигляді рослинних олій або внутрішньо у вигляді чаю. Серед усіх олій найбільш популярною є мигдальна, а серед рослинних напоїв — чаї, що містять ромашку, женьшень та імбир.

Деякі лікарські рослини можуть бути небезпечними під час вагітності, хоча в період лактації є цілком безпечними.

Застосування лікарських трав вагітними жінками залежить від етнічних і культурних традицій, стану системи охорони здоров'я, ставлення до альтернативної медицини та її впливу на суспільство. Загалом від 7% до 55% жінок у різних частинах світу використовують трави під час вагітності.

Більшість лікарських рослин так і не пройшла клінічні дослідження щодо їхньої безпечності для плода та вагітної жінки.

Оскільки сьогодні спостерігається певна мода на використання різноманітних добавок, зокрема рослинного походження або таких, що містять рослинні компоненти, питання їхньої безпечності турбує дедалі більше людей, зокрема й вагітних жінок.

Кожна жінка, яка планує вагітність, має дотримуватись двох золотих правил:

1. Якщо немає серйозної потреби у вживанні препаратів на основі лікарських рослин — краще від них утриматися.

2. Із міркувань безпеки та з метою запобігання шкоді для майбутнього ембріона та організму матері, кожна жінка повинна знати склад препарату, який їй пропонують з певною метою. Іноді ця мета полягає не в допомозі жінці, а в отриманні прибутку від продажу продукції певної компанії.

Також варто знати, що **серед лікарських рослин не існує жодної, яка б прискорювала зачаття дитини чи допомагала завагітніти. Зате є велика кількість трав, що можуть завадити зачаттю, порушити імплантацію ембріона та спричинити втрату вагітності.**

2.9.3. Вплив рослин на перебіг вагітності

Вагітних жінок і лікарів часто цікавить питання, як впливають рослинні препарати на організм матері, плід і на вагітність загалом. Тому при оцінці дії лікарської рослини необхідно враховувати такі види впливу:

- вплив на загальний стан жінки;

- вплив на окремі органи та їх системи (гепатотоксичність, ураження нирок, пригнічення функції ендокринних залоз та інші ефекти);

- вплив на матку та шийку матки (стимуляція скорочень, посилення кровотеч, зниження тонусу, провокація або посилення пологової діяльності);

- абортивна дія;

- токсична дія через наявність отруйних речовин (отруєння);

- тератогенна дія на ембріон і плід;

- мутагенна дія на генетичні матеріали матері та дитини.

Попри застосування деяких лікарських рослин під час вагітності, не існує жодної, що була б абсолютно безпечною для жінок у положенні. Багато овочів і фруктів, які ми звикли вживати в їжу, за певних умов, у певних формах і кількостях можуть негативно впливати на організм жінки, зокрема спричинити переривання вагітності. Наприклад, добре всім відомий ананас, який можна знайти в будь-якому супермаркеті, в незрілому вигляді використовується в низці країн як засіб для переривання вагітності.

Персики та абрикоси мають проносну дію, а їх м'якоть у сушеному вигляді часто входить до складу таблеток і брикетів для лікування закрепів. Однак надмірне вживання цих фруктів, особливо у висушеному вигляді, може спричинити надмірне скорочення матки й викидень.

Свіжий огірок — корисний продукт харчування, але солоні й мариновані огірки впливають на роботу нирок і повинні вживатися вагітною з обережністю. Плетиво (стебла) огірка має кровоспинну дію, скорочуючи м'язи матки. Свіжий огірковий сік також є непоганим проносним засобом.

Петрушка, селера й коріандр (кінза), які часто використовують як приправи, протипоказані при вагітності, оскільки мають абортивну дію, посилюючи скорочення матки. Звісно, йдеться про вживання значної кількості цих рослин, особливо їхніх кореневих частин. У невеликих кількостях як приправа до салатів або супів петрушка й коріандр є цілком безпечними.

Багато лікарських рослин широко використовуються для лікування хвороб або як продукти харчування, приправи, у напоях чи побуті (наприклад, пижмо — проти молі). Але **навіть на вигляд безпечна «травичка» може становити небезпеку під час вагітності.** «Натуральні» чаї, які жінки п'ють як щоденні напої, можуть містити рослини з токсичною або абортивною дією, тому важливо уважно вивчати склад будь-яких трав'яних або фруктових чаїв перед їх вживанням.

Слід згадати й так звані **емменагоги**. Слово «емменагог» означає «той, що викликає менструацію». До цієї групи належать лікарські засоби та рослини, які провокують менструальні кровотечі. Їхня дія зазвичай ґрунтується на відшаруванні ендометрія та скороченнях матки, а цей процес може мати абортивний характер для наявної вагітності. **Провести чітку межу між емменагогами, абортивними травами та тими, що стимулюють скорочення матки, дуже важко, оскільки лікарські рослини часто мають комбінований вплив, який також залежить від дози та форми препарату.**

Емменагоги широко використовуються в гінекології для лікування нерегулярних менструальних циклів, болісних менструацій та інших проблем. Жінки помилково вважають, що поява менструації свідчить про відсутність вагітності, тому при нерегулярних циклах намагаються викликати кровотечу будь-якими способами, зокрема за допомогою лікарських рослин. Однак виникнення вагітності залежить не від наявності менструації, а від овуляції. Штучна регуляція маткових кровотеч лише ускладнює проблеми безпліддя, оскільки більшість емменагогів мають абортивну дію.

Детальна інформація про лікарські трави, які можуть мати негативний ефект на ембріон і вагітність зібрана в таблиці, яка описує назву лікарської рослини, її назву на латині і потенційну дію на жіночий організм, ембріон і вагітність в цілому.

Аїр звичайний	*Acorus calamus*	емменагог, пошкоджує гени
Аконіт, борець	*Aconitum*	токсична дія
Алое	*Aloe vera*	стимулює скорочення матки, абортивна дія
Алтей	*Althaea officinalis*	абортивна дія
Аммі зубна	*Ammi visnaga*	емменагог, стимулює скорочення

		матки, токсична дія
Ананас	*Ananas comosus*	абортивна дія, стимулює скорочення матки
Аніс	*Pimpinella anisum*	емменагог, абортивна дія
Арніка	*Arnica montana*	стимулює скорочення матки, токсична дія
Асафетида	*Ferula asafoetida*	Емменагог
Багно болотяний	*Ledum palustre*	абортивна дія, токсична дія
Базилік	*Ocimum basilicum*	емменагог, абортивна дія, тератогенна дія
Барбарис звичайний	*Berberis vulgaris*	стимулює скорочення матки
Барвінок рожевий	*Catharanthus roseus*	абортивна дія
Пізньоцвіт осінній	*Cólchicum autumnále*	токсична дія
Блекота чорна	*Hyoscýamus níger*	токсична дія
Беладона	*Atropa belladonna*	токсична дія
Білозір болотяний	*Parnassia palustris*	токсична дія
Підбіл гібридний	*Petasites hybridus*	емменагог, канцероген, пошкоджує печінку, пошкоджує гени
Бересклет європейський	*Euonymus europaeus*	токсична дія
Скажений огірок	*Ecballium elaterium*	токсична дія
Болиголов	*Conium maculatum*	токсична дія
Борщівник шерстистий	*Heracleum maximum*	Емменагог
Буквиця	*Betonica officinalis*	абортивна дія, посилює тромбоутворення
Бурачник (огіркова трава)	*Borago officinalis*	тератогенна дія
Валеріана	*Valeriana officinalis*	стимулює скорочення матки
Волошка синя	*Centaurea cyanus*	Емменагог

Ваточник	*Asclepias syriaca*	стимулює скорочення матки, токсична дія
Веронікаструм віргінський	*Veronicastrum virginicum*	тератогенна дія
Анемона (вітряниця)	*Anemone*	токсична дія
Цикута (вех отруйний)	*Cicuta virosa*	токсична дія
Бенедиктинський чортополох	*Cnicus benedictus*	токсична дія
Вовчі ягоди звичайні	*Daphne mezereum*	токсична дія
Циміцифуга, клопогон	*Actaea racemosa*	токсична дія
Воронець, клопогон	*Cimicifuga racemosa*	стимулює скорочення матки, викликає пологи
Вороняче око	*Paris quadrifolia*	пригнічує лютеотропний гормон, стимулює скорочення матки, викликає пологи
В'юнок польовий	*Convolvulus arvensis*	токсична дія
Галега лікарська	*Galega officinalis*	абортивна дія
Гармала звичайна	*Peganum harmala*	токсична дія
Гвоздика польова	*Dianthus campestris*	Емменагог
Гвоздика пишна	*Dianthus superbus*	Емменагог
Гвоздика різнобарвна	*Dianthus versicolor*	Емменагог
Гібіскус китайський	*Hibiscus rosa-sinensis*	Емменагог
Гінкго	*Ginkgo biloba*	Емменагог
Горець почечуйний	*Persicaria maculosa*	посилює кровотечу при пологах
Горець пташиний	*Polygonum aviculare*	стимулює скорочення матки
Горечавка	*Gentiana lutea*	абортивна дія, стимулює скорочення матки
Готу кола	*Centella asiatica*	токсична дія, нудота і блювання

Гранат	*Punica granatum*	Емменагог
Грицики голі	*Herniaria glabra*	емменагог, стимулює скорочення матки
Гуарана	*Paullinia cupana*	токсична дія
Дев'ясил	*Inula helenium*	абортивна дія, токсична дія
Білий донник	*Melilotus albus*	токсична дія
Донник лікарський	*Melilotus officinalis*	емменагог, підвищує артеріальний тиск, тромбоутворення
Дрок красильний	*Genista tinctoria*	токсична дія
Дягель лікарський	*Angelica archangelica*	Емменагог
Дурман звичайний	*Datura stramonium*	токсична дія
Душиця звичайна	*Origanum vulgare*	емменагог, абортивна дія
Дим'янка лікарська	*Fumaria officinalis*	можлива абортивна дія
Папайя	*Carica papaya*	емменагог, абортивна дія
Жовтокорінь	*Hydrastis canadensis*	стимулює скорочення матки
Женьшень корейський	*Panax ginseng*	стимулює скорочення матки, підвищує тиск, посилює кровотечу
Живокіст високий	*Delphínium elátum*	токсична дія
Живокіст польовий	*Delphinium consolida*	токсична дія
Звіробій	*Hypericum perforatum*	емменагог, абортивна дія, тератогенна дія
Суниця лісова	*Fragaria vesca*	підвищує імунітет
Золота різка	*Solidago virgaurea*	токсична дія
Зюзник	*Lycopus virginicus*	пригнічує функцію щитоподібної залози
Біла верба	*Salix alba*	посилює кровотечу, можлива абортивна дія
Імбир	*Zingiber officinale*	знижує нудоту, емменагог
Іпекакуана	*Carapichea ipecacuanha*	стимулює скорочення матки

Ісоп	*Hyssopus officinalis*	емменагог, абортивна дія, підвищує тиск
Календула	*Calendula officinalis*	емменагог, абортивна дія
Камфорний лавр	*Cinnamomum camphora*	емменагог, стимулює скорочення матки
Каперси колючі	*Capparis spinosa*	токсична дія
Кислиця звичайна	*Oxalis acetosella*	Емменагог
Конюшина лучна	*Trifolium pratense*	стимулює скорочення матки, абортивна дія
Клещовина	*Ricinus communis*	емменагог, абортивна дія, токсична дія
Журавлина	*Vaccinium oxycoccos*	зменшує утворення каменів у нирках
Княжик	*Clematis*	токсична дія
Горіх кола	*Cola nitida*	тератогенна дія, передчасні пологи, низька вага дитини
Конопля	*Cannabis sativa*	стимулює скорочення матки
Копитняк канадський	*Asarum canadense*	емменагог, абортивна дія
Кора крушини (Каскара Саграда)	*Rhamnus purshiana*	абортивна дія, тератогенна/мутагенна дія, пошкодження генів
Кориця	*Cinnamomum verum*	Емменагог
Коричник китайський	*Cinnamomum cassia*	емменагог, абортивна дія
Коров'як	*Verbascum thapsus*	токсична дія
Котовник	*Nepeta cataria*	емменагог, абортивна дія
Кропива дводомна	*Urtica dioica*	стимулює скорочення матки, тромбоутворення, кровотечі
Кропива жалка	*Urtica urens*	емменагог, абортивна дія
Кропива конопляна	*Urtica cannabina*	стимулює скорочення матки, тромбоутворення, кровотечі
Крес водяний	*Nasturtium officinale*	емменагог, абортивна дія
Хрестовик звичайний	*Senecio vulgaris*	емменагог, абортивна дія

Родовик лікарський	*Sanguisorba officinalis*	токсична дія
Крушина ламка	*Frangula alnus*	стимулює скорочення матки, тромбоутворення
Крушина послаблююча	*Rhamnus cathartica*	емменагог, мутагенна дія, пошкодження генів
Зозулині сльози	*Lychnis flos-cuculi*	абортивна дія, тератогенна дія
Купина лікарська	*Polygonatum officinale*	стимулює скорочення матки
Куркума довга	*Curcuma longa*	токсична дія
Таволга (лабазник)	*Filipendula ulmaria*	емменагог, абортивна дія
Лаванда	*Lavandula angustifolia*	посилює кровотечу, можлива абортивна дія
Лакриця	*Glycyrrhiza glabra*	емменагог
Ламінарія	*Laminaria saccharina*	емменагог
Льон звичайний	*Linum usitatissimum*	спричиняє остеопороз (вимивання кальцію)
Липа серцелиста	*Tilia cordata*	емменагог
Лобелія роздута	*Lobelia inflata*	потогінна дія, підвищує навантаження на серце
Лопух великий	*Arctium lappa*	знижує тонус матки
Льнянка	*Linaria vulgaris*	стимулює скорочення матки
Любисток	*Levisticum officinale*	токсична дія
Жовтець однолистий	*Ranúnculus monophýllus*	емменагог
Люцерна посівна	*Medicago sativa*	стимулює скорочення матки
Майоран	*Origanum majorana*	стимулює скорочення матки
Малина	*Rubus idaeus*	емменагог
Марена красильна	*Rubia tinctorum*	стимулює скорочення матки, антигонадотропна дія
Пижмо американське	*Chenopodium ambrosioides*	емменагог, пошкоджує гени
Підбіл звичайний	*Tussilago farfara*	емменагог, абортивна дія
Смирна (мирра)	*Commiphora myrrha*	пошкоджує печінку, абортивна дія, викликає

		тромбоз
Мітчелла повзуча	*Mitchella ripens*	емменагог, абортивна дія
Ялівець донський	*Juniperus sabina*	абортивна дія, стимулює скорочення матки
Ялівець звичайний	*Juniperus communis*	абортивна дія
Молочай болотяний	*Euphórbia palustris*	протикашльова дія, сечогінний засіб, підвищує тонус матки, емменагог, абортивна дія
Молочай Палласа	*Euphorbia fischeriana*	токсична дія
Момордика (гірка диня)	*Momordica charantia*	токсична дія
Мордовник	*Echinops sphaerocephalus*	емменагог, абортивна дія
Морква посівна	*Daucus carota*	стимулює скорочення матки
Морозник	*Helleborus caucasicus*	емменагог, абортивна дія
Папороть чоловіча	*Dryopteris filix-mas*	токсична дія, порушує роботу серця
М'ята болотна	*Mentha pulegium*	абортивна дія
М'ята перцева	*Mentha piperita*	абортивна дія, пошкоджує печінку і нервову систему, токсична дія
Наперстянка	*Digitalis purpurea*	емменагог
Недоторка звичайна	*IImpatiens noli-tangere*	токсична дія, порушує серце
Норичник	*Scrophularia nodosa*	токсична дія
Огірок	*Cucumis sativus*	токсична дія
Окопник лікарський	*Symphytum officinale*	стимулює скорочення матки
Омела біла	*Viscum album*	пошкоджує печінку матері й плода, абортивна дія, канцероген, тромбоз
Мускатний горіх	*Myristica fragrans*	стимулює скорочення матки
Синяк польовий	*Anagallis arvensis*	емменагог, абортивна дія
Мате парагвайське	*Ilex paraguariensis*	емменагог, абортивна дія

Паслін солодко-гіркий	Solatium dulcamara	емменагог, абортивна дія
Паслін чорний	Solánum nígrum	емменагог, абортивна дія
Грицики звичайні	Capsella bursa-pastoris	Емменагог
Первоцвіт весняний	Primula officinalis	абортивна дія, токсична дія
Бріонія біла	Bryonia alba	абортивна дія
Кава-кава	Piper methysticum	емменагог, абортивна дія
Персик	Prunus persica	емменагог, абортивна дія
Петрушка городня	Petroselinium sativum	абортивна дія
Пижмо дівоче	Tanacetum parthenium	емменагог, абортивна дія
Пижмо звичайне	Tanacetum vulgare	абортивна дія
Півонія лікарська	Paeonia officinalis	знижує тонус матки, можлива абортивна дія
Півонія ухиляюча	Paeónia anomála	абортивна дія
Подорожник	Plantago	Емменагог
Полин гіркий	Artemisia absinthium	емменагог, абортивна дія
Полин звичайний	Artemisia vulgaris	стимулює скорочення матки, абортивна дія, викликає пологи
Посконник пронизанолистий	Eupatorium perfoliatum	стимулює скорочення матки, мутагенна дія, пошкоджує гени, остеопороз, посилює кровотечу
Посконник коноплевий	Eupatorium cannabinum	викликає здуття живота та кишкові коліки
Посконник пурпуровий	Eupatorium purpureum	токсична дія
Примула вечірня	Oenotera biennis	емменагог, абортивна дія
Проломник північний	Androsace septentrionalis	викликає кровотечу
Прутняк звичайний	Vitex agnus-castus	емменагог, абортивна дія

Пустирник серцевий	*Leonurus cardiaca*	емменагог, абортивна дія
Ракитник (мітла відьомська)	*Cytisus scoparius*	стимулює скорочення матки, емменагог
Ревінь долонеподібний	*Rheum palmatum*	абортивна дія
Редис посівний	*Raphanus sativus*	емменагог
Рододендрон золотистий	*Rhododéndron auréum*	емменагог, абортивна дія
Розмарин лікарський	*Rosmarinus officinalis*	токсична дія
Ромашка аптечна	*Matricaria chamomilla*	стимулює скорочення матки, емменагог, абортивна дія
Ромашка римська	*Chamaemelum nobile*	емменагог, стимулює скорочення матки
Рута пахуча	*Ruta graveolus*	викликає гіперплазію ендометрія, тератогенна дія, пошкоджує гени
Сангвінарія канадська	*Sanguinaria canadensis*	токсична дія
Сандал білий	*Santalum album*	стимулює скорочення матки
Сассафрас лікарський	*Sassafras albidum*	абортивна дія
Сафлор фарбувальний	*Carthamus tinctorius*	підвищує тонус матки, стимулює скорочення, токсична дія
Секуринега напівкущова	*Securinega suffruticosa*	абортивна дія, викликає пологи, тератогенна дія
Селера пахуча	*Apium graveolens*	стимулює скорочення матки
Сенега лікарська	*Polygala senega*	підвищує тромбоутворення
Касія (сенна, жовте дерево)	*Cassia*	викликає кровотечу
Синяк звичайний	*Échium vulgáre*	емменагог, тератогенна дія
Сон-трава (анемона, пульсатілла)	*Anemone pulsatilla*	токсична дія, ураження нервової системи
Сосна	*Pinus*	емменагог, ураження печінки та нирок, токсична дія, абортивна дія

Споринння	*Claviceps purpurea*	викликає пологи
Стеблелист американський	*Caulophyllum thalictroides*	емменагог, абортивна дія
Страстоцвіт м'ясочервоний	*Passiflora incarnata*	емменагог, абортивна дія
Сумах дубильний	*Rhus coriaria*	знижує артеріальний тиск
Сусак зонтичний	*Butomus umbellatus*	емменагог
Сциндапсус золотистий	*Scindapsus aureus*	токсична дія
Термопсис ланцетний	*Thermopsis lanceolata*	абортивна дія
Тим'ян повзучий (чебрець)	*Thymus serpyllum*	токсична дія
Толокнянка звичайна	*Arctostaphylos uva-ursi*	токсична дія
Туя західна	*Thuja occidentalis*	абортивна дія
Тисячолистник звичайний	*Achillea millefolium*	абортивна дія, стимулює скорочення матки, тератогенна дія
Кріп городній	*Anethum graveolens*	абортивна дія
Фенхель звичайний	*Foeniculum vulgare*	емменагог, абортивна дія, токсична дія
Фіалка триколірна	*Viola tricolor*	абортивна дія
Ашваганда (зимова вишня)	*Withania somnifera*	емменагог, абортивна дія
Хвощ зимуючий	*Equisetum hyemale*	токсична дія
Хвощ польовий	*Equisétum arvénse*	токсична дія
Хедеома американська	*Hedeoma pulegioides*	токсична дія
Хінне дерево	*Cinchona*	тератогенна дія, токсична дія
Бавовник мохнатий	*Gossypium hirsutum*	токсична дія
Хондродендрон повстяний	*Chondrodendron tomentosum*	емменагог
Хрін звичайний	*Armoracia rusticana*	стимулює скорочення матки, викликає пологи

Цикорій звичайний	*Cichorium intybus*	стимулює скорочення матки
Чемериця біла	*Veratrum album*	емменагог, абортивна дія
Чемериця Лобеля	*Veratrum lobellianum*	емменагог, абортивна дія
Чемериця чорна	*Veratrum nigrum*	емменагог, абортивна дія
Черемха пізня	*Prunus serotina*	пригнічує роботу гіпофіза, знижує ХГЧ, пролактин, пошкоджує печінку
Чорноголовка звичайна	*Prunella vulgaris*	порушує засвоєння кальцію
Часник	*Allium sativum*	підвищує тиск, стимулює скорочення матки
Чистець лісовий	*Stáchys sylvática*	стимулює скорочення матки
Чистотіл великий	*Chelidonium majus*	абортивна дія
Шавлія лікарська	*Salvia officinalis*	абортивна дія
Шандра звичайна	*Marrubium vulgare*	Емменагог
Шафран справжній	*Crocus sativus*	токсична дія
Шоломниця бокоцвіткова	*Scutellaria lateriflora*	стимулює скорочення матки

Варто пам'ятати, що чимало лікарських трав і досі застосовуються в багатьох країнах світу не лише як засоби для переривання вагітності, а й для стимуляції або індукції пологів, посилення скорочень м'язів матки (тобто як засоби, що викликають пологи). Вони можуть бути небезпечними на інших термінах вагітності, але під час пологів можуть зменшити біль, кровотечу й тривалість першого та другого періодів пологів.

Одноразове вживання лікарської рослини, вплив якої на плід невідомий або має встановлену негативну дію, у більшості випадків не становить небезпеки, якщо доза активної речовини невелика. Однак частий або постійний прийом таких рослин може призвести до

172

ускладнень під час вагітності або навіть її переривання. Тому під час планування вагітності найкраще утриматися від прийому препаратів і чаїв на основі лікарських рослин.

Розділ 3. Особливості підготовки до вагітності

Чим довше живе людина, тим більше факторів накопичується, здатних вплинути на її репродуктивну систему. Це закономірно, адже з віком ми переживаємо різні захворювання, а процес старіння (а ми всі старіємо з дня народження) у поєднанні з перенесеними хворобами запускає в організмі певні зміни. Деякі з них можуть впливати на вагітність і виношування дитини, інші — ні. У цьому розділі ми поговоримо про захворювання, що можуть впливати на зачаття, а також про те, якою має бути підготовка до вагітності в подібних випадках.

3.1. Підготовка до вагітності та вік

Коли мова заходить про вік і планування вагітності, більшість лікарів воліє не торкатися цієї теми. Їм простіше промовчати, ніж обговорювати з жінками вікові обмеження для зачаття. Чому? Мій багаторічний публіцистичний досвід показав, що вести особисту бесіду на цю тему значно легше, ніж писати. Під час семінарів або лекцій, коли жіноча аудиторія бачить мене наживо, слухає уважно і не вириває слова з контексту, як це часто буває під час читання, сприймати важливу інформацію без негативних емоцій і агресії їм набагато легше.

Коли ж я публікую дані про фізіологічні особливості жіночого тіла (медичну та наукову інформацію, яку зобов'язаний знати кожен лікар, що займається плануванням і веденням вагітності) або результати нових клінічних досліджень у сфері репродуктивної медицини, реакція деяких читачок (передусім підписниць у соцмережах) буває зовсім іншою.

Часто вони потрапляють на мою сторінку випадково й не заглиблюючись у суть, вибухають хвилею негативу, образ, принижень — не лише мого професійного авторитету, а й людської гідності. Як я смію говорити про старість?! З якого права називаю жінок тими, хто старіє?! Як можу стверджувати, що з віком рівень зачаттів знижується, а ризик втрати вагітності зростає?!

Запізніле материнство — дуже болюча тема. У більшості жінок, які обурюються, не вникнувши в суть написаного, є певний психологічний комплекс. Він супроводжується душевним болем щоразу, як тільки мова заходить про планування сім'ї. Я спілкувалася з багатьма жінками старше 35 років, і чимало з них дякували мені за поради, які допомогли їм завагітніти. Часто в моменти щирості вони зізнавалися, що прагнення мати дитину пов'язане з суспільним тиском, певним трендом — народжувати в пізнішому репродуктивному віці, а також зі страхом втратити нового партнера. Якщо чоловік молодший за жінку, страх розставання з ним стає ще сильнішим.

Неважливо, що саме спонукає жінку до бажання народити дитину. За всю мою професійну діяльність жодна пацієнтка не чула від мене слів: «Я забороняю вам вагітніти» — разом із аргументами-залякуваннями, що буде, якщо вона не послухає. Бо я завжди стою на боці бажання жінки мати дітей. Інша річ, що не завжди це бажання є раціональним і здійсненним.

Перед моїми очима пройшли сотні тисяч різних історій, пов'язаних із продовженням роду: добрих і трагічних, щасливих і болісних. Усі вони разом могли б стати матеріалом для багатотомного видання «На що йдуть жінки заради дітей». Коли жінка стає одержимою ідеєю материнства, вона часто втрачає контроль над власним життям і починає жорстко контролювати життя своїх близьких.

Консультуючи з питань безпліддя, я можу з упевненістю сказати: кожна історія «нездобуття бажаної дитини» (не завжди через справжнє безпліддя) — це чиясь життєва драма, найчастіше — драма подружньої пари. Дуже багато жінок, піддаючись негативним емоціям, страху й відчаю, сприймають будь-яку інформацію — особливо правдиву — надзвичайно гостро, якщо вона не дає їм відчуття полегшення, а навпаки — поглиблює їхній біль і тривогу.

Вплив віку чоловіка й жінки на ймовірність зачаття та успішного виношування вагітності був відомий ще з давніх часів. Більшість лікарів Давньої Греції виступали проти надто ранніх шлюбів (у 12–13 років), а оптимальним віком для народження дітей вважали період до 25 років у жінок і до 40 років у чоловіків. Це певною мірою відповідало середній тривалості життя людей того часу. Більшість жінок не доживала до 30 років. Звичайно, були й винятки, коли жінки жили довше. Та давні мислителі настійно рекомендували переривати вагітність, якщо вона наставала близько 40 років.

Пізніше багато лікарів звертали увагу на те, що сприятливий перебіг вагітності та низький рівень ускладнень найчастіше спостерігається у жінок віком 17–25 років, тоді як надто ранні шлюби, які призводять до вагітності та пологів у підлітковому віці, супроводжуються вищими ризиками ускладнень. Історія знає чимало випадків загибелі жінок через ускладнення під час вагітності або пологів.

До середини минулого століття тривалість життя більшості жінок у багатьох країнах світу залишалась короткою — не перевищувала 40 років. Така низька тривалість життя була пов'язана з великою кількістю вагітностей і пологів, що виснажували жіночий організм, а також із поганими умовами життя, низьким рівнем санітарії та гігієни, нестачею їжі, відсутністю ефективних ліків, високим рівнем інфекцій.

Завдяки появі антибіотиків та інших медикаментів, медичному прогресу, покращенню харчування жінки почали жити довше. За останні 50–70 років тривалість життя в більшості країн світу подвоїлася. **Сучасна жінка проводить майже половину свого життя без менструальних циклів, і близько 40% цього часу припадає на період менопаузи.**

Збільшення тривалості життя також сприяє зміні сексуальних стосунків і кількості шлюбів. Раніше перша хвиля шлюбів спостерігалась у 18–25 років, але до 60% із них завершувалась розлученням, здебільшого протягом перших трьох років спільного життя. Сплеск розлучень також фіксується (і досі) у віці 40–45 років, коли діти підростають і стають більш самостійними. У багатьох парах вони перестають бути єдиною ланкою, що поєднує подружжя.

У багатьох розвинених країнах жінки виходять заміж у 30–35 років — це середній вік, у якому вони починають планувати вагітність. Часто повторні офіційні стосунки укладаються у 37–40 років. Зростає кількість шлюбів, у яких чоловік молодший за жінку.

Природно, що все змінюється. Змінюються суспільні погляди, традиції, популярні особистості й телевізійні герої, які впливають на нове покоління своїми висловлюваннями та поведінкою. Проте людська природа — тобто фізіологія — не встигає за змінами наших уявлень і потреб. Хоча дівчата починають менструювати на 1–1,5 року раніше, ніж їхні ровесниці минулого століття, а в менопаузу вступають на 2–3 роки пізніше (в середньому у 52–54 роки), що збільшило менструальний період на 3–5 років — процес старіння яйцеклітин не сповільнився.

Жінки часто болісно реагують на появу зморшок на обличчі, але не підозрюють, що процеси старіння відбуваються в усіх органах, зокрема в яєчниках. Проблема в тому, що на відміну від зморшок, ці зміни не видно у дзеркалі, бо вони — всередині.

Що означає **старіння яєчників** з медичної точки зору? Це той вік, коли починає:

- подовжуватись термін, необхідний для природного зачаття;

- зростати частота дефектного зачаття, що супроводжується вищою ймовірністю викиднів і завмерлих вагітностей;

- підвищуватися ризик ускладнень під час вагітності та пологів.

Як я вже згадувала, за даними низки досліджень, середній вік початку старіння яєчників — 31–32 роки. Саме тому в рекомендаціях товариств репродуктивної медицини в багатьох країнах зазначено, що **найоптимальніший вік для зачаття — від 20 до 30 років**. Слово «оптимальний» у цьому контексті означає «найнижчі показники втрат вагітності, ускладнень вагітності й пологів, захворюваності та смертності новонароджених». Це не означає, що до 20 чи після 30 років народжуються лише хворі діти.

Важливо не ображатися на подібну інформацію і не «ставати в позу кобри», кидаючись із нападками й обвинуваченнями на мене чи інших лікарів. Не варто вигукувати, що це все неправда, і згадувати безліч прикладів успішних вагітностей у 35, 40, а подекуди і в 50 років — що сусідка народила у 43, а відома співачка — у 45 тощо. Таких прикладів дійсно багато, бо, як уже згадувалося, усе більше жінок вирішують народити дитину в пізньому репродуктивному віці. У реальності під репродуктивним віком мається на увазі період менструальних циклів, тобто коли відбуваються овуляції, навіть нерегулярні: він починається з настанням першої менструації (менархе) і завершується менопаузою.

Оскільки статеве життя до 17–18 років вважається у багатьох країнах протизаконним, легальним репродуктивним віком вважається період від 18 років. А з огляду на те, що ЕКЗ у більшості країн не проводять після 44–45 років, **у медицині репродуктивний вік обмежується віковими рамками 18–45 років.**

Вивчення функцій яєчників і дозрівання яйцеклітин, а також чинників, які визначають якість імплантації та розвиток вагітності, розпочалося задовго до першого успішного ЕКЗ і триває до сьогодні. За десятиліття розвитку репродуктивної медицини ці питання були вивчені вздовж і впоперек, і дослідження продовжуються. Дані про вік батьків, рівень зачаттів і народження дітей, отримані в різних країнах світу, практично не відрізняються. Дослідження проводились серед мешканців міст і сіл, гірських регіонів і саван, серед тих, хто практикує контрацепцію на певних етапах життя, і тих, хто її ніколи не використовував і не робив абортів. Результати були майже ідентичні. Ми всі зроблені з одного «тіста». Тому **незалежно від місця проживання, національності, освіти, умов життя й багатьох інших факторів, організм працює за одними й тими самими законами**. А те, що дала нам природа для розмноження, не адаптоване до такого стрімкого збільшення тривалості життя. Еволюція жіночого організму не відбувається за десятиліття — вона потребує десятків тисяч років.

Вік жінки й чоловіка визначає не лише те, скільки часу їм знадобиться для зачаття, а й ризик невдалих спроб завагітніти з віком зростає. Моя подруга — відома публічна особа, яку часто можна побачити по телевізору, — вдруге вийшла заміж уже після 40 років. Незважаючи на вік, вона вирішила подарувати дитину коханому чоловікові. У неї вже були діти від попереднього шлюбу, але нинішні спроби завагітніти завершилися сімома невдалими вагітностями (викиднями на ранніх термінах). Звісно, вона пройшла обстеження, включно з найсучаснішими діагнозами, спробувала гормональну терапію, але майже всі зачаття мали хромосомні аномалії. У результаті постало питання про донорські яйцеклітини й сурогатну матір. Зрозуміло, ця особиста життєва драма не виносилася на публіку.

На жаль, багато відомих людей, за життям яких стежать мільйони, не розповідають усієї правди про те, як були зачаті їхні діти, хто виношував вагітність, чи є ці малюки їхніми біологічними дітьми. Зі сторони це виглядає так: актриса у 50 раптом стала матір'ю й подарувала надію багатьом жінкам. Але більшість її прихильниць не мають достатньо коштів, щоб скористатися репродуктивними технологіями. До того ж не всі жінки й чоловіки готові прийняти дитину в сім'ю, якщо хтось із партнерів не буде її біологічним (генетичним) батьком або матір'ю.

Дуже цікаві дослідження проводилися серед груп населення, віросповідання та культурні традиції яких забороняють будь-які види контрацепції. В американській колонії гуттеритів 11% жінок до 34 років виявилися безплідними, до 40 років — 33%, а до 45 — 87% жінок не могли мати дітей. Це ще раз підтверджує, що всі жінки без винятку зроблені «з одного тіста».

Яєчниковий резерв — критичний компонент людської репродукції. Але не можна не враховувати й вікові зміни чоловічої фертильності. У подружжях, де один із партнерів значно старший, зачаття зазвичай займає більше часу, ніж у парах зі схожим віком партнерів.

Існує чимало чуток про те, що дорослій жінці легше завагітніти від молодшого чоловіка, ніж молодій — від старшого, або навпаки. Це неправда. В обох випадках, коли між партнерами є значна вікова різниця, зачаття в середньому потребує більше часу.

Аналіз, проведений серед британських чоловіків, показав, що до 40 років рівень фертильності знижується на 30% у порівнянні з чоловіками 30-річного віку.

З віком чоловіки рідше мають статеві контакти, переважно через зростання еректильної дисфункції. Якщо до 40 років чоловік має в середньому 6,5 статевих актів на місяць, то після 50 — лише 1–2, а до 60 років — ще рідше. Чоловіки у віці 45 років і старше витрачають у п'ять разів більше часу на зачаття дитини, ніж ті, кому менше 25. Цей показник був однаковим незалежно від віку партнерки — молодшої чи старшої за 25.

Менша ефективність ЕКЗ спостерігається як у випадках, коли жінка старше 35 років, так і коли її партнер також у цьому віковому діапазоні. У молодших парах, які вдаються до допоміжних репродуктивних технологій, частота невдач значно нижча. Наприклад, успішність ЕКЗ в одному циклі у жінок віком 30−34 роки становить 21%, тоді як у 40 років — лише 5%.

На жаль, шкільні уроки не охоплюють повноцінно теми репродуктивного здоров'я — здебільшого обмежуються загальними поняттями про статеве розмноження. У 2018 році в Австралії провели цікаве дослідження. Опитування студентів вищих навчальних закладів Мельбурна показало, що дві третини з них у майбутньому хочуть мати дітей, але менше ніж 50% знають про вікові обмеження людської фертильності. При цьому репродуктивні можливості жінок були переоцінені у 75% відповідей, а чоловіків — у 95%.

«Я не така, як усі! Я не такий, як усі! Я — виняток серед людей мого віку!» — це може бути позитивною афірмацією, але водночас це й «рожеві окуляри», які заважають приймати реальність такою, якою вона є. А отже — заважають народити дитину вчасно, а не з віковим запізненням.

Дуже часто до лікаря звертаються жінки (або пари) після кількох місяців спроб завагітніти. Але давайте подивимось, скільки часу в середньому потрібно на зачаття дитини залежно від віку:

Вік	Середня кількість місяців, необхідна для зачаття	Імовірність вагітності протягом одного року (%)
20–25 років	4–5 місяців	95%
26–30 років	5–7 місяців	86–93%
31–35 років	7–10 місяців	72–86%
36–38 років	10–12 місяців	65–72%
39–42 роки	12–24 місяці	10–44%

Чим старша пара, тим більше часу, як правило, потрібно для зачаття. Якщо припустити, що і чоловік, і жінка здорові, і обом 20–30 років, то після 6 місяців спроб вагітність настане у 60% пар. За наявності тимчасових факторів безпліддя протягом пів року завагітніють 20–40% пар.

Таким чином, **вік безпосередньо впливає на рівень фертильності — тобто на здатність до зачаття. Також від віку залежить час, який пара витратить на спроби завагітніти.** Важливо зробити правильні висновки: не марнувати час — ні на надто тривале планування дитини (понад два роки), ні на надто довге обстеження (більше року), а своєчасно звертатися до клінік репродуктивної медицини за допомогою.

3.2. Після прийому гормональних контрацептивів

Від 18 до 30% жінок у країнах Європи, Північної Америки та Австралії використовують гормональні контрацептиви з метою запобігання вагітності. При цьому третина всіх дорослих жінок рано чи пізно вирішує створити сім'ю і народити дитину. Тому для багатьох контрацепція — це лише тимчасовий етап.

Навколо методів контрацепції існує чимало міфів і різного роду чуток — як таких, що ідеалізують окремі методи, так і таких, що називають контрацепцію гріхом, страшною або неприйнятною. Наприклад, поширений міф: якщо пара тривалий час практикує перерваний статевий акт і при цьому випадково не настає вагітність, це нібито свідчить про безпліддя. Звісно ж, це неправда.

Інші чутки стосуються внутрішньоматкових засобів, які, мовляв, «вростають» у порожнину матки, через що жінки, які їх використовують, потім стають безплідними.

А скільки розмов про так звану «пам'ять матки», яка нібито запам'ятовує всі події з життя жінки: вагітності, пологи, аборти й навіть кількість статевих партнерів. Такі вигадки створюються з метою маніпуляції й контролю над людьми — у цьому випадку над жінками. Вони не мають жодного наукового чи доказового підґрунтя, але активно використовуються для залякування.

Навколо гормональної контрацепції також чимало чуток. Наприклад: якщо приймати екстрену контрацепцію понад шість разів — це призведе до пожиттєвого безпліддя; або що до гормональних препаратів виникає звикання; гормони зберігають яйцеклітини, «усипляючи» яєчники, щоб жінка могла використати їх пізніше; або що гормональна контрацепція омолоджує яєчники та весь жіночий організм тощо. Багато з таких чуток виникає в рекламних цілях — щоб збільшити продажі препаратів.

Розглянемо кілька важливих питань, які найчастіше ставлять жінки, але рідко отримують на них точні відповіді.

3.2.1. Як припинити прийом гормональних контрацептивів

Після припинення прийому гормональних контрацептивів часто виникає так зване «кровотеча відміни» (штучна менструація), яка зазвичай настає впродовж першого тижня після завершення прийому гормонів. Бажано, щоб жінка завершила курс, допивши упаковку гормональних контрацептивів, не порушуючи структуру циклу (21+7 днів). Хоча прийом можна припинити будь-якого дня, у такому разі кровотеча відміни може бути мізерною, тривалою й мати вигляд незначних кров'янистих виділень. Це може викликати дискомфорт і тривожність щодо можливих порушень у роботі яєчників.

Якщо використовуються негормональні таблетки, а інші форми гормональної контрацепції (наприклад, пластир, вагінальне кільце, ін'єкції), їх застосування також може бути завершене після 21 дня гормонального впливу — з подальшою появою кровотечі відміни.

У деяких жінок під час прийому гормональних контрацептивів, особливо прогестинових форм (міні-пілі, гормональні внутрішньоматкові спіралі), менструації можуть бути відсутніми. У таких випадках прийом гормонів можна припинити в будь-який день.

Безперервне використання гормональної контрацепції (тобто без прийому таблеток-плацебо або перерв на кровотечу) також може бути припинено у будь-який момент.

3.2.2. Як швидко відновлюється менструальний цикл після прийому гормональної контрацепції

Відновлення менструального циклу, а точніше — овуляції (адже саме її очікує жінка, яка хоче завагітніти!), залежить від кількох важливих факторів:

• **Якими були менструальні цикли до початку прийому контрацептивів.** Дуже часто нерегулярні менструації, що спостерігалися до прийому гормональної контрацепції, повертаються після її відміни. У цьому контексті важливішою є не сама наявність менструації, а регулярність овуляції.

• **Доза та тривалість прийому гормональної контрацепції.** Контрацептиви першого покоління містили високі дози гормонів, які сильніше пригнічували овуляцію та мали більш виражений вплив на організм жінки. У таких випадках відновлення циклу могло займати кілька місяців. Сучасні низькодозовані препарати мають значно менший вплив на гіпоталамо-гіпофізарну систему. Проте тривалий прийом гормональної контрацепції або використання високодозованих препаратів, особливо в підлітковому чи молодому віці, може призвести до розвитку так званого синдрому гіперпригнічення гонадотропної функції гіпофіза. Це означає, що гіпофіз не виробляє гонадотропіни (ФСГ і ЛГ) у необхідному пульсуючому режимі, що критично важливо для росту фолікулів. Таким жінкам може знадобитися стимуляція овуляції.

• **Індивідуальна реакція жінки на гормональні контрацептиви та їх відміну.** Приблизно в третини жінок менструальний цикл стає регулярним відразу після припинення прийому гормональної контрацепції. У ще третини овуляція відновлюється в середньому протягом трьох місяців, хоча перші цикли можуть бути нерегулярними. Іншим жінкам потрібно більше часу на відновлення. Чим більше проблем із менструальним циклом було до прийому гормонів, тим більше часу може знадобитися на зачаття після їх скасування. У цілому ж більшість жінок вагітніє протягом року регулярного статевого життя.

3.2.3. Міфи про гормональну контрацепцію та планування вагітності

Деякі міфи про гормональну контрацепцію вже згадувалися вище. Проте їх існує набагато більше, і, на жаль, нерідко їх поширюють самі лікарі. Розгляньмо найпоширеніші з них.

Міф 1. Для зачаття дитини потрібно приймати гормональні контрацептиви

Дуже часто я чую від жінок, які планують вагітність, що вони приймають гормональні контрацептиви, аби мати регулярні менструальні цикли.

«Лікареві не подобається мій цикл. У мене зазвичай 30–32 дні, а він каже, що обов'язково має бути 28, тому я повинна його "вирівнювати" за допомогою гормонів».

«Лікарка призначила мені гормональні контрацептиви, у мене рік були ідеальні цикли по 28 днів, але я так і не завагітніла. Чому?»

На жаль, багато хто не розуміє, що гормональна контрацепція створена саме для запобігання вагітності, а цикли, які виникають при прийомі 21 гормональної таблетки й подальшій кровотечі відміни, є штучними. Під час цього овуляція блокується. Багато гормонів, особливо прогестини, змінюють якість слизу, структуру ендометрію та пригнічують моторику маткових труб. Крім того, більшість жінок не знають, що дія прогестерону полягає, насамперед, у пригніченні овуляції.

Усі без винятку гормональні контрацептиви містять прогестиновий компонент — саме синтетичний прогестерон забезпечує головну контрацептивну дію. Прийом будь-якої форми прогестерону може призвести до контрацептивних циклів, які не сприяють зачаттю. Про роль прогестерону у зачатті ми говоритимемо в іншому розділі.

Міф 2. Після припинення прийому гормональних контрацептивів не можна вагітніти 3–6 місяців

Заборона вагітніти одразу після припинення прийому гормональної контрацепції пояснюється тим, що нібито організму потрібно «звикнути» до змін, «відпочити» від гормонів, відновитись. Також перерву пояснюють тим, що жінка повинна приймати фолієву кислоту щонайменше три місяці перед зачаттям. Але в реальності чимало гормональних контрацептивів уже містять фолієву кислоту. Крім того, багато продуктів харчування багаті цим вітаміном.

Ще один аргумент: після відміни гормональної контрацепції менструальні цикли у деяких жінок можуть бути нерегулярними, що ускладнить визначення терміну вагітності.

Насправді, якщо жінка й чоловік готові до народження дитини, їм не слід втрачати 3–6 місяців, очікуючи «відновлення після гормонів».

Міф 3. Після прийому гормональних контрацептивів збільшується ймовірність завагітніти

Іноді жінки кажуть, що лікар порадив приймати гормональні контрацептиви, бо після їх відміни нібито зростає шанс завагітніти. Це неправда. Звісно, є жінки, яким потрібна «золота пігулка», бо вони не вірять у свої фізіологічні можливості стати матір'ю. Роль такого «чарівного засобу» може виконувати будь-який вітамін, добавка чи ліки.

Не слід забувати, що в деяких жінок овуляція не відновлюється одразу. До 2% жінок можуть мати постконтрацептивну аменорею — відсутність менструальних циклів протягом шести місяців і більше. Тому я не рекомендую гратися в «гормональні експерименти» заради штучного стимулювання зачаття.

Міф 4. Після тривалого прийому оральних контрацептивів важко завагітніти

Це протилежна крайність, інший міф. Дійсно, у деяких жінок виникають порушення овуляторних циклів, на відновлення яких потрібно кілька місяців. Але така реакція буває не в усіх. Усе залежить від індивідуальної реакції на гормони.

Міф 5. Після прийому гормональної контрацепції підвищується ризик багатоплідної вагітності

Після вживання високодозованих гормональних контрацептивів старого покоління дійсно спостерігалося незначне підвищення ризику багатоплідної вагітності. Це пояснювалося тим, що внаслідок високої дози гормонів функція яєчників пригнічувалася сильніше. Після відміни таких препаратів могла настати овуляція не одного, а двох або навіть трьох фолікулів. Якщо природні багатоплідні вагітності трапляються в середньому у 3% випадків, то після скасування КОК (комбінованих оральних контрацептивів) шанс зростає менше ніж на 1%. Натомість застосування препаратів для стимуляції овуляції збільшує ймовірність багатоплідної вагітності до 20% — залежно від типу препаратів і методу допоміжної репродукції.

Міф 6. Після прийому гормональної контрацепції підвищується ризик вроджених вад у плода

Це твердження — також міф. Із початком широкого застосування високодозованих гормональних препаратів у минулому столітті деякі дослідження зафіксували незначне зростання випадків вроджених вад у дітей, зачатих одразу після припинення прийому гормонів. Справді, естрогени та прогестерон можуть впливати на ризики розвитку вад. Саме тому в інструкціях до ранніх препаратів містилася рекомендація утримуватися від планування вагітності протягом трьох місяців після завершення курсу. Якщо на фоні прийому гормональних контрацептивів настає вагітність, їх прийом необхідно негайно припинити. Однак сучасні контрацептиви не вимагають жодного «тримісячного очікування» після завершення курсу.

Міф 7. Після прийому гормональної контрацепції організм має "відновитися" і підвищити імунітет

На багатьох інтернет-ресурсах можна знайти твердження, що гормони, які входять до складу контрацептивів, порушують вітамінно-мінеральний баланс в організмі, перешкоджають засвоєнню вітаміну С, деяких мікроелементів та фолієвої кислоти, сприяють надмірному всмоктуванню вітаміну А, що начебто може негативно вплинути на розвиток майбутньої дитини. Часто після таких «висновків» йдуть поради утриматися від зачаття щонайменше на три місяці.

Так, гормональна контрацепція справді може впливати на обмін речовин — зокрема вуглеводів і жирів. Саме тому деякі жінки набирають або втрачають вагу. Але людський організм має достатні запаси мікроелементів і більшості вітамінів, тому КОК не спричиняють значущого дефіциту. Водорозчинні вітаміни (наприклад, вітамін С та фолієва кислота) легко засвоюються з їжі, тому їх дефіцит не є наслідком вживання гормональних контрацептивів.

Однак дійсно контрацепція може певною мірою впливати на імунну систему, але не настільки, щоб організм не справлявся з інфекціями. Отже, «відновлення» після прийому оральних контрацептивів — це ще один міф.

Міф 8. У жінок, які приймали гормональну контрацепцію, у майбутньому зростає ризик викидня або позаматкової вагітності

Застосування цього методу контрацепції (навіть тривалий час) не підвищує ймовірність завмерлої вагітності, викиднів, позаматкової вагітності, прееклампсії чи інших ускладнень. Водночас застосування прогестинів у другій фазі менструального циклу дійсно істотно збільшує частоту позаматкових вагітностей.

Міф 9. Для "нарощування" ендометрія потрібно приймати гормональні контрацептиви

Багато жінок не розуміють, що прийом гормональної контрацепції не сприяє формуванню ендометрія так, як це відбувається при овуляторних циклах. Під час прийому гормонів зростає лише функціональний шар ендометрія, який одразу ж відшаровується під час менструації. Важливо усвідомлювати, що ріст ендометрія відбувається щоразу заново на початку нового циклу.

Гормональні контрацептиви навпаки призначаються з лікувальною метою для зменшення товщини ендометрія та об'єму кровотечі при менструаціях — наприклад, у разі гіперплазії ендометрія, міоми матки, аденоміозу. У природному циклі ендометрій зростає під впливом підвищеного рівня естрогенів, який зумовлений розвитком фолікула. Прогестерон, що виробляється жовтим тілом, навпаки, пригнічує надмірне розростання ендометрія та трансформує його з проліферативного (зростаючого) типу в секреторний (залозистий).

Жінкам, які планують вагітність, не слід приймати гормональну контрацепцію з метою «нарощування» ендометрія.

Міф 10. Якщо менструальний цикл регулярний — значить, усе в порядку з фертильністю

Регулярні менструації — це не гарантія того, що в кожному циклі відбувається овуляція. Існують так звані «ановуляторні цикли», при яких матка відторгає ендометрій, але яйцеклітина не дозріває. Така ситуація особливо поширена у жінок із синдромом полікістозних яєчників (СПКЯ), при стресі, недостатньому харчуванні, різкій зміні ваги або після припинення лактації. Якщо жінка має регулярний цикл, але вагітність не настає, необхідно дослідити наявність овуляції — наприклад, за допомогою УЗД-моніторингу, тестів на овуляцію або аналізу рівня прогестерону на 21 день циклу.

Міф 11. Якщо не можу завагітніти протягом кількох місяців — я безплідна

Фертильність — це здатність до зачаття, і навіть у здорових пар зачаття не завжди відбувається відразу. Статистика показує, що до 60% пар зачинають протягом перших 6 місяців регулярного статевого життя без контрацепції, ще 20–30% — до року. Медичне обстеження рекомендується після 12 місяців безрезультатних спроб у жінок до 35 років, і вже після 6 місяців — якщо жінці 35 чи більше. Безпліддя — це діагноз, а не припущення після кількох невдалих місяців.

Міф 12. Вік не впливає на фертильність, якщо я почуваюся молодо

Незалежно від фізичної активності, вигляду чи способу життя, яєчники старіють біологічно. Кількість яйцеклітин зменшується ще з народження, а після 35 років процес старіння різко прискорюється. Якість яйцеклітин також погіршується, зростає ризик хромосомних аномалій, невиношування вагітності, розвитку патологій у плода. Почуття молодості — це добре, але біологічні межі організмів залишаються незмінними.

Міф 13. Якщо була одна вагітність — наступна обов'язково настане легко

Наявність попередніх пологів не гарантує швидкого зачаття в майбутньому. Вторинне безпліддя — поширене явище, і його причинами можуть бути вікові зміни, гормональні збої, зміни в анатомії після пологів або операцій, нові хронічні захворювання. Жінкам, які не можуть завагітніти вдруге, слід проходити таке саме обстеження, як і тим, хто не мав жодної вагітності.

Міф 14. Народні засоби (наприклад, борова матка, шавлія, льон) допомагають завагітніти

Ці рослини не мають доведеної ефективності щодо покращення фертильності. Більше того, багато з них можуть бути шкідливими, викликати гормональні збої, стимулювати скорочення матки (що потенційно загрожує викиднем) або мати токсичну дію. Самолікування часто відтягує момент звернення до фахівців і знижує шанси на успішне зачаття.

Завершуючи розділ про поширені міфи, важливо наголосити:

У питаннях фертильності та планування вагітності правди слід шукати не в народних переказах чи інтернет-легендах, а в сучасній доказовій медицині.

Кожна жінка має право на правдиву, неупереджену інформацію, яка допоможе приймати обдумані рішення щодо свого здоров'я та майбутнього материнства. Міфи створюють зайві страхи, тривожність і нерідко віддаляють від бажаної вагітності. Довіряйте фактам, а не вигадкам.

3.3. Захворювання матері

У попередніх розділах я вже неодноразово згадувала, що деякі хвороби жінки можуть впливати як на зачаття, так і на перебіг вагітності. Пригадаймо можливі механізми такого негативного впливу:

- **Порушення дозрівання яйцеклітин.** Понад 300 різних захворювань і станів можуть супроводжуватися нерегулярністю менструального циклу та ановуляцією.

- **Проблеми з імплантацією заплідненої яйцеклітини.** Цей процес залежить не лише від якості самої яйцеклітини (морфологічно та генетично), а й від стану порожнини матки та готовності ендометрія її прийняти.

- **Прийом препаратів, що пригнічують овуляцію.**

- **Вживання медикаментів, які погіршують якість цервікального слизу, знижують перистальтику маткових труб, погіршують стан ендометрія або перешкоджають імплантації.**

- **Негативний вплив лікарських засобів та інших речовин на ембріон.** Це може бути токсичний (ембріотоксичний) або тератогенний ефект.

- **Побічна дія медикаментів або інших речовин на організм матері.** Це ті ефекти, які часто не враховуються ні лікарями, ні жінками, що планують вагітність. Ускладнення можуть бути як незначними, так і серйозними, що потребують медичної допомоги.

Щоб адаптуватися до виношування дитини, жіночий організм проходить через численні фізіологічні зміни. Порушення цієї адаптації може стати причиною переривання вагітності.

Сучасна медицина нараховує понад 12 000 захворювань, з яких близько 7 000 — рідкісні. Частина хвороб виникає в дитинстві, інші — у зрілому віці, а деякі — в літньому. Не всі хвороби безпосередньо впливають на репродуктивну систему, однак кожне захворювання, навіть незначне, є стресом для організму і може тимчасово або постійно перешкоджати зачаттю й народженню дитини.

З віком кількість «збоїв» на клітинному, тканинному та органному рівнях зростає, і це може супроводжуватися появою різних хвороб. Більшість із них не є абсолютним протипоказанням до вагітності, однак деякі можуть означати період, коли вагітність є небажаною. Загалом сучасна медицина дає можливість стати батьками навіть у тих випадках, коли в минулому вагітність вважалася недопустимою.

Оскільки жінка — не лише «місце зачаття», а й середовище, де розвивається майбутня дитина, її здоров'я значно важливіше для перебігу вагітності та розвитку плода, ніж здоров'я батька.

Звісно, у межах цієї книги неможливо повноцінно розповісти про те, як жінці готуватися до вагітності при наявності бодай одного з понад 12 000 відомих захворювань. Тому я зосереджуся на окремих групах хвороб і розгляну, що можна зробити в період планування вагітності.

Що важливо пам'ятати, якщо жінка перехворіла або має діагностоване захворювання?

- Якщо ви перенесли хворобу в гострій або тяжкій формі, а також якщо вам було зроблено операцію, важливо з'ясувати, чи не залишилися наслідки у вигляді ускладнень, які можуть вплинути на зачаття або перебіг вагітності.

- Якщо ви наразі хворієте і потребуєте лікування (тимчасового або постійного), слід обов'язково з'ясувати, чи не завадить це завагітніти і виносити дитину, чи потрібно замінити ліки на безпечніші, чи можна тимчасово припинити лікування заради планування вагітності.

- Будь-яке хронічне захворювання має бути компенсоване — тобто перебувати в стабільному стані під контролем лікаря.

Наявність будь-якої хвороби вимагає обов'язкової консультації профільного спеціаліста, який допоможе вам розібратися у вашому стані здоров'я і розставити всі крапки над «і».

3.3.1. Серцево-судинні захворювання

Серцево-судинна система змінюється й поступово адаптується до вагітності одразу в трьох напрямках:

- підвищується частота серцевих скорочень (до 120%);

- зростає серцевий викид (на 30–50%);

- збільшується об'єм циркулюючої крові (на 25–50%).

Оскільки навантаження на серце зростає, наявність захворювання може супроводжуватися порушеннями в роботі серця, появою певних симптомів і потребою в медикаментозній терапії.

Під час вагітності буває складно відрізнити нормальні фізіологічні зміни (шум у серці, відхилення на ЕКГ, набряки) від патологічних, які вимагають негайного втручання лікаря. Тому за наявності скарг або вже відомого захворювання ще до планування вагітності необхідно звернутися до лікаря — найчастіше кардіолога або терапевта.

Вагітність не є протипоказаною при компенсованій серцевій недостатності, перенесеному інфаркті міокарда, інсульті, тромбоемболії, тромбозі глибоких вен, при компенсованих вроджених і набутих вадах серця, наявності штучних клапанів та інших серцево-судинних захворюваннях. Ще раз наголошую: **сучасна медицина дозволяє завагітніти й виносити дитину навіть при тих хворобах, які ще не так давно вважалися абсолютним протипоказанням до вагітності.**

Одне з найпоширеніших захворювань — це **гіпертонія**, або підвищений артеріальний тиск. У 10% вагітних жінок спостерігається підвищений тиск, але найчастіше це трапляється після 20-го тижня у тих, хто до вагітності не мав проблем із тиском. Прееклампсія рідше трапляється у жінок із хронічною гіпертонією. Тим, у кого вже є проблеми з тиском, необхідно контролювати його і за потреби приймати гіпотензивні препарати. Не всі з них дозволені під час вагітності, тому вибір ліків треба обговорювати з лікарем.

Часто мене запитують, як стан венозних судин може впливати на вагітність. Оскільки при вагітності збільшується вага тіла, а отже, й навантаження на ноги, у деяких жінок стан вен нижніх кінцівок погіршується. До того ж, прогестерон діє як судинорозширювач, у тому числі на вени.

Варто розрізняти поверхневу та глибоку венозну систему ніг. Поверхневі, або шкірні, вени під час вагітності можуть збільшуватися в розмірах — тоді з'являється варикоз нижніх кінцівок або малого таза. Це часто спадкове порушення. Навіть якщо в цих венах утворюються тромби, вони не становлять загрози для життя жінки, хоч і можуть спричиняти значний дискомфорт. Варикозне розширення вен **не потребує** профілактичного прийому гепарину при плануванні або під час вагітності.

Натомість глибокі вени ніг — це судини, в яких утворення тромбів може бути небезпечним. Якщо тромб відривається, він потрапляє через нижню порожнисту вену до серця і може викликати легеневу тромбоемболію — тяжкий, часто смертельний стан. Функціонування глибоких вен пов'язане з активністю скелетної мускулатури. Чим менше рухається людина, тим вищий ризик утворення тромбів. Раніше перенесені тромбофлебіти також підвищують ризик тромбоутворення. Під час вагітності змінюється в'язкість крові — спостерігається гіперкоагуляція (підвищене згортання).

Фізична активність — профілактика номер один для запобігання тромбозам, у тому числі й під час вагітності. Постільний режим при вагітності зазвичай не рекомендований. Жінкам із проблемами венозної системи також радять носити еластичні панчохи або бинти.

Навіть якщо в минулому жінка перенесла тромбоз глибоких вен або тромбоемболію, вона все одно може планувати вагітність. У таких випадках нерідко призначають профілактичні дози антикоагулянтів (препарати, що запобігають утворенню нових тромбів). Під час вагітності ці препарати, як правило, замінюють на гепарин або його аналоги.

Проте гепарин потрібен не завжди. Наприклад, якщо жінка отримала травму або перелом і довго перебувала в нерухомому стані, через що розвинувся тромбоз, але стан вен на момент планування вагітності є нормальним, вона не потребує профілактики гепарином.

Всі важливі питання щодо серцево-судинних захворювань мають бути обговорені заздалегідь, до початку планування вагітності. Консультація з фахівцем — обов'язкова.

3.3.2. Захворювання дихальної системи

Дихальна (респіраторна) система під час вагітності зазнає суттєвих змін. Прогестерон безпосередньо стимулює дихальний центр мозку, тому майбутня мама стає дуже чутливою до нестачі кисню, а точніше — до підвищеного рівня вуглекислого газу. Не дивно, що деякі жінки можуть втрачати свідомість у переповнених, задушливих приміщеннях.

Потреба в кисні у вагітної жінки зростає на 20%, при цьому вентиляція легень за одну хвилину збільшується на 50% у міру прогресування вагітності.

Зі зростанням матки об'єм легень зменшується, і до кінця вагітності діафрагма піднімається майже на 4 см вгору, підтискаючи легені. Тому у вагітних зростає частота дихання, з'являється задишка. Загалом, попри ці фізіологічні зміни, у здорової жінки ризик виникнення запалення легень не підвищується.

Ті, хто в минулому переніс пневмонію, можуть пройти функціональні легеневі тести за наявності скарг. Також небезпеку становить хронічний бронхіт, який може підвищити ризик розвитку запалення легень.

Якщо жінка курить, насичення еритроцитів киснем у неї значно знижується, що негативно впливає на розвиток плода. У курців плід часто відстає в рості, плацента зазнає ряду патологічних змін, частіше трапляються передчасні пологи.

У вагітних жінок часто виникає так званий **риніт вагітних**, коли слизова оболонка носа набрякає і спричиняє утруднене дихання, симптоми якого схожі на нежить. Таке явище не є небезпечним ні для жінки, ні для плода. Але якщо жінка страждає на запалення навколоносових пазух (синусит), вагітність може посилити це запалення.

3.3.3. Захворювання шлунково-кишкового тракту

Під час вагітності в системі травлення відбуваються унікальні зміни. З одного боку, буквально з перших тижнів збільшується швидкість і обсяг засвоєння поживних речовин, мінералів і вітамінів. Тому вагітній жінці не потрібно «їсти за двох».

З іншого боку, суттєво погіршується моторика кишечника, частішає печія, що може викликати значний дискомфорт.

Жінки, які страждають на гастрити й коліти, важко переносять перший триместр, оскільки більшість із них відчуває нудоту та блювання. Другий триместр зазвичай проходить спокійніше. Багато хто відзначає покращення самопочуття й можливість вживати різноманітні продукти без неприємних відчуттів. У третьому триместрі зростаюча матка зміщує кишечник, що призводить до посиленого газоутворення і частих кишкових кольок, які іноді помилково сприймають як перейми.

На печію скаржиться від 45% до 80% вагітних, найчастіше у другому триместрі. Через зростання матки підвищується тиск у шлунку, а під впливом зміненого гормонального фону розслаблюється м'язовий клапан (сфінктер) між шлунком і стравоходом. Це спричиняє шлунково-стравохідний рефлюкс — викид вмісту шлунка в стравохід.

Попри нудоту, блювання та печію, вагітні рідко потребують консультації гастроентеролога. Тим не менш, проблеми з травною системою краще вирішити ще до зачаття.

У міру прогресування вагітності змінюється моторика жовчного міхура, тому в цей період ризик застою жовчі й утворення каменів підвищується. Видалення каменів або всього жовчного міхура — одна з найпоширеніших операцій у вагітних (на першому місці — апендектомія). Однак правильне, збалансоване харчування у 99,9% випадків дозволяє уникнути застою жовчі.

Чи потрібно видаляти жовчний міхур до планування вагітності? Однозначних рекомендацій немає. Якщо камінь або камені мають великі розміри — бажане хірургічне втручання ще до зачаття.

Зростаюча матка зміщує апендикс — відросток сліпої кишки. А оскільки у вагітних знижується моторика кишечника, апендицит трапляється частіше, ніж у невагітних. Видалення апендикса — найчастіша операція у вагітних.

Багато вагітних страждають від закрепів або проносів. По-перше, прогестерон пригнічує перистальтику кишечника. По-друге, майбутні матері часто ведуть малорухливий спосіб життя, помилково вважаючи, що фізична активність може спровокувати викидень. По-третє, незбалансоване харчування з великою кількістю вуглеводів і твердих жирів ускладнює виведення неперетравленої їжі з кишечника. У 35% вагітних спостерігаються проноси, до 40% — страждають від закрепів.

Унаслідок порушення випорожнення та застою венозної крові в нижній частині таза часто виникає геморой — болісне запалення венозних вузлів у задньому проході, що проявляється болем, кровотечею та іншими неприємними симптомами.

Закрепи й геморой важко піддаються лікуванню під час вагітності, тому в період підготовки до неї в жінки є час, щоб налагодити харчування, нормалізувати роботу кишечника і додати фізичну активність.

Лікування закрепів, проносів та геморою завжди починається з корекції харчування, вживання більшої кількості клітковини, фізичних вправ, і лише у виняткових випадках потребує медикаментозної терапії.

3.3.4. Захворювання крові

Як уже згадувалося, кров складається з рідкої частини (плазми) та клітин. Це — біологічна тканина. Гематологічні захворювання пов'язані з порушеннями, які спричиняють зміни кількості та/або якості еритроцитів (червоних кров'яних тілець), лейкоцитів (білих кров'яних тілець) і тромбоцитів. Більшість із таких хвороб мають генетичну природу й належать до рідкісних.

Кров відіграє ключову роль в обміні кисню та поживних речовин між матір'ю та плодом, тому будь-який збій на рівні її клітин може спричинити ускладнення перебігу вагітності.

Найпоширенішими захворюваннями крові є анемії, про які вже йшлося раніше. Анемія вагітних насправді не є класичною анемією, адже в цьому випадку збільшується як об'єм плазми, так і кількість еритроцитів, які не лише не змінюють свої розміри, а й мають вищу насиченість киснем. Оскільки всі показники крові є відносними — тобто виражають пропорції певного компоненту до об'єму плазми — багато з них знижуються.

Однак у частини жінок виявляють справжні відхилення, що відповідають певному типу анемії. Надзвичайно важливо провести точну діагностику і визначити вид анемії.

Низький рівень гемоглобіну найчастіше пов'язаний не з дефіцитом заліза, а з неякісним харчуванням, хронічною втратою крові або з порушенням структури молекули гемоглобіну.

Деякі анемії можуть прирівнюватися до злоякісних станів і потребують консультації онколога.

Тестування на тромбофілію

Останніми роками надзвичайної популярності набуло генетичне тестування на тромбофілію. На жаль, цей аналіз дедалі частіше використовується в комерційних цілях: для залякування пацієнтів і нав'язування дорогого лікування препаратами на основі гепарину. Саме тромбофілію часто звинувачують у невиношуванні, втратах вагітності — а яка жінка захоче втратити бажану дитину?

Нормальна вагітність супроводжується поступовим підвищенням рівнів кількох факторів згортання крові: фібриногену, VII, VIII, X, XII, фактора фон Віллебранда (VWF) — особливо у третьому триместрі. Інші фактори (II, V, IX, XI і XIII) збільшуються незначно або залишаються на тому ж рівні. У вагітних також підвищується рівень фібринолітичних інгібіторів PAI-1 і PAI-2 та тканинного активатора плазміногену — речовини, що відіграє важливу роль у процесі утворення тромбів. Рівень вільного білка S, який пригнічує згортання, знижується, а рівень тромбін-антитромбінового комплексу (ТАТ) і D-димеру зростає. Більшість показників системи згортання повертаються до норми не раніше ніж через вісім тижнів після пологів.

Попри збільшення об'єму плазми, кров стає більш в'язкою. Кількість тромбоцитів, навпаки, зменшується приблизно на 10%, що призводить до фізіологічної тромбоцитопенії — частіше у третьому триместрі.

Проблема полягає в тому, що більшість лабораторій використовують референтні значення показників крові, які відповідають невагітним жінкам. Це спричиняє неправильну інтерпретацію результатів аналізів і встановлення хибних діагнозів, що в підсумку призводить до необґрунтованого лікування.

Проблеми зі згортанням крові

Усі захворювання системи згортання крові умовно можна поділити на дві групи: ті, що супроводжуються кровотечами (тромбоцитопенії, спадкові захворювання крові з кровотечами, набута гемофілія, тромболітичні мікроангіопатії), і ті, що супроводжуються підвищеним тромбоутворенням (тромбофілії). Для вагітності небезпечні як перші, так і другі.

Оскільки більшість жінок не мають медичної освіти, вони часто плутають деякі стани крові, що спостерігаються до вагітності та під час неї.

Тромбоцитопенія — це зменшення кількості тромбоцитів у крові. Під час вагітності через збільшення об'єму плазми крові знижується концентрація тромбоцитів — це нормальне явище. Такий стан називають **тромбоцитопенією вагітності**.

Тромбофілія — це стан, пов'язаний із підвищеним утворенням тромбів. У вагітних жінок кров стає в'язкішою, тому ризик утворення тромбів зростає. Рівні фібриногену та D-димеру не є діагностичними критеріями тромбофілії. Існують набуті тромбофілії (зустрічаються рідко) і спадкові. Спадкові тромбофілії мають конкретні назви, і в однієї жінки не може бути більше одного типу спадкової тромбофілії одночасно.

Тромбоцитопатії — це також набуті або спадкові стани, але пов'язані з порушенням здатності тромбоцитів до агрегації, тобто злипання. Це підвищує ризик кровотеч. Спадкові тромбоцитопатії часто проявляються вже в дитинстві або підлітковому віці, спостерігаються в кількох поколіннях. Гепарин при тромбоцитопатії протипоказаний.

Тромбоцитопенія

Під терміном **тромбоцитопенія** розуміють стан, коли рівень тромбоцитів у крові нижчий за 150×10^9/л. У 5–8% вагітних жінок спостерігається тромбоцитопенія, і в 75% випадків вона пов'язана саме з вагітністю та називається **гестаційною тромбоцитопенією**.

В інших випадках знижений рівень тромбоцитів спостерігається при пурпурах різного походження (21%), рідше — при автоімунних захворюваннях (3%) та інших рідкісних патологіях.

Причина гестаційної тромбоцитопенії полягає у фізіологічному збільшенні об'єму плазми крові під час вагітності. Саме тому важливо вміти відрізнити нормальні фізіологічні зміни від патологічних.

Якщо у жінки, яка планує вагітність, виявлено тромбоцитопенію, обов'язково потрібно звернутися до гематолога та, за необхідності, пройти додаткове обстеження.

Імунна тромбоцитопенічна пурпура (ІТП)

Цей тип тромбоцитопенії виникає внаслідок утворення антитіл IgG до тромбоцитів, що призводить до їхнього руйнування. Найчастіше трапляється **ідіопатична тромбоцитопенічна пурпура**, коли причина захворювання невідома, але також існує **вроджена ІТП**. Дуже рідко цей тип захворювання супроводжується системним червоним вовчаком або ВІЛ-інфекцією, ще рідше його можуть викликати деякі лікарські препарати.

На відміну від гестаційної тромбоцитопенії, ІТП зазвичай виникає на ранніх термінах вагітності, при цьому рівень тромбоцитів падає до 50×10^9/л і нижче. Часто відрізнити ці два типи тромбоцитопенії складно. Визначення антитіл до тромбоцитів зазвичай неінформативне. Також враховується наявність інших захворювань.

Імунна тромбоцитопенічна пурпура небезпечна через ризик кровотеч, включаючи крововиливи в мозок, що підвищує ймовірність летального наслідку. Антитіла матері легко проходять через плаценту, можуть руйнувати тромбоцити плода й викликати у нього тромбоцитопенію.

Тромбоцитопенія новонароджених спостерігається у 14% випадків, і з них у 15% дітей виникає гостра форма з дуже низьким рівнем тромбоцитів, що підвищує ризик кровотеч і вимагає переливання крові.

У більшості випадків жінки з ІТП не потребують лікування. Питання про мінімальний рівень тромбоцитів, за якого показане лікування, залишається дискусійним. Найбільш ефективними є стероїдні препарати (глюкокортикоїди), а в рідкісних випадках застосовують внутрішньовенне введення імуноглобулінів (IVIG) протягом 3–5 днів. Переливання тромбоцитів (трансфузії) частіше проводяться невагітним жінкам, ніж вагітним. Видалення селезінки в тяжких випадках ІТП виконують до вагітності або в першому триместрі.

Отже, жінки з ІТП потребують обов'язкової консультації гематолога перед плануванням вагітності.

Коагулопатії

Порушення згортання крові, пов'язані з дефіцитом певних факторів згортання, можуть спричинити кровотечі. Проте під час вагітності ці стани часто перебігають легше завдяки фізіологічному підвищенню рівня факторів згортання.

Найпоширенішими коагулопатіями є **гемофілія А** (дефіцит фактора VIII) та **гемофілія В** (нестача фактора IX). Обидва захворювання є спадковими і передаються через Х-хромосому, тому переважно зустрічаються у чоловіків (1 випадок на 10 000 новонароджених хлопчиків).

У жінок Х-хромосома з ушкодженим геном зазвичай неактивна, тому кровотечі не виникають, а гемофілія майже не проявляється. Однак своєчасна діагностика гемофілії у плода чоловічої статі може попередити кровотечу у новонародженого.

Якщо в пари є дитина з гемофілією А, рекомендовано провести генотипування батьків. У разі, якщо жінка є носієм ушкодженого гена, їй можуть запропонувати ЕКЗ з передімплантаційним генетичним тестуванням.

Хвороба фон Віллебранда (vWF) — досить поширене захворювання крові, яке зустрічається у 1–3% людей у всьому світі та пов'язане з дефіцитом фактора Віллебранда. Жінки часто скаржаться на тривалі, рясні менструації та періодичні маткові кровотечі.

Існує три типи хвороби фон Віллебранда та кілька її підтипів. **Тип I** спостерігається у 75% усіх випадків, **тип II** — у 20–25%, і обидва є аутосомно-домінантними спадковими захворюваннями. **Тип III** — найрідкісніший, але найнебезпечніший за тяжкістю перебігу та ускладненнями.

Жінки можуть скаржитися на кровотечі зі слизових оболонок, появу синців після видалення зубів чи хірургічних втручань, однак найчастіше це захворювання довго залишається недіагностованим. Вагітність позитивно впливає на перебіг хвороби I типу, і зазвичай у вагітних не виникає кровотеч. Проте після пологів ризик кровотеч зростає. **Типи II та III** під час вагітності можуть ускладнюватися і потребують медичного нагляду та лікування.

Тромбофілія

На відміну від тромбоцитопенії, тромбофілія пов'язана з тромбоутворенням, що є небезпечним для вагітності, адже в цей період у крові жінки зростає кількість речовин, які беруть участь у формуванні тромбів. Попри те, що кров стає «рідшою», вона водночас стає в'язкішою та швидше згортається. Це своєрідний механізм захисту й підготовки організму жінки до пологів, що супроводжуються великою втратою крові.

Ризик венозних тромбозів під час фізіологічної вагітності зростає у 4–6 разів, а в післяпологовому періоді — до 10 разів. Якщо у жінки є порушення системи згортання крові, імовірність тромбозів ще вища. Хоча тромби можуть виникати у будь-яких судинах, у 80% випадків це вени.

Освіта тромбів може призводити до важкого ускладнення — тромбоемболії легеневих судин: тромб відривається, з током крові потрапляє в серце, а звідти — у легені. Якщо в чоловіків та невагітних жінок тромбоемболія при тромбофілії зустрічається вкрай рідко, то у 20% і більше вагітних жінок з тромбоемболією виявляють тромбофілію.

Немає достовірних наукових даних, що тромбофілії викликають такі ускладнення вагітності, як повторні викидні, прееклампсія, відшарування плаценти, внутрішньоутробна загибель або затримка росту плода. Основна мета лікування тромбофілії — профілактика тромбозів!

Після втрати вагітності на ранніх або пізніх термінах, а також після викиднів, не рекомендовано проводити обстеження з метою діагностики тромбофілії.

Деякі лікарі спекулюють ненауковою теорією мікросудинного тромбозу плаценти, який начебто призводить до загибелі плодового яйця. Тому жінці призначають гепарин або його дорогі аналоги на етапі планування вагітності та протягом усієї вагітності.

Однак:

- по-перше, плацентарний мікросудинний тромбоз не може виникати до 12–16 тижнів, адже плацента ще не сформована;

- по-друге, у плаценті є власна система регуляції згортання крові — анексин V, інгібітор тканинного фактора, тромбомодулин, простацикліни та інші речовини;

- по-третє, ця теорія не підтверджена клінічними результатами використання антикоагулянтів, і спроби впливати на тромбоутворення у плаценті виявилися неефективними.

Тромбофілії виявляють у 8–15% жінок європеоїдної раси. Вони можуть бути вродженими або набутими.

Більшість тромбофілій — це спадкові захворювання. Їх умовно поділяють на дві групи: із низьким і високим ризиком тромбоутворення.

Тромбофілії, які можуть з'явитися протягом життя жінки (зокрема під час вагітності), пов'язані з утворенням антифосфоліпідних антитіл — антикардіоліпінів IgG, IgM та вовчакового антикоагулянта.

Діагностика тромбофілії під час вагітності — дуже складне завдання, оскільки сама вагітність супроводжується змінами багатьох показників згортання крові. Зазвичай таке обстеження проводять лише після першого епізоду тромбозу під час вагітності або після пологів.

Пошук тромбофілії у всіх жінок, які планують вагітність, не рекомендований, бо в 99% випадків:

- це марна трата коштів;

- викликає зайвий стрес;

- збільшує ризик помилкових діагнозів і непотрібного лікування.

Потрібно враховувати фактори ризику: перенесені тромбози, тромбоемболії, ожиріння, а також наявність тромбозів у близьких родичів.

Багато лікарів радять пройти дороге генетичне обстеження — генотипування. Це неправильний підхід. Що таке поліморфізм і генотипування — буде розглянуто далі.

Існує понад 30 тестів на тромбофілію, але використовувати їх усі одночасно — також нераціонально.

У таблиці наведено узагальнені дані щодо різних видів тромбофілії, які слід враховувати під час планування вагітності, а також зазначено ті, що **не становлять загрози** під час вагітності:

Тип тромбофілії	Частота мутацій серед населення	Ризик венозної тромбоемболії/тромбозу під час вагітності	Обстеження при плануванні вагітності без історії тромбозів
ТРОМБОФІЛІЇ НИЗЬКОГО РИЗИКУ			
Гетерозиготна мутація фактора V Лейдена	5%	без тромбозів — 0,3% з тромбозами — 10%	**не проводиться**
Гетерозиготна мутація протромбіну G20210A	2–3%	без тромбозів — 0,5% з тромбозами — 10%	**не проводиться**
Дефіцит білка S	понад 130 мутацій 0,03–0,13%	без тромбозів — 0,1% з тромбозами — 6–7%	**не проводиться**
Дефіцит білка C	понад 160 мутацій 0,2–0,3%	без тромбозів — 0,1–0,8% з тромбозами — 2–7%	**не проводиться**
ТРОМБОФІЛІЇ ВИСОКОГО РИЗИКУ			
Гомозиготна мутація фактора V Лейдена	0,06%	без тромбозів — 1,5% з тромбозами — 17%	**лише за показаннями**

Гомозиготна мутація протромбіну G20210A	<1%	без тромбозів — 2,8% з тромбозами — 17%	**лише за показанн ями**
Комбінована мутація (V Лейдена + протромбін гетероз.)	0,01%	без тромбозів — 4,7% з тромбозами — 20%	**лише за показанн ями**
Дефіцит антитромбіну	понад 250 мутацій 1:2500	без тромбозів — 3–7% з тромбозами — 40%	**лише за показанн ями**
Набуті тромбофілії			
Антифосфоліпід ний синдром (АФС)	~1%	0,5–8%	**вкрай рідко (після тромбозів чи ≥3 втрат вагітності ; див. розділ про АФС)**
Тромбофілії невизначеног о значення			
MTHFR мутації (гомозиготні С677Т, A1298C, гіпергомоцистеї немія)	С677Т — 8–16% A1298C — 4–6%	**взаємозв'язку не встановлено**	**не проводит ься**
Дефіцит білка Z	—	**немає даних щодо ризику**	**не проводит ься**
Альтерація гена PAI-1	—	**немає даних щодо ризику**	**не проводит ься**

Примітка: Під «наявністю історії» мається на увазі:

- перенесений епізод венозної тромбоемболії;
- смерть родича першої лінії у віці до 50 років від серцево-судинного інциденту.

Таким чином, **найбільш небезпечною групою за ризиком тромбоутворення** є **група високого ризику**, до якої входять лише **чотири типи спадкових порушень** або **їхні поєднання**. Саме ця група потребує особливої уваги при плануванні вагітності.

Про поліморфізм генів

Що таке поліморфізм генів? Практично в кожній клітині є ядро з ДНК, яка містить інформацію про певні ділянки, що називаються генами. Вони головним чином відповідають за синтез білків. У деяких генах можуть виникати порушення в послідовності нуклеотидів, з яких складається ДНК. Найчастіше це «поломка» на рівні одного нуклеотиду (single nucleotide polymorphism, SNP). У кожної людини — тисячі таких поліморфізмів, які умовно називають мутаціями (так, усі люди — мутанти!), зокрема і в системі згортання крові. Таких варіантів мутацій навіть у межах одного гена настільки багато, що людство досі не до кінця вивчило їхній вплив на здоров'я.

Пошук усіх генів (генотипування), залучених до процесу тромбоутворення, не має сенсу. Тільки два фактори (протромбін II і фактор V Лейдена) підлягають тестуванню — і лише за суворими показаннями (наявність тромбозів в анамнезі або у найближчих родичів, смерть одного з батьків до 50 років унаслідок тромботичного випадку). **Саме по собі планування вагітності не є показанням для генотипування**.

У жінок зі скаргами чи підозрою на порушення згортання крові обстеження слід починати з коагулограми. Під час вагітності вона змінюється кардинально, тому результати можуть бути неточними. D-димер (похідне фібриногену), який часто використовують як маркер підвищеного ризику тромбоутворення у невагітних, значно зростає під час вагітності, тому не є достовірним тестом для оцінки згортання у цей період. Максимальних норм D-димеру для вагітних не існує. Високий рівень D-димеру чи фібриногену у вагітної не є показанням до призначення гепарину!

Сучасні акушерські рекомендації не підтримують скринінг на тромбофілії у разі:

- відшарування плаценти,

- затримки розвитку плода,

- втрати вагітності на ранніх або пізніх термінах.

Також **не існує доказових рекомендацій щодо призначення гепарину або інших антикоагулянтів з профілактичною метою**.

Профілактика гепарином під час підготовки до вагітності

У зв'язку з плутаниною щодо профілактичного застосування гепарину та інших антикоагулянтів у різних групах ризику тромбоутворення, нижче подано узагальнену таблицю з основними сценаріями. Вона допоможе жінкам оцінити свою ситуацію:

Сценарій	Підготовка до вагітності	Дії під час вагітності	Дії після пологів
Тромбофілія низького ризику, без тромбозів в анамнезі	Обстеження не потрібне, профілактика не призначається	Спостереження без антикоагулянтів	Спостереження, антикоагулянти — лише за наявності факторів ризику
Тромбофілія низького ризику з одним епізодом тромбозу (без довготривалої терапії)	Коагулограма; гепарин — залежно від результатів	Профілактика або спостереження без терапії	Профілактика або терапія гепарином
Тромбофілія високого ризику, без епізоду тромбозу	Коагулограма; при нормі — гепарин не потрібен	Профілактична доза гепарину	Антикоагулянтна терапія
Тромбофілія високого ризику з одним епізодом тромбозу (без тривалої терапії)	Коагулограма; при нормі — гепарин не потрібен	Індивідуально підібрана профілактична/проміжна доза гепарину	Терапія 6 тижнів після пологів
Без тромбофілії, з одним епізодом тромбозу, пов'язаним з тимчасовим	—	Спостереження без терапії	Антикоагулянтна терапія

фактором **не вагітністю** або КОК			
Без тромбофілії, з одним епізодом тромбозу, пов'язаним із **вагітністю або КОК**	Гепарин не застосовується	Профілактичн а доза гепарину	Антикоагулян тна терапія
Тромбофілія або без неї, **два епізоди тромбозу**, без тривалої терапії	При нормі коагулограми — профілактика не проводиться	Профілактичн а або лікувальна доза гепарину	Антикоагулян тна або лікувальна терапія 6 тижнів
Тромбофілія або без неї, **два епізоди тромбозу з тривалою терапією**	Перехід з довготривалої терапії на гепарин або його замінники	Лікувальна доза гепарину	Перехід назад на тривалу антикоагулянт ну терапію

Отже: призначення гепарину або його аналогів **потрібне лише тоді, коли вже призначено профілактичний або лікувальний курс антикоагулянтів.** Більшість із них заборонені при вагітності, тому важливо заздалегідь перейти на безпечніші засоби.

Дефіцит протеїну S

Варто також згадати про дефіцит протеїну S, який останнім часом перетворився на комерційний діагноз. Протеїн S — це білок-інгібітор факторів згортання крові.

219

Він необхідний для реалізації функцій вітаміну К. Дефіцит цього білка не є небезпечним для вагітності у першому триместрі, проте може підвищувати ризик тромбоутворення та асоціюється з ризиком загибелі плода.

Існує як вроджений (спадковий) дефіцит протеїну S (зустрічається у 0,7% людей, але частіше — у тих, хто переніс тромбози), так і набутий дефіцит. Останній може бути наслідком:

- прийому гормональної терапії,

- прийому деяких препаратів, які порушують засвоєння вітаміну К,

- захворювань печінки,

- цукрового діабету,

- запалення різної локалізації,

- інфекційних хвороб.

Сама вагітність знижує рівень цього білка, тому такий діагноз під час вагітності не ставлять, якщо рівень протеїну S не був перевірений до зачаття. Також паління може спричинити дефіцит протеїну S.

Обстеження на цей показник при плануванні вагітності рекомендоване лише у випадках:

- перенесеного тромбозу вен у молодому віці (до планування вагітності),

- наявності тромбозів у родичів першої лінії,

- внутрішньоутробної загибелі плода або мертвонародження в анамнезі.

Спадкові форми дефіциту протеїну S можуть потребувати профілактичного призначення гепарину під час вагітності та після пологів. На етапі підготовки до вагітності така терапія, як правило, не потрібна.

Профілактика тромбозів при вагітності

Дуже важливо усвідомити, що профілактика тромбозів при вагітності, особливо при тромбофілії високого ризику, базується не стільки на медикаментах, скільки на способі життя, зокрема:

- фізична активність по 40–60 хвилин 3–4 рази на тиждень;

- зниження кількості жирів у раціоні, особливо тваринного походження;

- достатнє споживання води та інших рідин;

- контроль маси тіла, зниження ваги при ожирінні;

- відмова від шкідливих звичок (паління, алкоголь);

- лікування та контроль інших захворювань, які можуть підвищити ризик тромбоутворення (гіпертонія, діабет, дисліпідемія, вади серця тощо).

Додаткову та більш глибоку інформацію щодо тромбофілії, інших захворювань крові і їхнього впливу на вагітність ви зможете знайти у книзі «9 місяців щастя».

3.3.5. Аутоімунні захворювання

Існує група так званих аутоімунних захворювань, за яких захисна система організму виробляє антитіла до власних клітин. У нормі ці антитіла повинні знищувати лише ті клітини, які пошкоджені або перестали правильно виконувати свою функцію. Однак через певну поломку у передачі й зчитуванні інформації з поверхні клітин, що при низці захворювань має генетичне походження, антитіла починають знищувати також здорові клітини, і, як результат, виникає порушення функцій тканин і органів.

Під час вагітності багато аутоімунних захворювань у більшості жінок затухають, перебігають спокійно з дуже рідкими рецидивами, тобто стан вагітності нерідко пригнічує вироблення антитіл до власних клітин організму.

Оскільки існує величезна кількість аутоімунних захворювань, які належать до різних груп хвороб (аутоімунний процес може уражати багато органів і їх систем), важко в кількох реченнях розповісти, які саме недуги можуть мати негативний вплив на вагітність. Однак у будь-якому випадку важливо досягти стабільного стану, оскільки багато лікарських препаратів, які застосовуються для лікування аутоімунних захворювань, протипоказані під час вагітності.

Ще донедавна вагітність була протипоказана при системному червоному вовчаку, склеродермії та низці інших захворювань. Вкрай негативно лікарі ставилися до бажання жінок, які страждали на ревматоїдний артрит або псоріаз, народити дитину. Звичайно, вагітність при таких захворюваннях може супроводжуватися підвищеним рівнем ускладнень, тому має вестися досвідченими спеціалістами.

Хоча всі алергічні захворювання не належать до аутоімунних, вони супроводжуються гострою імунною відповіддю з виробленням антитіл. Під час вагітності більшість алергічних захворювань вщухає, оскільки рівень антитіл підвищується з самого її початку. У разі необхідності можуть призначатися антигістамінні препарати.

3.3.6. Проблеми з нирками

Сечовидільна система вагітних жінок працює інтенсивніше, рівень фільтрації (очищення) плазми крові нирками підвищується на 50% вже до 13 тижня. Незважаючи на великі об'єми фільтрації, посилюється і зворотне всмоктування (реабсорбція) первинної сечі, тому кількість вироблюваної сечі за добу практично не збільшується.

Небезпеку становить ниркова недостатність. Жінки з компенсованою нирковою недостатністю можуть виносити та народити дитину, але їм рекомендовано пройти обстеження функції нирок безпосередньо перед плануванням вагітності. Під впливом прогестерону ниркові миски (лоханки) «розслаблюються» і збільшуються. Також змінюється розмір нирок: вони стають більшими на 1–1,5 см. За такої підвищеної навантаженості на нирки аналізи сечі вагітної жінки відрізняються від тих, що характерні для невагітної. У сечі вагітної жінки може з'являтися цукор (у 70% випадків), що вважається нормою. Кількість виділюваного білка також збільшується й іноді досягає 300 мг і більше на добу, що часто є нормою (у здорових невагітних жінок може виділятися до 150 мг білка на добу). Однак завжди необхідно виключити запальні процеси сечовидільної системи та низку інших захворювань.

Досить часто діагноз «пієлонефрит» є помилковим, особливо коли його ставлять маленьким дівчаткам і вагітним жінкам лише на основі кількості лейкоцитів у сечі. В обох випадках воно збільшується, до того ж лейкоцити можуть потрапляти в сечу з вагінальних виділень. Для встановлення діагнозу пієлонефриту недостатньо лише кількості лейкоцитів. Повинні бути скарги, симптоми й інші зміни в сечі. На щастя, частота запальних процесів сечовидільної системи при вагітності не підвищується.

У сечі вагітних жінок можуть спостерігатися кетонові тільця й ацетон, що в більшості випадків — норма. Найчастіше ацетон підвищується після тривалого періоду голодування (вранці після сну), а також при нудоті та блюванні у вагітних.

Наявність солей (кристалів) у сечі не є ознакою сечокам'яної хвороби або інфекції нирок. Основне джерело появи в сечі солей кальцію (оксалатів і фосфатів) — це певні продукти харчування, точніше, похибки в дієті. Прийом низки медикаментів і великої кількості вітамінів A і D також може призвести до появи солей. Окрім харчування, впливає й посилений обмін іонів кальцію в організмі жінки під час вагітності. Уваги заслуговує лише особливий вид фосфатів — потрійні фосфати й нітрити, що утворюються при запальних процесах нирок. Кристали уратів (солі натрію й калію) з'являються в результаті порушення водно-сольового обміну, що часто буває при незбалансованому харчуванні.

Підвищена кількість цукру призводить до посиленого росту мікроорганізмів (бактерій), і у 10% жінок їх виявляють у сечі, коли ознак запального процесу немає. Бактерії можуть бути причиною циститу та запалення верхніх відділів сечовидільної системи, тому важливо пройти короткочасне лікування до планування вагітності.

3.3.7. Захворювання кістково-м'язової системи

Під час вагітності жінка додатково набирає 12–18 кг ваги, що посилює навантаження на кістково-м'язову систему. І хоча це відбувається поступово, багато жінок відзначають появу болю в різних відділах хребта та в ногах. Особливий гормон — релаксин, який починає вироблятися з перших тижнів вагітності, — робить зв'язки більш еластичними та рухливими.

Понад 50% жінок скаржаться на біль у спині, особливо в попереку, найчастіше в другій половині вагітності. Із ростом матки та плода центр тяжіння зміщується назад, викликаючи викривлення хребта (лордоз). Унаслідок цього його верхня частина (шийний та грудний відділи) компенсаторно зміщується вперед, що може супроводжуватись незначним защемленням нервових пучків цих відділів, насамперед серединного нерва. Це пояснює такі симптоми, як оніміння рук і відчуття «повзання мурашок».

Також нерідко виникає біль у ділянці куприка, і з ростом матки багато жінок не можуть сидіти на твердих поверхнях, бо біль стає нестерпною.

Як згадувалося вище, під час вагітності засвоєння кальцію з їжі зростає вдвічі, тому жінки не втрачають кальцій з кісток. Судоми в ногах, які можуть виникати під час вагітності, не пов'язані з нестачею кальцію чи інших мінералів і вітамінів. Це означає, що додатковий прийом кальцію не рекомендований ні на етапі планування вагітності, ні під час неї.

3.3.8. Злоякісні захворювання

Злоякісне захворювання, незалежно від його виду, завжди є серйозним навантаженням на організм. Завдяки ранній діагностиці та сучасним методам лікування значно зросла тривалість життя осіб, у яких рак було виявлено в дитинстві або юності. Ефективність такого лікування в молодих пацієнтів (дітей і підлітків) сягає 90% — значно більше, ніж у дорослих. За даними американських учених, один дорослий із 200 переніс рак у дитинстві.

Однією з проблем, з якою можуть зіштовхнутися ці люди в майбутньому, є труднощі із зачаттям дитини. Перенесене лікування може негативно вплинути на репродуктивну функцію, адже опромінення та багато лікарських засобів, що застосовуються при лікуванні раку, є факторами, які знищують статеві клітини або виснажують їхні запаси (їх ще називають гонадотоксичними).

Незалежно від того, планує чоловік або жінка народження дитини чи ні, будь-яка стадія онкологічного захворювання вимагає негайного лікування. Чим раніше розпочато лікування, тим сприятливішим буде прогноз. Водночас обов'язково слід враховувати рівень негативного впливу такого лікування на репродуктивну систему.

Ризик негативного впливу злоякісного захворювання на репродуктивну функцію людини залежить від таких чинників:

- вид і стадія злоякісного утворення;

- вік пацієнта на момент лікування;

- які препарати застосовувалися та як довго;

- місце опромінення, кількість процедур і загальна доза опромінення;

- обсяг оперативного втручання;

- генетичний (успадкований) чинник;

- функціонування репродуктивної системи після лікування.

Репродуктивна функція втрачається при загальній дозі опромінення гіпоталамо-гіпофізарної системи 22–30 грей, яєчників і матки — понад 5 грей. Серед протипухлинних препаратів найнебезпечнішими для репродуктивної системи є ломустин і циклофосфамід.

Збереження фертильності жінок до початку лікування онкологічного захворювання

Існує кілька методів збереження фертильності жінок, однак вибір залежить від віку, умов медичного закладу, можливості зберігання біоматеріалу, досвіду лікаря та інших важливих чинників.

1. **Стимуляція овуляції перед початком лікування з подальшим отриманням ембріонів методом ЕКЗ.** Їх простіше зберігати,

ніж тканину яєчників або яйцеклітини, і їх можна зберігати тривалий час. При багатьох онкологічних захворюваннях стимуляція яєчників не протипоказана.

2. **Заморожування та зберігання яйцеклітин (ооцитів).** Це новий метод, зручний у разі відсутності статевого партнера, коли отримання ембріонів неможливе, або якщо жінка (чи подружжя) має етичні чи релігійні заперечення щодо заморожування ембріонів. У деяких країнах така процедура все ще вважається експериментальною — це потрібно уточнювати у репродуктолога.

Методи, що потребують стимуляції яєчників, можуть бути протипоказані жінкам із гормонозалежним раком молочної залози або деякими гінекологічними видами раку, розвиток яких залежить від рівня статевих гормонів. Проте завдяки появі нових протоколів із використанням препаратів, які не спричиняють значних коливань гормонального фону (наприклад, інгібітори ароматази), отримати яйцеклітини можливо навіть у таких випадках.

3. **Заморожування тканини яєчників.** Цей метод часто застосовують у дівчаток, підлітків і рідше — у молодих жінок. Поки що в більшості країн він вважається експериментальним, його ефективність ще не повністю вивчена, однак уже зафіксовано перші випадки успішної вагітності завдяки збереженню та пересадці яєчникової тканини.

Ця процедура може бути рекомендована таким категоріям жінок:

- дівчатка з онкологічними захворюваннями, яким необхідне опромінення або хіміотерапія;

- молоді жінки з гормонозалежними пухлинами (у таких випадках стимуляція яєчників і отримання яйцеклітин для заморожування може погіршити перебіг раку);

- жінки репродуктивного віку з пухлинами органів малого таза або в ділянці малого таза (рак прямої кишки, анального отвору, тазових кісток, кишківника, нирок);

- жінки, в яких стимуляція яєчників (індукція овуляції) та швидке отримання зрілих яйцеклітин або ембріонів для заморожування є утрудненими через брак часу або заборонені законом (наприклад, у ряді країн одиноким жінкам не дозволено проходити індукцію овуляції та забір яйцеклітин);

- жінки з деякими доброякісними або злоякісними захворюваннями крові, яким потрібна трансплантація кісткового мозку або стовбурових клітин (апластична анемія, важка форма таласемії тощо);

- жінки з деякими аутоімунними захворюваннями, які вимагають агресивного та регулярного пригнічення імунної системи;

o жінки з генетичною схильністю до передчасного виснаження функції яєчників (преждевремена недостатність яєчників).

Раніше термін зберігання яйцеклітин та яєчникової тканини був обмеженим (до п'яти років), але нові технології заморожування дозволили подовжити його до десяти років і більше.

Яєчникова тканина містить велику кількість дрібних фолікулів з незрілими яйцеклітинами, тому її легше заморожувати, ніж зрілі яйцеклітини. Її можна отримати будь-коли, без спеціальної чи тривалої підготовки жінки.

Перші експерименти із заморожуванням та пересадкою яєчникової тканини проводилися на щурах, вівцях і кроликах у минулому столітті. У 1960 році вперше були опубліковані дані про заморожування яєчникової тканини, взятої у жінок-добровольців, з використанням двох різних методів кріозберігання. Термін зберігання такої тканини тоді становив лише п'ять тижнів.

Надалі експерименти були спрямовані на отримання повноцінних фолікулів жінок після того, як тканину було розморожено й підсаджено тваринам. Протягом тривалого часу життєздатність фолікулів у лабораторних умовах зберігалася лише 10–18 днів. Лише у 2000 році вдалося трансплантувати яєчникову тканину жінці з подальшим дозріванням яйцеклітин за допомогою стимулюючих препаратів (гонадотропінів).

Цікаво, що пересадку яєчникової тканини проводили в різні частини тіла: у черевну порожнину, плече, підшкірно в ділянку живота, над лобком та інші зони. Основною метою була стимуляція росту фолікулів для підтримки гормонального фону. Таку пересадку в межах малого таза називають ортопічною, а за його межами — ектопічною.

Підсадка яєчникової тканини у зручніші для доступу місця проводиться, коли планується проведення ЕКЗ — як наступного етапу відновлення репродуктивної функції жінки.

Вперше ембріон із пересадженої яєчникової тканини було отримано у 2004 році. Яйцеклітина дозріла з тканини, підсадженої в ділянку передньої стінки живота жінці, яка перенесла рак молочної залози. У тому ж році в Бельгії народилася перша дитина — дівчинка Тамара, яка була зачата з яйцеклітини, отриманої з пересадженої тканини, трансплантованої на місце нефункціонуючого яєчника. У 2006 році з'явилася на світ друга дитина завдяки ЕКЗ із використанням яйцеклітини, отриманої з пересадженої яєчникової тканини.

Спроби заморожування цілого яєчника виявилися неефективними через значні пошкодження тканини під час процесу кріозберігання, а також через складну будову яєчника (наявність судин, нервів та інших структур). Однак отримання окремих зразків коркового шару яєчника під час заморожування можливе.

Сьогодні яєчникову тканину можна зберігати понад десять років. Відомі успішні випадки трансплантації тканини після 7 і навіть 12 років зберігання. У світі пересадку коркового шару яєчника після розморожування було проведено більш ніж 300 жінкам — практично всі вони раніше перенесли онкологічні захворювання.

На сьогодні пересадку розмороженої яєчникової тканини проводять лише тій жінці, у якої вона була вилучена, тобто здійснюється аутотрансплантація. Пересадка яєчникової тканини іншим жінкам обмежена з низки причин, зокрема етичних.

Усі діти, що народилися після трансплантації, були зачаті після ортопічної (в межах малого таза) пересадки. Вагітність та народження дитини з пересадженого цілого яєчника поки що не вдалося здійснити.

Досягнутий прогрес у сфері кріозберігання яєчникової тканини відкриває нові можливості для розвитку репродуктивної медицини, а також дає надію мільйонам жінок, які в майбутньому хотіли б стати матерями, маючи функціональну яєчникову тканину, що продукує необхідну кількість гормонів для здоров'я організму.

4. **Переміщення яєчників (оофоропексія).** Через опромінення органів малого таза фолікулярний резерв яєчників може бути повністю знищений. У деяких випадках можливо провести транспозицію яєчників, однак така операція малоефективна й не гарантує збереження функції яєчників. Її необхідно виконувати безпосередньо перед початком опромінення.

5. **Консервативна гінекологічна операція.** Може застосовуватися при раку шийки матки стадії IA2–IB, коли діаметр пухлини не перевищує двох сантиметрів, а глибина інвазії — десяти міліметрів. У таких випадках може бути проведена радикальна трахелектомія, під час якої видаляється шийка матки, а тіло матки зберігається. Також при ранніх стадіях раку можливе часткове видалення яєчника.

6. **Придушення функції яєчників (оваріальна супресія)** агоністами гонадотропін-рилізинг-гормонів виявилося неефективним і суперечливим методом репродуктивного захисту. Його можна застосовувати лише тоді, коли неможливо з якихось причин отримати яйцеклітини, яєчникову тканину або ембріони.

Таким чином, існує багато методів збереження фертильності з метою майбутнього народження дітей. Остаточне рішення завжди залишається за жінкою, звичайно ж, із урахуванням показань, протипоказань і технічної можливості реалізації обраного методу.

Чи потрібно перевіряти фертильність жінки після завершення лікування раку? Відповідь на це питання не є однозначною.

По-перше, далеко не всі види раку та методи його лікування впливають на репродуктивну функцію. Якщо після лікування у жінки відновилися менструальні цикли, навіть за умови їхньої нерегулярності, спеціальне обстеження, як правило, не потрібне.

По-друге, вплив лікування може бути тимчасовим або постійним. Якщо жінка звертається до лікаря для оцінки рівня своєї фертильності, важливо надати повну інформацію про лікування, яке вона проходила. Обстеження можливе також у разі відсутності менструального циклу. Якщо ж цикли зберігаються, не варто створювати додатковий стрес перевірками оваріального резерву — краще порадити спробувати завагітніти.

Звичайно, у багатьох жінок, які перенесли рак, ризик розвитку ранньої менопаузи зростає у 10 і більше разів. Однак за наявності овуляції доцільніше робити спроби завагітніти, ніж витрачати час на численні діагностичні процедури.

Незважаючи на численні фізіологічні зміни під час вагітності, вона не збільшує ризик рецидиву будь-якого онкологічного захворювання, за винятком гестаційної трофобластичної хвороби (хоріонепітеліоми) — про це ми поговоримо далі.

У медицині не існує чітких рекомендацій щодо оптимального часу для планування вагітності після завершення лікування онкозахворювання. Оскільки найчастіше рецидиви виникають у перші два роки після лікування, багато фахівців радять відкласти спроби завагітніти саме на цей період.

Проте навіть якщо вагітність настала впродовж цих двох років, це не означає, що її потрібно переривати — ні через імовірне погіршення здоров'я жінки, ні через ризик рецидиву, ні через вплив захворювання на саму вагітність. Такі жінки можуть безпечно продовжувати виношувати дитину.

Планування вагітності після гестаційної трофобластичної хвороби

Трофобластичну хворобу часто називають гестаційною трофобластичною хворобою (ГТХ), підкреслюючи її зв'язок із вагітністю (гестацією). Існує доброякісна та злоякісна форма ГТХ, хоча сьогодні частіше застосовується інший поділ — на неінвазивні та інвазивні форми (які поширюються за межі матки). До групи ГТХ належать: простий міхуровий занос, деструктивний міхуровий занос, хоріонкарцинома (хоріонепітеліома) та трофобластична пухлина плацентарного ложа матки.

Інвазивні форми ГТХ, куди входять усі перелічені захворювання, крім простого міхурового заносу, також називають гестаційною трофобластичною неоплазією, підкреслюючи їхній злоякісний (пухлиноподібний) характер. Міхуровий занос також називають молярною вагітністю, оскільки він найчастіше виникає саме під час вагітності, і може бути частковим або повним.

Трофобластична хвороба виникає з клітин плаценти (трофобласту), спричиняючи їхній набряк і розростання в порожнині матки, схоже на виноградні грона. Найбільш поширеним є частковий міхуровий занос (ЧМЗ), а у 15% випадків діагностується повний міхуровий занос (ПМЗ). Існує також поняття персистуючого міхурового заносу (персистуюча гестаційна трофобластична хвороба), який супроводжується тривалим перебігом і схильністю до рецидивів. Його частота становить 0,2–0,5%. У 0,5% випадків ЧМЗ переходить у злоякісну форму — хоріонепітеліому, а у 20% випадків ПМЗ виникає необхідність у хіміотерапії.

Виникнення ГТХ після благополучних пологів трапляється дуже рідко — один випадок на 50 000 живонароджених. А повторна молярна вагітність спостерігається в одному випадку зі 100. Якщо жінка мала дві вагітності з міхуровим заносом, ризик повторення ГТХ зростає вже до 15–20%.

Частота діагностування молярної вагітності (ГТХ) значно зросла за останні 20 років, однак невідомо, чи пов'язане це зі зростанням якості діагностики та широким використанням УЗД в акушерській практиці, чи мають місце інші чинники — наприклад, генетичне пошкодження статевих клітин під впливом зовнішніх факторів.

Досі невідома реальна частота ГТХ, адже у багатьох випадках патологічна вагітність переривається до 8–10 тижнів. У більшості країн при завмерлій вагітності або ранньому викидні не проводять вишкрібання порожнини матки, тому неможливо отримати матеріал для подальшого патогістологічного аналізу.

Детальний опис діагностики гестаційної трофобластичної хвороби я тут опущу, оскільки це питання акушерства й воно докладно розглядається в книзі «9 місяців щастя».

Найскладнішим питанням для медиків залишається прогноз перебігу ГТХ. Досі неможливо передбачити, який саме міхуровий занос перейде у злоякісну форму — хоріонепітеліому, навіть з огляду на глибину та ступінь ураження. Не всі повні міхурові заноси закінчуються розвитком злоякісних змін у хоріоні. І навпаки — вогнищевий частковий занос може перетворитися на персистуючу форму і призвести до малігнізації (озлоякіснення). Така невизначеність ускладнює створення чіткої тактики спостереження за жінками, особливо тими, чия вагітність завершилася пологами або перериванням.

На сьогодні у світі не існує єдиних стандартів спостереження за жінками з ГТХ, так само як і немає узгодженості щодо того, який саме фахівець має вести таких пацієнток. У деяких країнах цим займаються онкологи, в інших — акушери-гінекологи, ще в інших — сімейні лікарі. У ряді випадків призначається хіміотерапія (найчастіше метотрексатом), яка не впливає на репродуктивну функцію.

Коли жінки, які перенесли ГТХ, можуть планувати нову вагітність? Чітких міжнародних рекомендацій з цього питання також не існує. Все залежить від того, яке саме лікування проводилося після першої вагітності, наскільки швидко знизився рівень ХГЛ, чи були ускладнення після перенесеного захворювання.

Упродовж 3–12 місяців після завершення вагітності багатьом жінкам рекомендується перебувати під наглядом лікаря та утримуватися від спроб завагітніти.

Зазвичай після часткового міхурового заносу планування вагітності можливе через 2–6 місяців, але відлік починається з моменту зниження рівня ХГЛ до негативних значень. Наприклад, якщо рівень ХГЛ знизився протягом перших десяти тижнів після завершення вагітності та нормалізувався, то наступний аналіз на ХГЛ рекомендується зробити через чотири тижні. Якщо він буде негативним — жінка може починати планування вагітності.

У випадку повного міхурового заносу планування вагітності рекомендовано не раніше ніж через 6–12 місяців. Перший контроль ХГЛ після того, як він став негативним, проводять через вісім тижнів, а потім — через шість місяців. І лише після цього дозволяється планувати наступну вагітність.

Якщо для лікування ГТХ використовувалась хіміотерапія, спостереження триває до 2 років. Препарати, що застосовуються при лікуванні ГТХ, можуть пригнічувати овуляцію, що призводить до припинення менструального циклу. Це тимчасовий ефект: зазвичай овуляція та менструації відновлюються протягом шести або більше місяців після завершення терапії.

На жаль, ці медикаменти можуть прискорити настання менопаузи приблизно на 3 роки. Якщо менструальні цикли не відновлюються протягом шести місяців після завершення лікування, необхідно здати аналіз крові на ФСГ (фолікулостимулюючий гормон).

Перед плануванням нової вагітності рекомендується перевірити рівень ХГЛ у крові та сечі. Хоча ризик повторного розвитку трофобластичної хвороби невисокий, необхідно контролювати рівень ХГЛ і стан плаценти під час наступної вагітності.

3.3.9. Спадкові та хромосомні захворювання

Дуже багато захворювань мають генетичний або спадковий чинник. Тут важливо розуміти, що поломка в гені чи хромосомі не завжди означає наявність хвороби. Спадковими захворюваннями називають ті, які спостерігаються у родовому дереві, тобто зустрічаються в кількох поколіннях однієї родини. Звісно, генні або хромосомні мутації можуть виникати безпосередньо в статевих клітинах або під час зачаття — в ембріоні. У таких випадках ми частіше говоримо про вроджені захворювання. Проте в подальшому ці мутації можуть передаватися від покоління до покоління.

ДНК, гени, хромосоми

Щоб зрозуміти, як працює механізм передачі спадкових хвороб, необхідно згадати деякі базові терміни сучасної генетики. Насправді словник генетичної термінології налічує сотні термінів, незрозумілих більшості людей (і навіть багатьом лікарям).

У ядрі майже кожної живої клітини містяться **хромосоми**. Вони складаються з **дезоксирибонуклеїнової кислоти (ДНК)** — речовини, яка має вигляд подвійного ланцюга й складається з нуклеотидів. **Нуклеотиди** — це комбінація вуглеводу дезоксирибози, азотистих основ (аденін, гуанін, тимін, цитозин) та залишку фосфорної кислоти.

Послідовності нуклеотидів можуть містити закодовану інформацію, відповідальну за вироблення певної молекули, яка виконує специфічну функцію — найчастіше це той чи інший білок. Такі ділянки ДНК називаються **генами**.

Гени містять спадкову інформацію, яка передається від покоління до покоління. Сукупність генів називають **генотипом** або **геномом**. Саме він визначає фізичні риси людини (зовнішні та внутрішні характеристики), тобто **фенотип**.

Один і той самий ген може мати альтернативні форми — **алелі**. Вони займають певні місця в хромосомі — **локуси**. Оскільки людина має парний набір хромосом (23 пари), набір алелів може бути однаковим (гомозиготним) або різним (гетерозиготним).

ДНК людини містить близько 3,2 мільярда нуклеотидів, з яких лише 3% формують гени. Учені досі не знають, яку функцію виконують інші ділянки ДНК. В організмі людини — приблизно 25 000 генів, 90% з яких кодують білки. Сукупність певних ділянок ДНК, що успадковуються разом, називають **гаплотипом.**

Хоча люди можуть дуже відрізнятися зовні, 99,9% генів у всіх людей однакові. Водночас важливо розуміти, що з моменту зачаття й до глибокої старості в генах можуть відбуватися зміни. Такі варіанти генів називають **поліморфізмами**.

Станом на сьогодні відомо близько чотирьох мільйонів поліморфізмів, які можуть бути поодинокими або множинними змінами нуклеотидів.

Необхідно розуміти, що вчені та лікарі поки що не здатні вивчити значення всіх чотирьох мільйонів поліморфізмів — як поодиноких, так і комбінацій змінених генів. Крім того, тестування всіх 25 тисяч генів в однієї людини поки що неможливе через складність, високу вартість і відсутність клінічної доцільності.

Сучасна генетика вивчає такі напрямки:
• кількість хромосом та їхню будову (кариотип);
• поширені захворювання і можливі генетичні варіанти, які найчастіше виявляють у хворих на ці захворювання (мутантний фенотип і генотип хвороби);
• наявність у конкретної людини генів, що можуть бути причетні до розвитку захворювання (генотип людини);
• вплив на гени з метою лікування захворювань (генна інженерія).

Каріотипування

Набір хромосом людини називається **каріотипом**. Він є специфічним для всіх Homo sapiens. У чоловіків каріотип складається з 22 пар соматичних (аутосомних) хромосом і пари статевих хромосом XY. X-хромосому чоловік завжди отримує від матері, а Y-хромосому — від батька. У жінок каріотип містить 22 пари соматичних хромосом і одну пару статевих — XX, де одна X-хромосома від матері, а інша — від батька. Кожна пара соматичних хромосом містить по два алелі генів, що відповідають за специфічні ознаки. Однак фенотипово (зовні) проявлятимуться ознаки домінантного гена; іноді можливий і змішаний прояв двох алельних генів.

У разі деяких хромосомних аномалій набір хромосом може бути на одну-дві хромосоми більшим або меншим, і носії таких каріотипів зазвичай мають певні вади розвитку. Таким чином, каріотип не може використовуватись для класифікації людей за якимись ознаками, зокрема етнічними, за винятком поділу на чоловіків і жінок (за статевими хромосомами).

Визначення набору хромосом називається **каріотипуванням**. Цей метод діагностики дозволяє оцінити кількість хромосом і їхню будову (поверхневу або морфологічну). Каріотипування рідко проводиться під час планування вагітності, але його можуть рекомендувати при наявності певних хромосомних аномалій у родині (наприклад, якщо народилася дитина із синдромом Дауна), при пошуку причин безпліддя або повторних втрат вагітності, при мертвонародженні чи в разі наявності дітей із вадами розвитку. Лікар-генетик може оцінити ситуацію та ухвалити рішення щодо того, яке обстеження повинна пройти подружня пара в процесі планування вагітності.

Про механізми передачі спадкової інформації

Набір генів, що відповідають за специфічні ознаки людини, називається геномом. Таких наборів може бути багато — залежно від того, які саме ознаки нас цікавлять. Наприклад, якщо класифікувати людей за кольором шкіри й волосся, можна визначити набір генів, відповідальних за пігментацію. Однак якщо розширювати перелік ознак, що характеризують певну групу людей за заданими параметрами зовнішності, то «чистота» геному буде спостерігатися лише в одному поколінні. Хоча наступне покоління отримує 50% генетичного матеріалу від матері та 50% — від батька, але які саме половинки хромосом, отримані батьками від своїх батьків, будуть передані дитині, невідомо. Неможливо точно визначити, у якому відсотковому співвідношенні дитина успадкує генетичну інформацію від дідусів і бабусь. Твердження, що дитина отримає по 25% генетичного матеріалу від кожного з чотирьох дідусів і бабусь — помилкове.

Щоб краще зрозуміти систему передачі соматичних хромосом, уявіть собі дві колоди карт, у яких є 22 карти різних мастей, але попарно одного рангу. Наприклад, одна колода має валета хрестового, інша — валета бубнового, по дві різні шістки, вісімки, тузи тощо. Цей набір «карт» — це каріотип людини, який вона отримала від своїх батьків: одну «колоду» — від матері, іншу — від батька. Під час дозрівання статевих клітин, як у чоловіків, так і в жінок, відбувається їх поділ за механізмом, відмінним від поділу звичайних клітин.

Кожен сперматозоїд і яйцеклітина отримують по одній хромосомі з кожної з 22 пар: по одному «валету», «королю», «тузу», «шістці» і так далі. Ці «хромосоми-карти» можуть «перетасовуватися», переходячи з однієї «колоди» до іншої під час поділу статевих клітин. Однак майбутній хлопчик завжди отримає Y-хромосому від батька. Як бачимо, неможливо передбачити, який саме набір соматичних хромосом отримає дитина, її дитина, чи онук. Хоча математично можна обчислити кількість можливих комбінацій для 22 пар хромосом.

Можливо, деякі половинки хромосом передаються в комбінації з іншими за певними законами природи, про які вченим поки що відомо дуже мало. Таким чином, «чистота» геномів з покоління в покоління розбавляється досить спорадично (випадково). Застосування селективного добору стосовно людини, як це робиться для підтримки фенотипічної чистоти, наприклад, при виведенні сортів рослин чи порід тварин, є неможливим і неетичним.

Генотип містить сукупність геномів людини, хоча іноді терміном «геном» позначають увесь генотип людини. Іншими словами, генотип визначає фенотип людини, тобто її зовнішній вигляд. У багатьох випадках на прояв цих ознак впливає зовнішнє середовище: саме під його впливом пояснюється виникнення рас людей.

Важливо розуміти, що мутації, зокрема SNP (**одиничний нуклеотидний поліморфізм**), виникають і в соматичних хромосомах, у генних ділянках ДНК. Вони можуть провокувати розвиток метаболічних (обмінних) захворювань людини. Більшість людей відрізняються один від одного саме завдяки наявності одиничного нуклеотидного поліморфізму в якомусь одному гені. Найчастіше такі зміни відбуваються в неактивних ділянках гена, які не впливають на стан здоров'я чи фенотипічні характеристики людини. Набагато рідше поліморфізм виникає в активно функціонуючому гені — і тоді він може призводити до розвитку захворювання.

Цю галузь медицини вивчає молекулярна генетика. Як з'ясувалося, багато захворювань починаються саме з генетичної поломки у вигляді SNP, яка частково компенсується організмом, поки додаткові чинники — вік, неправильне харчування, шкідливі звички, умови зовнішнього середовища тощо — не спровокують прояв змін на рівні обмінних процесів. Це, у свою чергу, може призвести до розвитку захворювання. Про такі типи мутацій вже йшлося в розділі, присвяченому хворобам згортання крові.

Вивчення генів

Існує два підходи до аналізу ДНК, які застосовуються в різних типах тестування. **Генотипування** передбачає визначення конкретних генів або їх змін (мутацій) у відомих ділянках ДНК. Такий вид тестування використовують для діагностики спадкового захворювання, а також для виявлення генів, причетних до розвитку хвороби. Він може бути частиною пренатального генетичного тестування, яке за складністю може бути простим або комплексним.

Секвенування — дослідження певної ділянки ДНК, від одного гена до всієї хромосоми, з метою пошуку будь-яких генетичних поломок або варіантів. Фактично це теж визначення генотипу. Його часто застосовують для з'ясування ступеня схильності до різних захворювань.

Існує медичне тестування (генотипування), що виконується з метою:

• виявлення носійства ураженого гена (або кількох генів);

• підтвердження наявності захворювання;

• планування сім'ї.

Зміни в гені можуть передаватися у спадок, тобто спостерігатися в кількох поколіннях людей, або ж виникати спонтанно під час зачаття чи на ранніх етапах розвитку ембріона під впливом різних чинників. Чим старша людина, тим більше в її статевих клітинах накопичується генетичних змін, а отже, зростає ймовірність дефектного зачаття та мимовільного переривання вагітності.

Перелік генетичних (умовно названих спадковими) захворювань налічує трохи більше ніж 6 000 назв, і практично всі вони пов'язані з поломкою одного гена. У однієї людини не може бути кількох генетичних порушень, тобто спадкових захворювань. Такі хвороби трапляються в одного з 200 новонароджених, однак далеко не у всіх дітей або дорослих проявляються яскраво виражені відхилення.

Визначення генотипу (наявності генів, пов'язаних з небезпечними спадковими захворюваннями) також проводиться на етапі планування сім'ї та народження дітей. Наприклад, етнічна група євреїв-ашкеназі має високий ризик виникнення понад 30 тяжких спадкових хвороб. В Ізраїлі розроблено програму тестування на 104 генетичні захворювання. Подібні панелі існують і в інших країнах, але через високу вартість аналізу кількість генів, які тестуються, зазвичай обмежена. Найчастіше проводиться індивідуальне тестування за медичними показаннями.

Комерційне тестування

Окрім пошуку генів, що відповідають за рідкісні, але серйозні захворювання, чим займається медична генетика, стало популярним визначення генів та інших ділянок ДНК і з інших причин.

З метою профілактики захворювань з'явилося кілька панелей (цукровий діабет, гіпертонія, хвороби крові та інші), які нібито показують схильність людини до деяких хвороб. Насправді рівень такої схильності можна визначити й без генетичного тестування — на основі аналізу сімейного анамнезу. Наприклад, якщо серед близьких родичів є люди з гіпертонічною хворобою та іншими серцево-судинними порушеннями, існує висока ймовірність розвитку аналогічних проблем. Водночас у виникненні хвороби важливу роль відіграють численні чинники: харчування, фізична активність, рівень стресу, шкідливі звички та інше. Саме на цьому типі тестування ґрунтується подальше нав'язування рекомендацій із серії «як правильно жити, щоб не захворіти», до яких входять різноманітні добавки, пристрої та інше.

Таким чином, планування вагітності за наявності хромосомних або генетичних відхилень у жінки чи чоловіка, або у разі спадкових випадків у родині, чи якщо вже є діти з такими порушеннями, потребує консультації генетика. Спеціаліст не лише проведе додаткове обстеження, але й пояснить парі рівень ризику виникнення захворювань у майбутніх дітей. У деяких випадках може знадобитися ЕКЗ з передімплантаційною генетичною діагностикою.

3.3.10. Ендокринні захворювання

Ендокринна система включає органи, що виробляють гормони або інші речовини, які мають гормональну активність. Вони мають потужний вплив на жіночий організм, оскільки регулюють багато процесів, що в ньому відбуваються. Деякі гормони досить «агресивні», тож навіть незначне підвищення їх рівня в сироватці крові може призвести до серйозних захворювань. Однак специфіка більшості гормонів полягає в тому, що їхні активні (вільні) форми захоплюються спеціальними білками, які виробляє печінка, і перетворюються на неактивні речовини. У зв'язаному вигляді гормони майже не впливають на органи-мішені і виводяться з організму через нирки та кишківник.

Більш детально про гормони й ендокринні захворювання написано в книзі «Все про гормони», а в «Малюк, ти скоро?» розглянуто ті причини безпліддя, які можуть бути пов'язані з порушенням вироблення або засвоєння деяких видів гормонів.

Вагітність — це якісно новий стан жіночого організму, під час якого плід і плацента є активними виробниками гормонів та гормоноподібних речовин.

Роль щитоподібної залози при плануванні вагітності

Важливу роль під час планування і перебігу вагітності відіграє щитоподібна залоза. Її гормони за своєю будовою дуже близькі до інших жіночих гормонів, тому за умови підвищеного або зниженого рівня в організмі вони можуть викликати зміни в деяких органах, що нагадують симптоми різних захворювань (наприклад, набряклість і ущільнення тканин молочних залоз, порушення менструального циклу тощо).

Обстеження щитоподібної залози слід пройти до настання вагітності, але воно не повинно обмежуватися лише УЗД, яке часто буває неінформативним. Залоза може мати нормальний вигляд, але функціонувати неправильно, тому аналіз на ТТГ (тиреотропний гормон) є першим кроком у визначенні її роботи.

ХГЛ, рівень якого суттєво зростає при вагітності, чинить слабкий стимулювальний вплив на щитоподібну залозу, а прогестерон, навпаки, знижує її функцію.

Тиреотропний гормон (тиреостимулювальний гормон, TSH, ТТГ, тиреотропін) — як видно з назви, впливає на функцію щитоподібної залози. Іншими словами, він є індикатором її роботи.

Цікаво, що ТТГ регулює не лише роботу щитоподібної залози, а й вироблення пролактину. Тому в багатьох жінок із порушеннями функції щитоподібної залози можуть спостерігатися підвищені рівні пролактину, а також неприємні зміни в молочних залозах: болючість, набряк, напруження, ущільнення.

Рівень ТТГ має враховувати вік, расову належність, стать і наявність вагітності. Проте в більшості лабораторій існують загальні межі норми для дорослих — 0.4–4.0 мкМО/мл. Під час вагітності ці показники змінюються залежно від терміну. У першому триместрі нормою вважається рівень ТТГ 0.1–2.5 мМО/л, у другому — 0.2–3.0 мМО/л, у третьому — 0.3–3.0 мМО/л. У 20% жінок рівень ТТГ виходить за нижню межу норми.

У другому триместрі щитоподібна залоза може збільшуватися в розмірах. Рівні її гормонів Т3 і Т4 також можуть підвищуватись, оскільки зростає концентрація тироксинзв'язувального білка, який погано фільтрується нирками. Після пологів рівень цих речовин самостійно нормалізується протягом 4–6 тижнів.

Майбутні матері схильні до розвитку аутоімунного тиреоїдиту, який після пологів може перейти в гіпотиреоз. У першому триместрі часто загострюється хвороба Базедова.

Гормони щитоподібної залози дуже важливі для розвитку дитини, особливо для головного мозку і формування власної щитоподібної залози плода.

Таким чином, визначення функції щитоподібної залози рекомендоване всім жінкам, які планують вагітність.

Захворювання, пов'язані з нею, умовно поділяють на такі групи:

• гіпотиреоз — знижене вироблення гормонів щитоподібної залози (гіпотиреоїдизм);

• гіпертиреоз — підвищене вироблення гормонів (гіпертиреоїдизм);

• аутоімунне запалення щитоподібної залози — тиреоїдити. Вони можуть супроводжуватися підвищеним, зниженим або нормальним виробленням гормонів;

• кісти й пухлини щитоподібної залози (доброякісні, рак щитоподібної залози, гормонально активні або неактивні).

Більшість запальних станів, зокрема аутоімунний тиреоїдит, супроводжуються зниженням функції щитоподібної залози. Як при гіпертиреозі, так і при гіпотиреозі можуть утворюватися антитіла. Рівень самих гормонів при таких станах може залишатися в межах норми, і тиреоїдит залишається недіагностованим. Вагітність впливає на аутоімунний тиреоїдит: що частіше жінка вагітніє й народжує, то вищий у неї ризик розвитку цього захворювання.

Велика кількість антитіл небезпечна тим, що вони здатні проникати через плаценту в кровотік плода і знищувати його щитоподібну залозу.

Вагітність — це стан фізіологічного підвищення рівнів майже всіх класів антитіл. До 15% вагітних жінок мають антитиреоїдні антитіла. Але в деяких випадках їх рівень значно зростає. Відомо, що підвищення рівня антитіл на 300% і більше може призвести до розвитку зоба й порушення функції щитоподібної залози у плода. Важливо проводити УЗД-контроль її розмірів, а також оцінювати серцеву діяльність плода через високий ризик серцевої дисфункції.

Гіпотиреоз асоціюється з підвищеним ризиком викиднів на ранніх термінах вагітності. Гіпертиреоїдизм становить загрозу переважно для другої половини вагітності. Він може призвести до розвитку прееклампсії, передчасних пологів, втрати вагітності, відшарування плаценти. У новонароджених може розвиватися вроджена серцева недостатність.

Будь-які відхилення у функції щитоподібної залози мають бути враховані. Гормональна терапія, яку призначають для лікування гіпотиреозу, не є протипоказаною при плануванні вагітності та під час неї.

Серед пацієнтів і навіть деяких лікарів побутує думка, що виявлений підвищений ТТГ спочатку необхідно знизити, а вже потім починати планування вагітності. По-перше, проблема не в самому високому ТТГ, а в тому, що він є показником зниженої функції щитоподібної залози. Сам по собі ТТГ не чинить негативного впливу на вагітність. По-друге, планування не варто відкладати надовго в очікуванні «ідеальних» показників ТТГ, адже препарати, які застосовують для поліпшення функції щитоподібної залози, не є протипоказаними ні при плануванні, ні під час самої вагітності. Бажано, щоб жінка перебувала під наглядом ендокринолога.

Підвищений рівень пролактину

Пролактин — унікальний гормон, значення якого досі остаточно не вивчено. Відомо, що він виробляється в гіпофізі, але механізм пригнічення його секреції залишається незрозумілим: реальний пролактин-інгібуючий фактор ніколи не був виділений. На відміну від інших гормонів гіпофіза, пролактин не впливає на інші ендокринні органи чи органи-мішені. Він також не регулює вироблення гормонів в інших органах. Через це високий рівень пролактину не контролюється організмом, зокрема й самим гіпофізом.

Найбільш вивчені функції пролактину такі:
• регуляція розвитку молочних залоз;
• ініціація та підтримка лактації;
• вплив на репродуктивну функцію;
• участь у роботі імунної системи;
• регуляція обміну речовин (осморегуляція);
• вплив на поведінку людини.

Однак роль пролактину виходить за межі цього списку: йому приписують понад 300 функцій в організмі людини, і це далеко не повний перелік. Дослідників, які вивчають цей гормон, дивує його здатність виконувати на перший погляд несумісні функції. Відомо, що пролактин важливий для вагітних і годуючих жінок, а його надлишок може негативно впливати на процес дозрівання яйцеклітин. У той же час дуже мало інформації про значення пролактину для невагітних, не годуючих жінок, а також для чоловіків.

Ще один важливий факт: найвищий рівень пролактину спостерігається наприкінці вагітності, в третьому триместрі. Він перевищує рівні, характерні для післяпологового періоду та лактації. Плід піддається впливу дуже високої концентрації пролактину, тому вважається, що цей гормон відіграє важливу роль у дозріванні дитини, а також у механізмах запуску пологів.

Ще одна загадка пролактину полягає в тому, що на відміну від інших гормонів, для нього і його рецепторів не виявлено генетичних поломок (поліморфізмів). Справді, не існує жодного спадкового захворювання, зумовленого порушенням гена, який контролює вироблення пролактину. Тому не існує ізольованої форми дефіциту пролактину як окремої хвороби.

Секреція та синтез пролактину мають ще одну особливість: цей процес залежить від сну. Підвищення рівня гормону починається з настанням нічного сну, тобто з першої стадії повільного сну (non-REM), яка триває 5–10 хвилин. Протягом доби кожні 90 хвилин виникає 13–14 піків підвищення рівня пролактину. На його секрецію також впливає прийом їжі, особливо білкової. Це означає, що рівень пролактину коливається впродовж доби, і різниця в показниках може сягати 25%.

Здача крові зранку після пробудження або після їжі не є обов'язковою умовою для проведення аналізу — його можна здавати у будь-який час доби. Показники, що перевищують верхню межу норми, вважаються гіперпролактинемією, однак важливо враховувати фактори, які можуть підвищувати цей рівень. У 30% випадків незначне підвищення гормону відбувається на тлі стресу (наприклад, страху або хвилювання — так званий синдром білого халата). Надто болісне або тривале проколювання вени (якщо складно взяти кров) також може стати причиною підвищення пролактину.

Підвищена концентрація пролактину в крові (гіперпролактинемія) може бути ознакою певного захворювання, а може проявлятися як самостійний симптом, що впливає на функції організму, особливо жіночого. Це також може бути варіантом фізіологічної норми. При інтерпретації результатів аналізу важливо зважати на одиниці вимірювання, інакше можна зробити хибні висновки. Нормальним вважається рівень до 30 нг/мл, хоча окремі лабораторії можуть встановлювати інші нормативи. Показники понад 50 нг/мл є діагностичною ознакою пухлини гіпофіза (пролактиноми).

Медикаментозна гіперпролактинемія вважається однією з найпоширеніших причин підвищеного рівня цього гормону, особливо у жінок. Перелік лікарських засобів, які викликають гіперпролактинемію, великий і щороку зростає (тому обов'язково читайте інструкцію до застосування препарату!).

Рівень пролактину підвищується не лише на тлі прийому гормональних контрацептивів, але й після їх відміни (виникає ефект скасування). У 30% жінок, які приймають комбіновані оральні контрацептиви, особливо високодозовані препарати, спостерігається незначне або помірне підвищення пролактину. Застосування естрогенів з лікувальною метою також може підвищувати його рівень.

Щоб підтвердити взаємозв'язок між лікарським засобом і гіперпролактинемією, необхідно припинити прийом препарату на три дні (якщо схема лікування це дозволяє) і повторити визначення рівня пролактину. Показники будуть нижчими, хоча не обов'язково знизяться до нормального рівня.

Як проявляється гіперпролактинемія? Виявити її у жінок набагато легше, ніж у чоловіків, тому що жінки частіше мають скарги.

Наприклад:

• порушення менструального циклу (оліго- або опсоменорея);
• відсутність менструацій (аменорея);
• виділення з сосків (галакторея);

• зниження статевого потягу;

• безпліддя;

• зниження кісткової маси (остеопороз).

Проте не завжди жінки мають ці симптоми, і вони не є абсолютною ознакою гіперпролактинемії. Наприклад, після завершення грудного вигодовування виділення з сосків можуть спостерігатися ще кілька років. Безпліддя може мати безліч інших причин. Остеопороз характерний переважно для жінок у клімактеричному віці. Іншими словами, у кожному випадку потрібен індивідуальний підхід до аналізу скарг.

Велика кількість варіантів пролактину ускладнює оцінку реального рівня тієї форми гормону, яка може взаємодіяти з різними клітинами й тканинами. Залежно від розміру молекули існують такі форми пролактину:

• мономерні (розміри молекул 14–23 кДа);

• димерні (48–56 кДа);

• полімерні (100–150 кДа).

Мономерні форми є біологічно активними і найчастіше циркулюють у крові людини. Полімерні форми називають макропролактином. Він є комплексом мономерного пролактину з антитілами IgG і через великі розміри майже не бере участі у взаємодії з рецепторами клітин. Найчастіше такий пролактин не здатен проходити крізь стінки судин і тому залишається у крові.

Макропролактинемія трапляється досить часто: від 10 до 40% випадків гіперпролактинемії зумовлені саме цією формою пролактину — як у дорослих, так і у дітей. У середньому в крові циркулює близько 15% макропролактину. Його підвищення зазвичай не супроводжується скаргами. Якщо ж скарги з'являються, це може свідчити про підвищення кількох форм пролактину, що, наприклад, буває при пролактиномі гіпофіза: у таких випадках потрібне глибше обстеження.

Існують також антипролактинові антитіла, які можуть з'єднуватися з молекулами пролактину.

Макропролактинемію також називають аналітичною гіперпролактинемією, оскільки вона може спричиняти суперечності в інтерпретації результатів аналізів. Тому надзвичайно важливо, яким методом і яку саме форму пролактину визначають у сироватці крові. Більшість лабораторій не проводять окремий аналіз на макропролактин.

Отже, рішення про необхідність лікування гіперпролактинемії залежить від відповідей на такі запитання:

1. Яка саме форма пролактину підвищена?

2. Чи можна знизити рівень пролактину, усунувши причину?

3. Які симптоми супроводжують гіперпролактинемію? Наскільки вони виражені?

При аналізі скарг надзвичайно важливо розуміти, що є первинним, а що — вторинним. Адже підвищений рівень пролактину може бути лише непрямим або другорядним показником, зовсім не пов'язаним із наявними скаргами.

Макропролактинемія у більшості випадків не потребує жодного втручання. Якщо причина відома, її необхідно усунути або зменшити її вплив. Без цього спроби знизити пролактин будуть безуспішними або ж позитивний ефект виявиться короткочасним.

У 30% випадків гіперпролактинемія минає самостійно без будь-якого лікування, і рівень пролактину повертається до норми. Це переважно випадки ідіопатичної пролактинемії, коли причина підвищення гормону залишається невідомою.

Якщо джерелом пролактину є пролактинома, метод лікування залежатиме від розміру пухлини та наявності скарг (порушення менструального циклу, труднощі із зачаттям, проблеми із зором тощо).

Лікування необхідно припинити з настанням вагітності. У вагітних жінок рівень пролактину підвищується з перших тижнів. Лише в поодиноких випадках при наявності пролактиноми лікування бромкриптином може бути продовжене під час вагітності. Достовірних даних, які б підтверджували зв'язок між високим рівнем пролактину та втратою вагітності на ранніх термінах, не існує.

Важливо розуміти, що бромкриптин і достинекс, які належать до групи агоністів дофамінових рецепторів, не знижують рівень пролактину, якщо його джерелом є не гіпофіз. Якщо пролактин утворюється поза межами гіпофіза, призначення цих препаратів буде неправильним. Незначне підвищення пролактину не є причиною порушень менструального циклу чи безпліддя і не потребує лікування. У разі помірної або вираженої гіперпролактинемії (і якщо це не макропролактинемія) можна застосовувати медикаментозне лікування з контролем рівня пролактину через місяць.

Синдром полікістозних яєчників

В організмі людини існує понад 50 гормонів та речовин, здатних проявляти гормональну активність. Оскільки у вироблення й регуляцію гормонів залучені різні органи, ендокринні захворювання зустрічаються в усіх галузях медицини, а тому спостерігати й лікувати пацієнтів можуть лікарі різних спеціальностей. На жаль, далеко не всі ендокринологи добре розуміються на функціонуванні репродуктивної системи. І навпаки, не всі гінекологи є експертами у сфері гормонів і гормональних порушень. Більш докладно про ендокринні захворювання, які також можуть супроводжуватися порушенням овуляції та менструального циклу, важливих для зачаття, написано в книзі «Це все гормони!».

Варто згадати про захворювання, яке нині стало надто поширеним діагнозом. Синдром полікістозних яєчників вважається не лише ендокринопатією, а й комплексним генетичним порушенням. Його назва застаріла, адже була заснована на вигляді яєчників, хоча насправді їх розмір і структура не є визначальними у постановці діагнозу.

Якщо європейські лікарі більше орієнтувалися на ультразвукову картину яєчників, то американські надавали перевагу лабораторним показникам рівнів гормонів та інших речовин. Саме тому статистика СПКЯ залежить від критеріїв, якими керуються практикуючі лікарі: вона коливається від 4 до 21%.

У двох третин жінок із СПКЯ спостерігаються порушення обміну речовин (метаболічний синдром), що підвищує ризик розвитку цукрового діабету другого типу та серцево-судинних захворювань.

СПКЯ супроводжується низкою симптомів.

1. На рівні тіла:
   • порушення менструального циклу (тривалість менше 21 або більше 35 днів, менше ніж 9 циклів на рік), часто — олігоменорея;
   • відсутність дозрівання яйцеклітин (ановуляція);
   • підвищене оволосіння (гірсутизм);
   • акне;
   • ожиріння.

2. На біохімічному рівні:
   • підвищений рівень чоловічих статевих гормонів (гіперандрогенія);
   • підвищений рівень лютеїнізуючого гормону (ЛГ);
   • підвищений рівень ліпідів (гіперліпідемія);
   • підвищений рівень інсуліну (гіперінсулінемія).

Через різні підходи виникають складнощі в постановці цього діагнозу. Однозначно, що високі показники чоловічих статевих гормонів є найважливішою ознакою СПКЯ. Але у 15–20% жінок із підвищеним рівнем андрогенів немає СПКЯ.

У 2018 році були запропоновані нові референтні значення для оцінки деяких ознак цього захворювання:

1. Рівень вільного тестостерону — ≥1,89 нмоль/л, андростендіону — ≥13,7 нмоль/л, DHEAS — ≥8,3 мкмоль/л.

2. Кількість антральних фолікулів — ≥21,5 фолікула в кожному яєчнику.

3. Об'єм правого яєчника — ≥8,44 см^3 (правий яєчник завжди більший за лівий).

4. АМГ — ≥37,0 пмоль/л.

АМГ як єдиний діагностичний показник для СПКЯ виявився непрактичним і не повинен використовуватись для встановлення діагнозу.

Полікістозні яєчники у нормі зустрічаються у 62–84% жінок віком 18–30 років. Варто знати, що дуже часто лікарі, які проводять УЗД та інтерпретують його результати, не знайомі з ультразвуковими ознаками синдрому полікістозних яєчників і встановлюють діагноз лише на підставі відсутності домінантного фолікула.

Справді, при ановуляторному циклі або запізненій овуляції (якщо цикл триває більше 28 днів) домінантний фолікул може бути відсутнім у перші два тижні. Якщо врахувати, що яєчники мають фолікулярну (кістозну) структуру, то полікістозні яєчники можна досить часто виявити як варіант норми. Саме тому багато лікарів пропонують перейменувати синдром полікістозних яєчників і називати його метаболічним розладом.

СПКЯ — переважно хвороба жінок із зайвою вагою. Сам по собі надлишковий (як і недостатній) рівень маси тіла може супроводжуватися порушеннями менструального циклу. У 50% випадків СПКЯ ожиріння є помірним.

Існує близько сотні чинників, які впливають на обмінні процеси, тому визначити, на якому саме рівні відбулося порушення, складно. У сучасній медицині розглядається кілька паралельних механізмів розвитку цього захворювання.

Що нам відомо про спадковий чинник при СПКЯ?
• До 70% випадків СПКЯ мають спадковий зв'язок.

• До 50% сестер жінок із СПКЯ мають гіперандрогенію (із них половина — СПКЯ).

• Брати жінок із СПКЯ мають підвищений рівень DHEA-S.

• Гени FBN3, HSD17B6 можуть бути залучені до розвитку СПКЯ.

Загалом вивчається близько сотні генів, які можуть мати відношення до розвитку СПКЯ.

Варто запам'ятати: СПКЯ — це діагноз виключення. Це не діагноз одного дня, одного аналізу чи одного УЗД. Крім того, це пожиттєвий діагноз.

Жоден із методів лікування СПКЯ не є високоефективним. Ніхто не знає, як довго потрібно лікувати і спостерігати жінок із цим синдромом. Ефект лікування завжди тимчасовий.

Першою лінією лікування цього синдрому є нормалізація ваги. Втрата хоча б п'яти кілограмів може кардинально змінити менструальний цикл, зробивши його більш регулярним. Правильна й безпечна для здоров'я нормалізація ваги передбачає зменшення маси тіла на 10% упродовж трьох місяців.

Другою лінією лікування є усунення скарг або симптомів. Це може включати зниження рівня гіперандрогенії, лікування гірсутизму, використання репродуктивних технологій для зачаття дитини тощо. Протидіабетичні препарати можуть допомогти у зниженні ваги, але їх призначення має поєднуватися з фізичною активністю.

Якщо жінка планує вагітність, застосування засобів, що пригнічують овуляцію (гормональні контрацептиви, прогестини), буде помилкою. У таких випадках одразу вдаються до репродуктивних технологій. Можна провести стимуляцію (індукцію) овуляції за допомогою різних препаратів («Кломід», гонадотропіни, інгібітори ароматази, тіазолідиндіони). Неправдою є твердження, що жінки з СПКЯ не зможуть завагітніти. Навпаки — при наявності хоча б нерегулярних менструальних циклів можна пробувати вагітніти. При СПКЯ овуляція трапляється, хоча й не в кожному циклі.

3.3.11. Захворювання репродуктивної системи

Звісно, вагітність виникає і проходить насамперед на рівні жіночих статевих органів або репродуктивної системи. Інакше бути не може. Тому матка й яєчники зазнають змін під впливом плода та гормонів.

Як уже згадувалося в інших розділах, для зачаття необхідне дозрівання яйцеклітин. Тому будь-які захворювання, що впливають на овуляцію, потребують уваги. Найчастіше це ендокринні порушення, адже ріст фолікулів у яєчниках контролюється гіпоталамо-гіпофізарною системою.

Запалення органів малого таза

У малому тазу розташовані не лише органи репродуктивної системи, а й кишечник, сечовий міхур, кровоносні та лімфатичні судини, нерви, зв'язки, м'язи, лімфатичні вузли. Між усіма цими структурами існує тісний зв'язок, тому запальний процес часто охоплює не один конкретний орган. Наприклад, при частих циститах спостерігається бактеріальний вагіноз і запалення маткових труб. При захворюваннях кишечника також нерідко виникає запалення маткових труб, у тому числі з формуванням гідросальпінксу. Апендицит часто супроводжується локальним перитонітом і залученням маткової труби до запального процесу.

Існує надзвичайно багато спекуляцій навколо діагнозу «хронічне запалення яєчників». Насправді такого діагнозу не існує. Яєчники мають унікальну будову, а також специфічні білки, які роблять їх практично стійкими до ураження інфекціями — за винятком окремих вірусів, і то в дуже рідкісних випадках.

Будь-яке запалення має певні стадії розвитку, що супроводжуються класичними ознаками: болем, почервонінням, підвищенням температури, набряком і порушенням функції. Запалення не може існувати без наявності специфічного збудника. Якщо без гінекологічного огляду скарг немає, а під час огляду жінка відчуває біль у боках унизу живота — це не запалення! Це грубий огляд.

При гострому запаленні яєчників зазвичай уражується очеревина, і навіть може виникати обмежений перитоніт. Однак найчастіше запалюються не яєчники, а маткові труби.

Тут важливо розуміти, що диму без вогню не буває. Тому за наявності нормальних результатів аналізів вагінальних виділень і відсутності скарг говорити про запалення яєчників лише на підставі дискомфорту під час огляду або через те, що на УЗД нібито «побачили ознаки запалення яєчників» (яких насправді не існує, тим більше — ознак хронічного запалення яєчників) — не варто.

Найчастіше запалюються саме маткові труби. Оскільки це порожнисті органи, в них під час запалення може накопичуватися рідина (випіт).

Два найпоширеніші збудники, що спричиняють запалення маткових труб, — це гонококи та хламідії. Інші бактерії, що можуть бути присутніми у піхві чи інших частинах репродуктивної системи, рідко спричиняють запалення самостійно.

При гострих запальних процесах органів малого таза (апендицит, запалення маткових труб) і після будь-якого оперативного втручання (лапароскопія, лапаротомія) в черевній порожнині утворюються спайки — як реакція організму на пошкодження очеревини та органів. Вони можуть призводити до непрохідності маткових труб. Однак наперед, під час планування вагітності, перевіряти прохідність маткових труб не слід, навіть якщо жінка перенесла запалення органів малого таза або оперативне втручання.

Детальніше про хламідіоз і гонорею ви зможете прочитати в наступних розділах.

Гідросальпінкс

У разі закупорки маткової труби в ній накопичується рідина. Якщо закупорка спричинена пошкодженням внутрішньої вистилки труби внаслідок інфекції, там може накопичуватися гній, що становить загрозу для здоров'я. У такому випадку на УЗД маткова труба зовні нагадуватиме сосиску.

Часто справжню причину виникнення гідросальпінксу з'ясувати неможливо, оскільки захворювання перебігає безсимптомно. Іноді воно супроводжується болем унизу живота, найчастіше з одного боку. Гідросальпінкс зазвичай виявляють випадково під час проведення УЗД.

У жінок із трубним безпліддям гідросальпінкс виявляється майже в 30% випадків.

Методи його лікування є досить суперечливими. Якщо наявні ознаки запалення й виявлена інфекція, курс антибіотиків може допомогти приглушити запальний процес, однак ефективність такого лікування невідома. Видалення маткової труби проводиться при наявності великого гідросальпінксу або у разі больових симптомів. Спроби відновити прохідність маткової труби підвищують ризик позаматкової вагітності. Видалення рідини з труби (дренаж) — часто неефективний метод лікування.

Двобічний гідросальпінкс трапляється рідко, а однобічне ураження маткової труби зазвичай не підвищує ризик безпліддя. Тому в медичній літературі немає якісних даних про вплив цього стану на жіночу фертильність, а також про доцільність його моніторингу. Практично всі сучасні публікації присвячені лікуванню гідросальпінксу в рамках підготовки до ЕКЗ.

Якщо у жінки виявлений гідросальпінкс, який не викликає болю чи дискомфорту, і немає активного інфекційного процесу, вона може розпочинати планування вагітності. Видалення маткової труби перед плануванням не рекомендується.

Планування вагітності з однією матковою трубою

Стан маткових труб має важливе значення для просування заплідненої яйцеклітини в порожнину матки, однак на виникнення позаматкової вагітності впливає також і саме плодове яйце. У більшості випадків маткові труби залишаються здоровими.

Позаматкові вагітності часто завершуються самостійно трубним абортом: плодове яйце гине, розсмоктується або виходить із труби. Сучасна медицина має кілька варіантів лікування трубної вагітності.

Медикаментозний трубний аборт застосовується у випадку завмерлої трубної вагітності. В інших ситуаціях проводиться лапароскопія: маткову трубу розсікають і видаляють плодове яйце. Після цього прохідність пошкодженої труби може зберегтись або ж вона стане непрохідною. Інший варіант хірургічного лікування — це повне видалення маткової труби.

Багато жінок, які перенесли хірургічне втручання, переживають щодо можливої втрати фертильності. Ймовірність повторної вагітності трохи нижча, ніж у жінок із двома матковими трубами, але вагітність залишається цілком реальною, хоча іноді на неї потрібно більше часу.

Перевіряти прохідність маткових труб або однієї залишеної труби перед плануванням наступної вагітності не рекомендується, оскільки будь-яка перевірка може призвести до їх пошкодження.

Дотепер не існує надійних порівняльних даних про ефективність операцій на маткових трубах, тим більше що існують різні хірургічні техніки їх лікування. Якщо пошкодження незначне, обсяг операції може бути мінімальним і водночас ефективним. Логічно, що що сильніше ушкоджені труби, то менше шансів на успішне лікування.

У сучасній медицині використовуються різні види хірургічного втручання: від відкритої мікрохірургії до лапароскопії. Можуть проводитися розсічення різних типів спайок (дрібні, плівчасті, грубі), відновлення фімбрій (фімбропластика), реконструкція труб (сальпінгостомія та сальпінгопластика), відновлення труб після стерилізації тощо. Інакше кажучи, існує близько 30 видів оперативного лікування, що ускладнює отримання якісних і достовірних даних щодо ефективності кожного з них. Показники настання вагітності після таких процедур надто різняться й іноді виглядають анекдотично: від кількох відсотків до кількох десятків.

Таким чином, немає доказів того, що хірургічне втручання на маткових трубах з метою відновлення їхньої прохідності є ефективним методом лікування.

Яким є ризик повторної позаматкової вагітності? Загальний рівень позаматкових вагітностей усіх типів становить 14,2 на 1000 жінок (менше ніж 2%). У 10% жінок може виникнути повторна позаматкова вагітність. Крім того, ризик підвищується при прийомі прогестинових препаратів у другій половині менструального циклу.

Якщо після позаматкової вагітності настає маткова (а це трапляється у 90% випадків), то все ж у таких жінок, незалежно від віку, підвищується ризик:

- передчасних пологів — у 1,27 раза;

- народження дітей із низькою масою тіла — у 1,2 раза;

- передлежання плаценти — у 1,45 раза.

Чому саме так відбувається — невідомо. Також підвищується ймовірність прееклампсії, багатоплідної вагітності, гестаційного діабету та необхідності переливання крові. У жінок старше 30 років зростає ризик відшарування плаценти. Жінки, які перенесли хірургічне лікування, також більш схильні до передчасних пологів, народження дітей із низькою вагою та до ймовірного кесаревого розтину.

Попри те, що повторна позаматкова вагітність можлива, боятися нової вагітності не слід. На її початку необхідно контролювати рівень ХГЛ і, за можливості, на п'ятому тижні визначити, де саме імплантоване плодове яйце.

Про маткові труби ми поговорили, а тепер настав час обговорити захворювання матки та їхній вплив на планування вагітності.

Поліпи матки

Проведення ультразвукового дослідження органів малого таза в рамках підготовки до вагітності (за відсутності скарг) не рекомендується, адже деякі «знахідки» можуть виявитися помилковими і лише підвищити рівень стресу.

Поліпи ендометрія — одна з найпоширеніших знахідок у жінок репродуктивного віку під час УЗД. Вони являють собою розрослі залози ендометрія, тому завжди є залозистими. Поліпи можуть також містити незначну кількість сполучної тканини — строми, а також судинну сітку.

У більшості випадків поліпи ендометрія є доброякісними утвореннями, які не переходять у рак і часто протікають безсимптомно. Причини їх росту достеменно невідомі, але вважається, що їх може бути кілька: особлива реакція ендометрія на естрогени, зокрема надлишкові; порушення росту ендометрія через «збій» у виробленні речовин, які його регулюють; генетичні порушення тощо.

Найчастіше поліпи ендометрія зустрічаються у молодих жінок (20–30 років) і в передклімактеричному періоді (35–45 років). Високою є частота поліпів серед жінок із ожирінням або тих, хто приймає певні препарати (зокрема, тамоксифен або гормональну терапію).

Точна поширеність поліпів ендометрія невідома, адже багато жінок не мають симптомів і не звертаються до лікаря. Вважається, що близько 10% жінок репродуктивного віку мають поліпи.

Зазвичай до лікаря звертаються жінки з періодичними кровотечами, кров'янистими виділеннями або болем унизу живота. У таких випадках у 20–30% обстежених виявляють поліпи. На відміну від овуляторного синдрому, кровотеча при поліпі може виникати в будь-який день циклу.

Щодо жінок із безпліддям, поліп часто є випадковою знахідкою під час обстеження. Майже в 30% випадків поліпи з'являються повторно, і дуже часто вони зникають самостійно.

Чи впливає наявність поліпа ендометрія на зачаття та виношування вагітності? Ця тема викликає багато суперечок, існує чимало міфів. Один із найбезглуздіших полягає в тому, що нібито матка сприймає поліп як плодове яйце і тому не дає прикріпитися справжньому ембріону. Це неправда!

Фертильність жінки може залежати від розташування поліпа. Якщо він знаходиться в ділянці входу маткових труб у порожнину матки, то може перекривати просвіт, ускладнюючи потрапляння сперматозоїдів. У таких випадках видалення поліпа може підвищити ймовірність зачаття майже на 60%. Якщо ж поліп прикріплений до передньої або задньої стінки матки, його вплив залежить лише від розміру. При цьому видалення поліпів менше ніж 1–1,5 см не впливає на здатність до зачаття.

Цікаво, що сам розмір поліпів не має вирішального значення для фертильності. Видалення як дрібних (до 1 см), так і більших або множинних поліпів не змінює фертильність жінки. Проблема полягає не в розмірах утворень, а в їхній здатності продукувати глікоделін — особливий білок, що пригнічує злиття сперматозоїда з яйцеклітиною, ускладнюючи зачаття. Крім того, глікоделін може впливати на гени ендометрія (HOXA10, HOXA11), знижуючи його чутливість у період імплантації плодового яйця.

УЗД може виявити великі поліпи, однак обстеження слід проводити після завершення менструації, коли ендометрій тонкий. Напередодні менструації розрослі залози можуть бути помилково прийняті за поліпи.

У минулому поліпи ендометрія видаляли шляхом вишкрібання порожнини матки. Але до 10% утворень залишалися непоміченими. Крім того, при вишкрібанні руйнується тканина поліпа, що унеможливлює якісне гістологічне дослідження. Адже рак ендометрія на УЗД може виглядати так само, як поліп.

Сьогодні рекомендованим методом є видалення поліпів за допомогою гістероскопії — це дає змогу краще їх побачити в порожнині матки, акуратно видалити з мінімальним пошкодженням ендометрія і провести гістологічний аналіз.

Видалення поліпа рекомендується, якщо жінка має скарги на кров'янисті виділення й/або біль протягом менструального циклу, а також при рясних менструаціях — незалежно від того, коли вона планує вагітність. У жінок із безпліддям рекомендовано видалення поліпа розміром понад один сантиметр.

Товщина ендометрія

Навколо товщини ендометрія існує дуже багато міфів. З одного боку, його якість впливає на імплантацію плодового яйця. З іншого — ідеальні показники ендометрія, які нібито сприяють швидшому настанню вагітності, досі невідомі. Деякі лікарі зациклені на «містичних» 10 мм і іноді не дозволяють жінці планувати вагітність, якщо товщина її ендометрія менша. Це помилка! Жінки можуть завагітніти з різною товщиною ендометрія.

Товщину вимірюють за допомогою УЗД, і найточніші результати можна отримати в день овуляції.

Наявність фіброматозних вузлів, поліпів, аденоміозу, післяопераційних рубців може впливати на правильність результату. Крім того, під час процедури УЗД матка, як м'язовий орган, може скорочуватись, що ускладнює точне вимірювання ендометрія.

Надзвичайно важливо правильно вимірювати товщину ендометрія. Для цього використовують трансвагінальний датчик. Матка має бути оглянута добре, а товщину ендометрія визначають у ділянці її дна.

Товщина ендометрія залежить від дня менструального циклу. Під час менструації дві третини функціонального шару ендометрія відшаровуються та виходять у вигляді менструальних виділень. Після завершення менструації товщина ендометрія становить 1–4 мм.

Під впливом естрогенів ендометрій починає рости (проліферувати), і з 6-го по 14-й день циклу його товщина зазвичай досягає 5–7 мм. У передовуляторну фазу можна помітити два шари: ехогенний базальний та гіпоехогенний функціональний. Товщина ендометрія становить 9–11 мм.

Після овуляції (з утворенням жовтого тіла) підвищується рівень прогестерону, який пригнічує ріст ендометрія і переводить його в секреторний стан. У лютеїнову фазу товщина ендометрія становить 7–14 мм.

Отже, ендометрій — це динамічна тканина матки, яка змінює свої характеристики під впливом естрогенів і прогестерону. У нормі його товщина, що вважається достатньою для імплантації, становить від 5 до 15 мм. Однак важливо не лише число, а й здатність ендометрія до сприйняття ембріона, що можливо у так зване вікно імплантації, про яке вже йшлося раніше.

Незважаючи на це, тонким вважається ендометрій товщиною менше ніж 7–8 мм. Але це не означає, що таким жінкам потрібне лікування перед плануванням вагітності. Це може бути просто фізіологічна особливість конкретної жінки, і така товщина може змінюватись у різних циклах.

Тонкий ендометрій також спостерігається у жінок із синдромом Ашермана, після операцій на матці або опромінення органів малого таза. Часто препарати, що стимулюють овуляцію, негативно впливають на ріст ендометрія і погіршують його якість. Тонкий ендометрій виявляють у більшості жінок під час стимуляції овуляції, а також у 1–2,5% жінок при проведенні ЕКЗ. Проте, як показують дослідження, така товщина не впливає на здатність завагітніти.

У репродуктивній медицині досі не існує загальноприйнятих показників товщини ендометрія, необхідних для успішної імплантації. Порівняльний аналіз публікацій показує, що вагітність настає при різних значеннях.

Препарати прогестерону не сприяють збільшенню товщини ендометрія, тобто не «нарощують» його. Надзвичайно важливо розуміти, що ріст ендометрія залежить від рівня естрогенів, який зростає разом із розвитком фолікулів. Саме тому першу фазу менструального циклу, коли росте ендометрій, називають проліферативною. Рівень прогестерону в другій фазі, навпаки, пригнічує ріст, і в ендометрії формуються залози — тому другу фазу називають залозистою або секреторною.

Гормони, ендометрій і гіперплазія

Застосування гормонів (естрогенів, прогестерону) може пригнічувати овуляцію. Гормональні препарати часто призводять лише до незначного росту ендометрія. Поки жінка приймає гормони, вона не може завагітніти, оскільки більшість циклів проходять без овуляції. Із кожною кровотечею відміни (так званою штучною менструацією) увесь нарощений ендометрій відшаровується.

Тому призначення гормональних контрацептивів або гормонів нібито для «нарощування» ендометрія — марна трата часу і грошей. У репродуктивній медицині, наприклад при перенесенні заморожених ембріонів під час ЕКЗ, застосовують саме стимуляцію овуляції для досягнення хорошого росту ендометрія.

Існує й інша крайність, якою деякі лікарі чомусь лякають жінок, які планують вагітність, — це гіперплазія ендометрія.

Гіперплазією ендометрія називають його надмірне розростання. Це лабораторний діагноз, який вимагає гістологічного підтвердження. Найчастіше такий стан виникає у циклах без овуляції.

Ановуляторні цикли характеризуються домінуванням естрогенів, адже за відсутності овуляції не утворюється жовте тіло, отже, не виробляється прогестерон. Проте це не абсолютна, а відносна недостатність прогестерону — вона визначається не за абсолютними показниками, а у співвідношенні до рівня естрогенів. Як правило, у більшості жінок з ановуляторними циклами рівень прогестерону залишається в межах норми, хоча пікове підвищення не спостерігається. Через те, що дія естрогенів не пригнічується підвищеним рівнем прогестерону, відбувається надмірний ріст ендометрія — це стан часто і називають гіперплазією.

Помилковим є встановлення цього діагнозу лише на підставі УЗД-даних про товщину ендометрія. Лікар або УЗД-спеціаліст виміряв товщину, і вона йому «не сподобалась»: або не вписалась у його уявлення про норму, або й вписалась, але все одно виглядала «неправильно» — за суб'єктивними уявленнями.

Ехогенність — це термін, що в УЗД характеризує акустичні властивості тканин і органів. На екрані гіперехогенні ділянки (щільні за структурою) виглядають світлішими. Натомість порожнисті або рідинні структури виглядають темними — гіпоехогенними. Кожен апарат УЗД має свою сіру шкалу, за якою слід орієнтуватися. Але на практиці більшість лікарів оцінюють ехогенність «на око», тобто суб'єктивно. Крім того, зображення залежить від налаштування яскравості й контрастності екрана. Тож оцінка стану органів повинна враховувати суб'єктивність обстеження. Визначити справжню товщину ендометрія за допомогою УЗД не завжди просто.

У жінок із порушенням овуляції, яке іноді супроводжується нерегулярним менструальним циклом, ендометрій може мати нормальну товщину, але бути низької якості. У таких випадках фізіологічна гіперплазія ендометрія може бути відповіддю на тривалий вплив естрогенів.

Попри те, що більшість лікарів говорять про «гіперплазію», ґрунтуючись на вимірах товщини ендометрія під час УЗД, діагностичним критерієм цього стану (а не хвороби) є зміни в клітинах і тканинах ендометрія, які можна визначити лише за допомогою гістологічного дослідження.

Проста залозиста гіперплазія, яка часто зустрічається у жінок репродуктивного віку, і яку багато лікарів «старої школи» лікують вишкрібанням або гормональними контрацептивами, у більшості випадків не потребує жодного лікування — особливо за відсутності скарг. Цей тип гіперплазії не перетворюється на рак.

Завжди важливо з'ясувати причину посиленого росту ендометрія. Якщо це підлітковий вік, післяпологовий лактаційний період, затримка менструації через різкі коливання ваги або наслідки перенесених захворювань, слід розуміти, що гіперплазія ендометрія в такому випадку є фізіологічною реакцією і не потребує лікування.

У випадку постійних ановуляторних циклів потрібно знайти їхню причину, а не одразу переходити на контрацептиви, намагаючись досягти регулярних штучних менструацій. Якщо в жінки є захворювання інших органів або систем, наприклад, порушення функції щитоподібної залози, важливо вилікувати основну причину. Таких станів і хвороб, що можуть спричинити гіперплазію ендометрія, існує чимало.

Ендометрій матки — це лише тканина-мішень, яка росте під впливом естрогенів. Завдання полягає не в тому, щоб штучно пригнічувати цей ріст, а в тому, щоб з'ясувати причину такого гормонального впливу, тобто витоки істинної або відносної гіперестрогенії.

Сама по собі залозиста гіперплазія не є небезпечною, але може супроводжуватись кров'янистими виділеннями або кровотечею — саме ці симптоми змушують жінок звертатися за лікуванням. Якщо менструація відсутня протягом трьох циклів, з метою запобігання мажучим виділенням або раптовій кровотечі призначають прогестерон, який викликає штучну менструацію. Зазвичай така кровотеча є коротшою й менш рясною. Якщо ж менструація відсутня менше ніж 90 днів, у більшості випадків її штучно викликати не потрібно.

Мені шкода жінок, у яких затримка менструації становить усього один-два тижні, а лікарі вже призначають прогестерон для її виклику — буцімто через те, що гіперплазія ендометрія спричинить сильну кровотечу з фатальними наслідками. Це неправда.

Таким чином, за відсутності скарг і більш-менш регулярному менструальному циклі жінка може сміливо починати планування вагітності без додаткових обстежень і лікування.

Хронічний ендометрит

Навколо хронічного ендометриту існує надзвичайно багато міфів. У низці країн цей діагноз став комерційним. Жінок лякають тим, що за наявності хронічного ендометриту імплантація плодового яйця буцімто неякісна, що це підвищує ризик викидня і нібито є причиною безпліддя. Насправді встановлення цього діагнозу часто є нічим іншим, як проявом низького професійного рівня патогістологів (спеціалістів, які оцінюють структуру тканин), які не вміють правильно інтерпретувати стан ендометрія. Деякі лабораторії просто «працюють» на лікарів і надають фальшиві висновки, аби ті могли призначити лікування.

Починаються тривалі курси антибіотиків, фізіотерапія, введення в порожнину матки різних (часто сумнівних) препаратів, застосування вкрай дорогих методів без доведеної ефективності (наприклад, стовбурові клітини, імуноглобуліни), грязелікування, п'явки на низ живота й у піхву — і так далі. Усе це є банальним викачуванням грошей і свідченням серйозної неписьменності лікарів.

А чи існує взагалі діагноз «хронічний ендометрит»? Якщо є хронічний, то має бути й гострий. І справді, гострий ендометрит нерідко спостерігається після абортів і пологів, особливо після кесаревого розтину. Він також можливий при гострій гонореї або хламідіозі, які супроводжуються запаленням цервікального каналу (ендоцервіцитом). Ендометрит може виникати й після деяких процедур — зокрема після гістероскопії.

Таким чином, ендометрит, що є результатом інфекції та запальної реакції, зазвичай називають **гострим**. У таких випадках гістологічне дослідження ендометрія не потрібне.

Інший тип ендометриту, який почали діагностувати за результатами гістологічного дослідження внутрішньої вистилки матки, називають **хронічним**. Найчастіше його визначають за наявністю плазматичних клітин у стромі ендометрія. Багато лікарів вважають, що частота хронічного ендометриту низька — менше ніж 3% серед жінок репродуктивного віку.

Обидва типи ендометриту мають практично однакові симптоми різної інтенсивності: кров'янисті виділення та больовий синдром, які не залежать від фази менструального циклу.

Хронічний ендометрит може бути пов'язаний із наявністю внутрішньоматкового засобу, поліпа або фіброматозного вузла в порожнині матки. Однозначної причини його виникнення не встановлено. Зміни ендометрія, які відповідають критеріям хронічного ендометриту, виявляють у 8% зразків ендометрія після біопсії. Повторю: **хронічний ендометрит також супроводжується клінічними симптомами**. Це не лише кров'янисті виділення і біль, але й часті загострення вагінітів. Тому при підозрі на ендометрит необхідно проводити бактеріальні посіви аспірату з порожнини матки (але не менструальної крові!).

Лікування хронічного ендометриту дуже просте: достатньо одного або двох тижнів антибіотикотерапії. Все інше до лікування цього стану не має жодного стосунку.

Введення в порожнину матки будь-яких медикаментів або речовин суворо не рекомендується, оскільки це може серйозно пошкодити ендометрій.

Чому ж багато лікарів не вважають діагноз «хронічний ендометрит» достатньо серйозним, щоби звертати на нього увагу?

Ендометрій — це динамічна система, яка протягом менструального циклу проходить чотири типи гістологічних змін: проліферацію (ріст), секрецію, децидуалізацію (підготовку до імплантації плодового яйця) і некротизацію (відторгнення) під час менструації. Кожна фаза має свої особливості й включає різні типи клітин у стромі. Якщо проводити біопсію ендометрія перед менструацією, до 50% клітин строми можуть становити лейкоцити різних класів. Природні кілери, макрофаги, Т-лімфоцити та інші імунні клітини — усе це частина здорового ендометрія.

Хронічний ендометрит визначають як локалізоване запалення слизової оболонки ендометрія, яке характеризується набряком, підвищеною щільністю стромальних клітин, порушенням балансу між дозріванням епітеліальних клітин і фібробластів строми, а також скупченням плазматичних клітин у стромі. Найчастіше гістологи ігнорують усі ці зміни і встановлюють діагноз ендометриту лише на підставі наявності лімфоцитів — без уточнення їх підкласів. Плазматичні клітини — це кінцева стадія дозрівання активованих В-лімфоцитів.

Грубою помилкою є також встановлення цього діагнозу після вишкрібання, проведеного через викидень або завмерлу вагітність. Відторгнення плодового яйця завжди супроводжується запальною реакцією в ендометрії.

Ще одна поширена помилка при інтерпретації гістологічних висновків пов'язана з неправильним описом локалізації плазматичних клітин. Вважається, що у нормі В-лімфоцити можуть у великій кількості бути лише в базальному шарі ендометрія. За наявності ендометриту вони виявляються і в функціональному або залозистому шарі.

І найголовніше: **дотепер не існує чітких гістологічних критеріїв для діагностики хронічного ендометриту**. Тобто кожен гістолог може поставити цей діагноз, керуючись власними, суб'єктивними критеріями.

УЗД-ознак хронічного ендометриту не існує, хоча багато лікарів вигадують їх самостійно. Важливо пам'ятати: **хронічний ендометрит — це не УЗД-діагноз!**

Якщо говорити про бактерії, хронічний ендометрит найчастіше викликають стрептококи та бактерії кишкової групи (кишкова паличка, ентерокок), які є частиною звичайної мікрофлори піхви більшості жінок. У країнах Африки та Азії з низьким рівнем медичної допомоги в порожнині матки часто виявляють туберкульозну паличку. Проте **наявність бактерій у порожнині матки не є ознакою запалення**, оскільки в реальності ця порожнина не є стерильною. Тому низький рівень бактеріальних колоній при посіві не є показником наявності ендометриту. У 95% біопсій ендометрія, включно з аналізами здорових жінок, виявляються бактерії!

Діагноз «хронічний ендометрит» завжди є діагнозом виключення, тобто його встановлюють після виключення інших можливих причин, наприклад, повторних мимовільних викиднів або безпліддя.

Цікавий момент, над яким варто замислитися всім, кому ставлять такий діагноз: найчастіше про хронічний ендометрит говорять саме у тих випадках, коли жінка вже проходила кілька курсів антибіотикотерапії. А оскільки єдиним науково обґрунтованим методом лікування ендометриту є короткий курс антибіотиків, дивно бачити в діагнозі слово «хронічний», що ніби вимагає довготривалого й інтенсивного лікування чим завгодно.

Простий і важливий порада: пробуйте завагітніти, не шукаючи нескінченно діагнозів. Чим менше ви дозволяєте «копирсатися» в порожнині матки, тим менше ризик ушкодження ендометрія.

Фіброміома матки

Усі пухлини гладком'язової тканини матки поділяються на доброякісні та злоякісні. Доброякісні новоутворення — це найпоширеніші пухлини репродуктивної системи жінок. До них належать лейоміоми (фіброміоми), які виявляють у 40% жінок старших за 35 років.

Раніше вважалося, що їхній розвиток спричинений естрогеном. Проте з'ясувалося, що сам по собі рівень естрогену не стимулює ріст вузлів — він залежить від поєднання естрогену та прогестерону, а також від їхніх коливань. Тому ріст фіброміом найчастіше відбувається після 35 років, коли починаються періодичні піки вироблення естрогену на тлі фізіологічного зниження рівня прогестерону.

Існує і генетичний фактор виникнення фіброматозних вузлів: фіброміоми часто спостерігаються в жінок по материнській лінії. Зазвичай вони з'являються у молодому віці, частіше після 25 років, мають невеликі розміри, можуть бути множинними, але загалом не перешкоджають зачаттю та виношуванню вагітності.

Вузли можуть:

- рости під оболонкою матки в бік черевної порожнини (субсерозні),
- всередині м'язового шару матки (інтрамуральні),
- в порожнину матки (субмукозні).

Перші два типи фіброміом практично не впливають на зачаття і перебіг вагітності, навіть якщо вони великі. Натомість субмукозні вузли можуть заповнювати порожнину матки та деформувати її, що може ускладнити зачаття й імплантацію заплідненої яйцеклітини. Вони дійсно асоціюються з вищим рівнем безпліддя, завмерлих вагітностей і мимовільних викиднів. Але якщо вагітність настала, ці вузли не підвищують ризику передчасних пологів.

Навіть якщо субмукозні вузли не змінюють форму порожнини матки, ризик безпліддя й порушення імплантації все одно вищий, ніж у жінок, які їх не мають. Проте на подальший перебіг вагітності вони не впливають, якщо вона вже настала й підтверджена клінічно.

Якщо вузлів кілька і вони перекривають вхід у маткові труби, фактично роблячи їх непрохідними, ризик безпліддя підвищується. Вузли в ділянці шийки матки або в самому цервікальному каналі також можуть ускладнювати потрапляння сперми в порожнину матки. У таких випадках жінки можуть скаржитися на больові місячні.

Інтрамуральні вузли також асоціюються з підвищеним рівнем безпліддя, порушенням імплантації та викиднями на ранніх термінах, однак не збільшують ризику втрати вагітності на пізніших строках і не підвищують ймовірності передчасних пологів.

Чи впливає розмір фіброматозних вузлів на фертильність жінки? На цю тему не проводилось достатньо досліджень. Відомо безліч випадків, коли жінки з великими субсерозними вузлами успішно вагітніли та народжували без ускладнень. Очевидно, що при оцінці фіброміоми слід враховувати не лише її розмір, а й розміщення вузла в порожнині матки та його вплив на її анатомічну структуру.

Питання про видалення фіброматозних вузлів у жінок, які планують вагітність або мають безпліддя, є спірним. Зазвичай воно виникає лише за наявності субмукозних вузлів. Проте перед будь-яким хірургічним втручанням жінці рекомендується спробувати завагітніти природним шляхом. Винятком може бути наявність скарг, таких як кровотечі чи біль.

Субмукозні вузли можна видалити за допомогою гістероскопії. Здавалося б, така операція повинна підвищити шанси на настання вагітності. Але виявилось, що хоча частота зачаття та імплантації підвищується, ймовірність виносити здорову вагітність і народити дитину не зростає, а кількість спонтанних викиднів не зменшується.

Багато експертів вважають, що необхідно зважувати всі «за» і «проти» видалення фіброміоми у кожному конкретному випадку, і не застосовувати це лікування до всіх жінок без винятку.

Видалення інтрамуральних вузлів не покращує ситуацію з зачаттям і виношуванням вагітності. Ба більше, наявність рубця на матці після операції може негативно позначитися на перебігу майбутньої вагітності та пологах. А будь-яке хірургічне втручання може супроводжуватись ускладненнями різного ступеня тяжкості.

Ендометріоз

Навколо ендометріозу, який деякі лікарі та пацієнтки вважають майже містичним захворюванням, створено надзвичайно багато міфів. Часто ця тема стає однією з найбільш обговорюваних серед жінок і медиків. У США лише за один місяць через пошукову систему Google користувачі шукали інформацію про ендометріоз пів мільйона разів. Але коли у 2017 році американські лікарі проаналізували всі наявні публікації в інтернеті про це захворювання (англійською мовою), призначені для осіб без медичної освіти, з'ясувалося, що у 80% випадків достовірність інформації була низькою.

Під ендометріозом розуміють наявність за межами матки видимих вогнищ ендометріоїдної тканини (імплантатів). Традиційно вважається, що це естроген-залежне захворювання, оскільки ріст ендометрію як у матці, так і поза її межами відбувається під впливом естрогенів. Зі зниженням рівня естрогенів спостерігається регресія ендометріоїдних вогнищ, наприклад під час природної або штучної менопаузи. Саме на цьому ґрунтується медикаментозне лікування ендометріозу — воно не усуває саме захворювання, а лише тимчасово зменшує ріст ендометріоїдної тканини та самого ендометрію за рахунок пригнічення вироблення естрогенів. Після припинення лікування симптоми ендометріозу повертаються.

Багато сучасних лікарів не погоджуються з таким визначенням ендометріозу, вважаючи його занадто спрощеним. Згідно з дослідженнями, ендометріоїдні вогнища в різних частинах репродуктивної системи і поза нею можуть мати різну чутливість до гормонів і по-різному впливати на навколишні тканини. Також відомо, що реакція ендометрію на прогестерон у середині лютеїнової фази у жінок з ендометріозом і здорових жінок відрізняється. У перших спостерігається так звана "прогестеронорезистентність" — тобто нечутливість до прогестерону.

Отже, ендометріоз — це не лише естрогензалежний, але й прогестеронорезистентний стан, тобто гормональний дисбаланс, що проявляється на генному рівні.

Поширеність ендометріозу повністю не вивчена. Найчастіше до лікарів звертаються жінки репродуктивного віку зі скаргами на біль у нижній частині живота та безпліддя. Вважається, що від 5 до 10% таких жінок мають ендометріоз. У жінок, які не планують вагітність, ендометріоз трапляється у 1–5% випадків. У 7% пацієнток з ендометріозом спостерігається спадкова схильність. Найчастіше захворювання діагностують у віці 35–44 років.

Не секрет, що вогнища ендометріозу найчастіше виявляються випадково під час лапароскопії, яка проводиться з негінекологічних причин.

Сучасні рекомендації свідчать: **якщо в жінки немає скарг, які можуть бути пов'язані з ендометріозом, то його вогнища видаляти не потрібно.**

Ендометріоз може проявлятися утворенням ендометріом, які часто називають "шоколадними кістами". Вони спостерігаються у 17–44% жінок з ендометріозом, причому у 28% випадків — з обох боків.

Для вибору тактики спостереження або лікування ендометріом враховують три важливі чинники:

- наявність симптомів;

- розміри кісти;

- оваріальний резерв.

"Шоколадні кісти" не впливають на зачаття й виношування вагітності. Якщо їхній розмір не перевищує 4–6 см і вони не спричиняють болю або дискомфорту, за ними просто спостерігають. При низькому рівні АМГ кісти також не видаляють. Медикаментозне лікування "шоколадних кіст" не проводиться.

У низці країн ендометріоз перетворився на комерційний діагноз: його діагностика й лікування можуть тривати без кінця — на тлі страху жінки залишитися безплідною або відчувати сильний біль у майбутньому.

Ендометріозу і фертильності, саме через велику кількість спекуляцій, присвятили чимало серйозних клінічних досліджень. Дотепер зв'язок між ендометріозом і безпліддям не доведено, хоча перші публікації на цю тему рясніли твердженнями, нібито це захворювання призводить до безпліддя. Проте з покращенням якості наукових досліджень ми отримуємо все більше достовірної інформації. Ось що говорить доказова медицина щодо поширених тверджень про вплив ендометріозу на фертильність:

- Стадія ендометріозу не впливає на перебіг і результат вагітності.

- Ендометріоз не впливає на якість яйцеклітин.

- Рівень прогестеронової недостатності при ендометріозі не підвищений.

- Якість ендометрія не погіршується.

- Прохідність сперматозоїдів через маткові труби не порушується через ендометріоз.

- Токсичний вплив ендометріозу на ембріон не доведено.

- Рецептори ендометрія в матці при ендометріозі не ушкоджені (за винятком самих ендометріоїдних вогнищ).

- Ендометріоз не підвищує кількість біохімічних вагітностей.

- Ендометріоз не збільшує ризик мимовільного переривання вагітності (викиднів або завмерлих вагітностей).

- Лікування ендометріозу 1–2 стадії не підвищує ймовірність зачаття.

- Прогестини, агоністи ГнРГ, даназол не підвищують шанси на зачаття — навпаки, знижують їх через індуковану ановуляцію.

- Хірургічне лікування ранніх стадій ендометріозу не збільшує частоту зачаття та вагітностей.

- Хірургічне лікування при поширених формах ендометріозу може збільшити кількість зачаттів шляхом усунення больового синдрому та дискомфорту, що загалом покращує якість життя жінки, зокрема сексуального.

Це далеко не всі факти, які спростовують численні міфи про ендометріоз.

Ендометріоз не такий страшний, як про нього часто говорять. **За відсутності скарг не потрібне жодне гормональне або інше лікування** цього стану. **Не існує жодних профілактичних курсів лікування ендометріозу** після видалення «шоколадних кіст», лапароскопії, під час планування або після втрати вагітності.

Аденоміоз

Про аденоміоз поширено чимало чуток, особливо на тлі відсутності міжнародних стандартів діагностики й лікування цього стану матки. Під аденоміозом мають на увазі наявність залоз ендометрія в м'язовому шарі матки — міометрії. Надзвичайно важливо розуміти, що це захворювання має два ключові компоненти:

- ектопічні (тобто поза межами порожнини матки) вогнища залоз і строми ендометрія;

- змінений міометрій (гіпертрофія, гіперплазія, фіброз).

Аденоміоз — це не УЗД-, а гістологічний діагноз, який поставити досить складно. По-перше, стандартних УЗД-ознак аденоміозу не існує. По-друге, тканинне дослідження матки, зокрема її м'язового шару, можливе лише після її видалення.

Два характерні симптоми аденоміозу — це болісні та рясні менструації, які найчастіше спостерігаються у жінок після 30–35 років, зазвичай таких, що вже мали вагітності та пологи. Саме через ці скарги в минулому часто видаляли матку, а сам аденоміоз виявляли випадково при гістологічному аналізі тканин. Сьогодні гормональне лікування дозволяє усунути ці скарги без оперативного втручання.

Причини та механізм розвитку аденоміозу досі не з'ясовані, хоча передбачається наявність генетичного чинника (зокрема гена GSTM1, який пов'язують із порушенням обміну речовин на межі ендометрія з міометрієм). Крім того, існує гіпотеза, що аденоміоз — це епігенетичне захворювання, тобто результат впливу певних речовин у період ембріонального розвитку жінки, що призводить до активації генів DNMT1 і DNMT3B. Дослідження в цьому напрямку тривають, але наразі не встановлено, які саме фактори викликають такі зміни в ДНК.

Хоча стандартів УЗД-діагностики аденоміозу не існує, покращення якості ультразвукових апаратів, а також використання 3D-УЗД і МРТ дозволяє чіткіше візуалізувати межу між ендометрієм і міометрієм та виявити її порушення через проростання ендометріоїдних вогнищ у м'язову стінку матки.

Деякі лікарі стверджують, що аденоміоз може порушити процес імплантації заплідненої яйцеклітини та бути причиною безпліддя або ранньої втрати вагітності, однак достовірних клінічних даних на цю тему немає. Оцінити результати наявних досліджень складно через відсутність уніфікованих УЗД-критеріїв і розбіжності між науковцями щодо опису цього стану.

Лікування аденоміозу у жінок, які планують вагітність, не існує. Хірургічне видалення вогнищ ендометрію є небезпечним і неефективним. Гормональні препарати, які пригнічують овуляцію та впливають на ріст ендометрію, не можуть застосовуватись під час планування вагітності.

Однозначно: жінкам з аденоміозом можна планувати вагітність і не варто хвилюватися за її перебіг та результат.

Захворювання шийки матки

Про захворювання та стани шийки матки можна написати окрему книгу, адже саме з нею пов'язані найбільші страхи жінок, особливо через рак. Про запалення шийки матки та піхви ми говоритимемо в іншому розділі, а тут згадаємо найпоширеніші захворювання шийки матки, зокрема передракові стани.

Під час огляду шийки матки в дзеркалах лікар може побачити почервоніння (повне або ділянками) та певні утворення. Серед попередніх діагнозів після такого огляду можуть бути:

- Істинна ерозія (дуже рідко) — механічна або хімічна травма;

- Псевдоерозія (ектопія, ектропіон) — фізіологічні зміни шийки матки;

- Вагініт, кольпіт, цервіцит, ендоцервіцит — запалення;

- Поліп шийки матки;

- Фіброма шийки матки;

- Наботові кісти — процес загоєння псевдоерозії;

- Ендометріоз шийки матки;

- Рак шийки матки.

Жоден із цих діагнозів, окрім раку шийки матки, не є протипоказанням до вагітності, хоча в окремих випадках може бути рекомендоване лікування. Для уточнення діагнозу жінці можуть запропонувати низку аналізів: мікроскопічне дослідження вагінальних виділень, бактеріальний посів, цитологічне дослідження, кольпоскопію, біопсію, тест на ВПЛ тощо.

Істинна ерозія (або просто ерозія) подібна до подряпини — це поверхневе ушкодження епітелію. Він відновлюється протягом 1–3 днів, і сліду від травми не залишається, якщо не ушкоджені глибші шари. Лікування не потрібне.

Псевдоерозія або **ектопія** (також ектропіон) — одна з найпоширеніших знахідок під час огляду шийки матки, особливо у молодих і тих, хто не народжував. У підлітків ектопія трапляється майже завжди — це фізіологічна норма, яку помилково називають вродженою ерозією (так само, як загин матки). Ектопія не заважає зачаттю й виношуванню вагітності, тому в більшості випадків не потребує лікування.

Цервіцит — узагальнена назва запалення шийки матки. Також використовується термін «кольпіт». Розрізняють:

- ендоцервіцит — запалення цервікального каналу (виявляється, зокрема, при гонореї та хламідіозі);

- екзоцервіцит — бактеріальне, паразитарне або вірусне ураження вагінальної частини шийки матки.

Нерідко запалення супроводжується ураженням стінок піхви (вагінітом). Види кольпітів/вагінітів залежать від збудника — про це докладніше у відповідному розділі.

Дуже часто лікарі плутають почервоніння навколо зовнішнього зіву шийки матки з ендоцервіцитом. Насправді це зона трансформації — межа між багатошаровим плоским і одношаровим залозистим епітелієм цервікального каналу. Якщо є запалення в цій зоні, завжди будуть патологічні виділення.

Будь-який цервіцит не перешкоджає зачаттю, але може:

- ускладнювати регулярне статеве життя,

- негативно впливати на перебіг вагітності.

Тому важливо провести правильну діагностику та короткочасне лікування. Необхідно виключити інфекції, що передаються статевим шляхом — про це йтиметься в іншому розділі.

Більшість жінок, які планують вагітність, проходять цитологічне дослідження — скринінг раку шийки матки. Згідно з новими рекомендаціями, його слід починати не з моменту початку статевого життя, а з 21 року — незалежно від першого статевого контакту. Варто знати:

- бажано проводити сучасне цитологічне дослідження (рідинна цитологія) з використанням міжнародної класифікації інтерпретації мазків;

- висновок цитологічного аналізу — це не діагноз;

- кольпоскопія та біопсія проводяться лише за показаннями після цитологічного висновку.

Специфічну термінологію для цитологічних мазків розробили вчені Папаніколау та Траут у 1954 році. У 1978 році була прийнята нова класифікація патологій епітелію шийки матки та піхви, в якій термін «дисплазія» було замінено на «неоплазію». Цервікальну інтраепітеліальну неоплазію 1, 2 і 3 ступенів (CIN 1, 2, 3) не вважають злоякісними процесами шийки матки.

У 1988 році була створена американська система класифікації Bethesda, яку з 1991 року застосовують лікарі більшості країн світу.

Терміни «дисплазія» і «неоплазія» використовуються дедалі рідше. Сучасне визначення цих станів — «інтраепітеліальне ураження», «інтраепітеліальне утворення» або «інтраепітеліальна пухлина». Це лабораторний діагноз, що базується на результатах цитологічного мазка та/або гістологічного дослідження.

З двох наведених класифікацій цитологічних мазків і біопсії до передракових станів відносять високу ступінь плоскоклітинного інтраепітеліального ураження (HSIL), яка є цервікальною інтраепітеліальною неоплазією третього ступеня (раніше називалася «тяжкою дисплазією») — CIN3. Усі інші захворювання й стани шийки матки не належать до передракових станів.

Наведена нижче таблиця відображає взаємозв'язок між старою та сучасною класифікаціями цитологічних досліджень:

Класифікаці я за Папаніколау	Номенклату ра дисплазій	Номенклату ра CIN	The Bethesda System
I	Норма	Норма	Норма
II	Плоскоклітин на атипія	Плоскоклітин на атипія	ASC-US / ASC-H
III	Легка (слабка) дисплазія	CIN1	LSIL
	Помірна (середня) дисплазія	CIN2	
IV	Тяжка (виражена) дисплазія	CIN3	HSIL
V	Карцинома	Карцинома	Карцинома

CIN2 відносять до групи низького або високого ступеня ураження епітелію за результатом визначення особливого білка — p16. Якщо результат негативний, це легкий ступінь інтраепітеліального ураження; якщо позитивний — тяжкий. Лише HSIL вимагає проведення кольпоскопії та біопсії, а також лікування (за умови гістологічного підтвердження діагнозу). Рак шийки матки також потребує лікування. Усі інші стани шийки матки не є перешкодою для планування вагітності.

Інші цитологічні стани — неопухлинні клітинні зміни (метаплазія, кератоз, атрофія) та реактивні (запалення, загоєння, лімфоцитарний цервіцит, вплив радіації, спричинені внутрішньоматковою контрацепцією) — є нормальними і не потребують додаткового обстеження чи лікування.

Кольпоскопія — суб'єктивний метод аналізу і не повинна проводитися всім жінкам, зокрема під час планування вагітності. Чутливість цього методу діагностики надзвичайно низька і залежить від зору та знань лікаря. Не існує чітких рекомендацій та показань для проведення кольпоскопії, що робить її комерційним методом діагностики. Досі немає міжнародної й однозначної медичної термінології для опису кольпоскопічних знахідок, а також контролю якості опису кольпоскопічної картини. Тому висновок кольпоскопії не є діагнозом.

Паралельно можна проводити ВПЛ-тестування у разі відхилень у результатах цитологічного дослідження. ВПЛ-інфекція медикаментозно не лікується. Наявність ВПЛ не є показанням для хірургічного лікування шийки матки.

Чи можливе самовилікування доброякісних змін шийки матки? Сучасні дані показують такі результати:
• LSIL: 90 % випадків спонтанно регресує до норми або ASC-US протягом 6—12 місяців;
• CIN2: 65—75 % регресує протягом 18—36 місяців; лише 2 % протягом року і 12 % протягом двох років CIN2 прогресує до CIN3;
• HSIL: у 67 % молодих жінок самостійно регресує.

Останніми роками почали зловживати хірургічним лікуванням, зокрема конізацією шийки матки, коли видаляється частина її тканин. Надалі це може мати вкрай негативний вплив на зачаття дитини і виношування вагітності. Ризик передчасних пологів після конізації збільшується на 6—10 % для кожного міліметра глибини видалення, у три рази — при видаленні 12—15 мм. Також виникає стеноз шийки матки при видаленні 20 мм і більше, що може призвести до безпліддя.

За негативного результату цитологічного дослідження (негативного щодо інтраепітеліальних уражень і злоякісності — NILM) та відсутності онкогенних типів ВПЛ повторний скринінг можна проводити через 3–5 років, а отже, протягом цього періоду можна планувати вагітність.

Це далеко не всі захворювання жінки, на які потрібно звертати увагу. Фактично кожен випадок є індивідуальним, тому завдання лікаря — «розкласти все по поличках», тобто визначити рівень ризику можливих ускладнень вагітності, пов'язаних зі станом здоров'я жінки, а також запропонувати методи їхнього усунення до початку планування вагітності.

3.4. Захворювання батька

Сучасні чоловіки приділяють більше уваги родині та плануванню вагітності, ніж це робили їхні ровесники в минулому. Досить часто в кабінетах жіночих консультацій можна побачити не одну жінку, а подружню пару. Чудово, що чоловіки стали більш активними в родинних питаннях, підтримують жінку під час вагітності, беруть участь у партнерських пологах, цікавляться темами вагітності, пологів і післяпологового періоду. Вислів «це не чоловіча справа» вже не має такого домінантного значення, як раніше.

Від здоров'я батька залежить здоров'я дітей, а також певною мірою перебіг вагітності. Хоча чоловік є лише донором статевих клітин (сперматозоїдів) і сам не виношує дитину, саме від якості сперматозоїдів залежить стан зачатого потомства.

Мене часто запитують, як те чи інше захворювання або його лікування впливають на зачаття дітей. Але краще поставити питання інакше: чи впливає хвороба або її лікування на вироблення й якість сперми, а також на можливість здійснювати статеві акти? Відповідь залежить від виду захворювання, його впливу на організм чоловіка (особливо на репродуктивну систему), а також від впливу лікування на якість сперми.

Для зачаття дитини важливі два чоловічі чинники:

• наявність здорової сперми;

• можливість здійснення статевих актів з еякуляцією у піхву.

Доказова медицина не має офіційних рекомендацій щодо підготовки чоловіка до планування вагітності. Але важливо зменшити або усунути шкідливі звички (куріння, вживання алкоголю, наркотиків) та малорухомість. Гарячі температури (гарячі ванни, лазні, сауни) також можуть негативно впливати на якість сперми, тому не слід ними зловживати.

Якщо чоловік приймає якісь ліки, важливо знати, як вони впливають на сперму. Про це можна запитати лікаря, а також знайти відповідну інформацію в інструкції до препарату. Лише незначна кількість ліків може впливати на дозрівання сперматозоїдів і якість сперми. Як правило, вона відновлюється протягом кількох тижнів після завершення лікування. Рідше для цього потрібно кілька місяців.

Багато препаратів не впливають на якість сперми, тому планувати вагітність можна навіть під час лікування. Головне — щоб у самого чоловіка було бажання займатися любов'ю.

Побутує хибна думка, нібито після лікування, наприклад, антибіотиками чи іншими препаратами необхідно утримуватись від зачаття 2–3 місяці, доки «не відновиться» сперма. На відміну від жінок, у чоловіків сперма виробляється щодня. Хоча процес дозрівання сперматозоїдів триває до 70 днів, сперматогенез — це постійний щоденний процес. Тому відкладати планування вагітності в такому випадку не потрібно.

Додатковий прийом чоловіком будь-яких вітамінів або мінералів (у тому числі фолієвої кислоти) з метою планування вагітності не потрібен.

Якщо проводиться лікування, яке може призвести до незворотних змін у спермі, важливо постаратися зберегти фертильність чоловіка. Опромінення яєчок понад 7,5 греїв, застосування циклофосфаміду або прокарбазину може призвести до безпліддя.

Що може зробити чоловік залежно від типу лікування з метою збереження своєї репродуктивної функції?

1. Заморожування сперми. Це надзвичайно простий і ефективний метод збереження фертильності, незалежно від того, чи матиме лікування негативний вплив на якість сперми.

2. Гормональна терапія (гонадозахист) у чоловіків застосовується вкрай рідко, оскільки, за винятком поодиноких випадків, виявилася неефективною.

3. Заморожування тканини яєчок з подальшою пересадкою тканини після лікування наразі проводиться як експериментальний метод. Даних щодо його ефективності поки немає.

Якщо зберегти сперму не вдалося, дуже важливо знати про потенційний шкідливий вплив лікування на гени статевих клітин. Після лікування і перед плануванням вагітності рекомендовано провести спермограму та ДНК-фрагментацію сперми. Негативний ефект може бути тимчасовим, а не постійним.

Надзвичайно важливо обговорити питання збереження репродуктивної функції до початку лікування!

Варто зазначити, що аналіз сперми перед плануванням вагітності не рекомендується як рутинний метод обстеження. Спермограму слід проводити лише тим чоловікам, які перенесли операції на яєчках або передміхуровій залозі, або мають онкологічне захворювання.

3.5. Групи крові

Останнім часом з'явилося дуже багато чуток про так звані резус-конфлікт і груповий конфлікт. Деякі жінки доходять до того, що говорять про протипоказання до вагітності через резус-негативну групу крові, а інші переривають вагітність через страх перед «резусом».

Жінки також бояться резус-конфлікту: у багатьох існує асоціація з народженням у минулому дитини з жовтяницею, яку лікарі пов'язували з резус-конфліктом. Дитині в результаті довелося пройти численні діагностичні тести, ін'єкції якихось препаратів і навіть переливання крові. Причин жовтяниці у новонароджених може бути багато, існує кілька її видів, що не потребують переливання крові і не є небезпечними для дитини. Однак найчастіше діагностика жовтяниці проводиться неправильно, а всі проблеми «списуються» на резус-конфлікт або груповий конфлікт.

Тож звернімося до медичних і наукових даних, і я постараюся пояснити, що не все так страшно.

3.5.1. Кілька слів про групи крові

Під час зачаття дитина отримує одну половину генетичного матеріалу від матері, а другу — від батька. Саме комбінацією батьківських генів визначається група крові дитини. Вона може відрізнятися від груп крові батьків. Наприклад, у батьків з другою та третьою групами за системою АВО можуть народитися діти з будь-якою групою крові — від першої до четвертої.

За даними Міжнародного товариства переливання крові, у світі існує 35 класифікацій груп крові. Найбільш поширені в практичній медицині — це класифікації за системами АВО та резус-фактором.

Отже, група крові дитини визначається генами, від яких залежить будова її еритроцитів, зокрема наявність особливих речовин на поверхні еритроцитів. Ці речовини називають антигенами.

Існує понад 300 антигенів, які позначаються літерами. Усі антигени розташовані в аутосомних хромосомах (не статевих), за винятком кількох: XG і XK, що пов'язані з X-хромосомою, MIC2 — з X- та Y-хромосомами. За синтез антигену може відповідати кілька генів, а оскільки в них можливі зміни (поліморфізм), один антиген може мати різні генетичні варіанти.

Кров жінки не змішується з кров'ю чоловіка, тому між ними не може бути жодного «конфлікту» — ні за групами крові, ні за резус-фактором.

А от червоні кров'яні тільця їхньої дитини (плода) можуть потрапляти у кровотік матері і сприйматися нею як чужорідні еритроцити. У цьому разі в організмі матері запускаються захисні механізми і виробляються антитіла до еритроцитів плода.

Група крові від народження ніколи не змінюється. А як же феномен Бомбея? У 99,9 % людей є так званий Н-антиген — попередник антигенів А і В. І лише в одного з 10 000 людей в Індії та одного на мільйон у Європі спостерігається відсутність цього антигену: кров таких людей буде умовно першою. При цьому обидва батьки повинні бути носіями дефектного гена Н (дефектний ген позначають буквою h), а фенотипово така дитина матиме першу групу крові. При поєднанні першої та другої груп крові в батьків у дитини може бути лише перша або друга група.

3.5.2. Як і чому виникає «конфлікт»

Материнською алоімунізацією (ізоімунізацією, сенсибілізацією) називається стан, при якому захисна система жінки виробляє антитіла (імуноглобуліни) до чужорідних еритроцитів. У побуті, а також серед лікарів, поширені поняття «груповий конфлікт» і «резус-конфлікт», однак вони є неточними і сьогодні вважаються застарілими.

Чужорідні еритроцити можуть потрапити в організм вагітної жінки під час переливання крові та її

302

компонентів, а також від плода під впливом різних чинників.

Щоб в організмі матері розпочався процес утворення антитіл (цей процес можна визначити за допомогою аналізу крові), еритроцити плода мають потрапити в її кров'яне русло. Це трапляється при перериванні вагітності (аборти, викидні), кровотечах (спонтанне відшарування плаценти або внаслідок травми), хірургічних процедурах (забір ворсин хоріона, амніоцентез, кордоцентез, ручне відділення плаценти, лазерна коагуляція судин плаценти або пуповини тощо), позаматковій вагітності, але найчастіше — під час пологів.

3.5.3. На які антигени виробляються антитіла

Хоча існує понад 300 антигенів, що визначають особливості групи крові майбутньої дитини, антитіла виробляються далеко не до всіх з них.

Найчастіше антитіла утворюються до таких антигенів: D, с, С, E та е (резус-фактор), A, B, Kell, Ce, Cw, Kpa, Kpb, k, Jka, s, Wra, Fya. Рідше — до таких антигенів: Biles, Coa, Dia, Dib, Doa, Ena, Fyb, Good, Heibel, Jkb, Lua, Lub, M, Mia, Mta, N, Radin, S, U, Yta, Zd. Антитіла не виробляються до Lea, Leb.

Одній жінці немає необхідності визначати антитіла до різних маркерів еритроцитів, особливо під час планування вагітності, оскільки вони з'являються лише в період самої вагітності.

У сучасному акушерстві проводиться лише профілактика D-сенсибілізації за резус-фактором.

Цікаво, що реакція організму людини на проникнення чужорідних еритроцитів у кров'яне русло в чомусь подібна до захисної реакції на віруси. Імунна система жінки також виробляє антитіла до специфічних агентів (антигенів), розміщених на поверхні еритроцитів плода. Спочатку утворюються антитіла класу IgM. Вони не проходять через плаценту, тому не становлять небезпеки для плода. Оскільки еритроцити плода потрапляють до організму матері під час пологів, рівень цих антитіл найчастіше підвищується саме після пологів.

Згодом IgM змінюються на IgG, які здатні проникати через плаценту в кров плода. Саме ці антитіла мають визначатися у вагітної жінки, оскільки вони беруть участь у так званому «резус-конфлікті».

3.5.4. Чим небезпечні антитіла

Необхідно розуміти, що існує два абсолютно різні стани, пов'язані з утворенням антитіл.

З боку матері — це сенсибілізація (алоімунізація, ізоімунізація). Антитіла, які утворюються в організмі жінки, абсолютно не небезпечні для неї самої: вона навіть не відчуває їх появи. Очевидно, що батько дитини також не страждає від утворення антитіл у матері.

З боку дитини — це гемолітична хвороба плода, яка переходить у гемолітичну хворобу новонародженого. Такий стан може призвести не лише до тяжкої анемії плода, а й до його загибелі.

Як відбувається ураження плода? Найчастіше під час пологів (або після аборту) в кровотік матері потрапляють еритроцити новонародженого. Зазвичай відповідь організму матері полягає в утворенні антитіл. Для новонародженого поява антитіл у крові матері після пологів не становить небезпеки. Поступово вони розщеплюються і зникають з організму жінки. Однак захисна система «запам'ятовує» антигени еритроцитів цієї дитини.

Минає час (неважливо, місяці чи роки), і жінка вирішує знову завагітніти. Виявляється, що у другої дитини така ж група крові, як і у попередньої. Звісно, в кров жінки знову потрапляють еритроцити вже нової дитини. Захисна система негайно їх розпізнає, а оскільки в «пам'яті» залишилася інформація про той самий антиген, на який уже утворювалися антитіла, при повторній зустрічі з аналогічним антигеном (тобто такою ж групою крові у нової дитини) реакція стає набагато агресивнішою — утворюється більше антитіл.

Антитіла IgG можуть проникати через плаценту, а далі через пуповину — в кровотік дитини, і при цьому руйнувати еритроцити плода, викликаючи в нього малокрів'я (анемію). Вона може бути слабо вираженою або супроводжуватися водянкою, що, у свою чергу, може призвести до загибелі дитини внаслідок серцево-судинної недостатності. Розпад еритроцитів називають гемолізом, тому такий стан плода називається гемолітичною хворобою.

У новонароджених також може виникати гемолітична хвороба, яка часто проявляється жовтяничним забарвленням шкіри та підвищеним рівнем білірубіну — особливої речовини, що міститься в крові. Гемолітична жовтяниця трапляється дуже рідко: у 1–2 випадках на 10 000 немовлят.

До впровадження в практику профілактики резус-конфлікту антирезусна сенсибілізація (тобто поява антирезусних антитіл у крові матері) відзначалася в 1 % усіх вагітностей. Завдяки своєчасній профілактиці, яка полягає у введенні жінкам за певних обставин антирезусних антитіл, така проблема зустрічається в 10 випадках на 10 000 пологів. Лише у 1,5 % жінок із резус-негативною кров'ю під час першої вагітності виявляються антирезусні антитіла, найчастіше після 28 тижнів.

3.5.5. Що таке резус-фактор

Найпоширенішими є антигени Rh-групи (резус-фактора): D (85 %), с (80 %), С (70 %), Е (30 %) та е (98 %). Існує вісім комбінацій генів, що відповідають за належність до групи крові за резус-фактором. Найчастіше гемолітичну анемію плода викликає антиген D. Відсутність D-антигену зазвичай позначається малою літерою d.

Чи може виникнути «резус-конфлікт» у жінки з резус-позитивною групою крові? Оскільки існує п'ять антигенів за резус-фактором, антитіла найчастіше утворюються до антигенів Е і дуже рідко до С та с. Також можуть виявлятися аутоантитіла до е. Зазвичай зустрічаються комбінації антитіл до С і е або до с і Е. Тому «резус-конфлікт» цілком може виникнути і в жінки з резус-позитивною групою крові.

3.5.6. Слабкий D-фактор

У дуже незначної кількості людей існує так званий слабкий або нечітко виражений субфенотипічний D-фактор. Старі реагенти, що визначали резус-фактор, мали низьку чутливість до такого його типу, тому його носії часто вважалися резус-негативними. Зі зростанням чутливості реагентів, що використовуються для визначення груп крові, деякі люди нині тестуються як резус-позитивні. Щоб уникнути плутанини, осіб зі слабким RhD-антигеном вважають резус-позитивними як донорів, але як реципієнти вони мають отримувати резус-негативну кров.

Резус-негативна група крові частіше зустрічається серед білого населення (європейці — 15–16 %, іспанські баски — до 35 %), рідше — серед темношкірих жителів Північної Америки (до 7 %), і ще рідше — серед азіатів та африканців (до 1 %).

3.5.7. Як часто може виникати «резус-конфлікт»

Майбутні матері часто запитують, яка ймовірність того, що у них розвинеться резус-конфлікт. Багато хто вважає, що вона становить ледь не 100 %, якщо в жінки й чоловіка різні групи крові. Запевняю вас як фахівець: 100 % імовірності не буває ніколи.

До впровадження антирезусних антитіл (до 1968–1970 років) їх мали 14 % жінок. Нині антитіла виявляють у 0,1–0,4 % вагітних, або резус-негативними є 1–2 % жінок.

Необхідно розуміти, що комбінація генів батька і матері не завжди є несприятливою.

Сенсибілізація матері залежить від кількості вагітностей. Якщо до вагітності жінці з резус-негативною кров'ю не переливали чужу кров або її компоненти (еритроцитарну масу, плазму тощо), то в її сироватці не має бути антирезусних антитіл.

Чим більше вагітностей, тим вищий ризик сенсибілізації, а отже, і гемолітичної анемії плода. Ймовірність алоімунізації у жінок із резус-негативною кров'ю після народження дитини з резус-позитивною групою становить 15 %, а групова сенсибілізація може виникати у 2 % випадків після пологів і в 2–5 % після аборту.

На сенсибілізацію впливає й група крові плода. Виявилося, що якщо в резус-позитивної дитини за системою АВО така ж група крові, як у матері, ризик алоімунізації досягає 15–16 % (за умови, що жінці не вводили антирезусний імуноглобулін). Якщо ж група крові дитини і матері не збігається, що в реальності трапляється найчастіше, ризик алоімунізації значно знижується і становить 1,5–2 %. Це пояснюється тим, що для знищення еритроцитів плода, які потрапили в кров'яне русло жінки, її імунітет спочатку виробляє групові антитіла (зазвичай це IgM), а вже потім — антирезусні.

Титр антирезусних антитіл (відносний показник концентрації антитіл) у крові матері не відображає ступінь ураження плода. Навіть при дуже високих титрах стан плода може залишатися нормальним.

Цікаво, що стать дитини також відіграє певну роль у розвитку гемолітичної хвороби плода, особливо її тяжких форм: у хлопчиків водянка розвивається частіше, ніж у дівчаток.

Контроль рівня антитіл проводиться лише під час вагітності. Також діагностика «резус-конфлікту» та «групового конфлікту» проводиться виключно в цей період.

3.5.8. Профілактика резус-конфлікту

Основна мета ведення вагітних із резуснегативним фактором — це запобігання сенсибілізації, тобто утворенню захисною системою матері антитіл до еритроцитів дитини, які потрапили в її кров'яне русло. Повністю запобігти потраплянню еритроцитів плода не завжди можливо, хоча в таких жінок кількість певних процедур (забір ворсин хоріона, амніоцентез, кордоцентез) має бути зведена до мінімуму.

Утворення антитіл пригнічується введенням антирезусного імуноглобуліну, тобто певної дози готових антитіл. Механізм їхньої дії до кінця не вивчений, хоча існує припущення, що ці антитіла зв'язуються з еритроцитами плода, які потрапляють у кров'яне русло матері, найчастіше під час пологів або під час інвазивних процедур. Власна захисна система жінки не встигає відреагувати на чужорідні еритроцити, тобто пригнічується її первинна імунна реакція.

Перша доза антитіл вводиться на 28-му тижні вагітності за відсутності виявлених антитіл, а повторна — у перші 72 години після пологів, якщо в дитини резуспозитивна група крові.

Завдяки антирезусній профілактиці випадки гемолітичної хвороби новонародженого через резусфактор стали рідкістю в країнах, де вона застосовується. Набагато частіше нині трапляється така хвороба дитини через груповий фактор: А, В і Kell.

Різна група крові не повинна бути перешкодою для планування вагітності. Якщо в пари вже були втрати вагітності або діти, які померли внаслідок гемолітичної хвороби плода або новонародженого, ретельне спостереження має здійснювати фахівець лише після настання нової вагітності. Іноді перед плануванням наступного зачаття проводять генотипування крові матері й батька, щоб визначити рівень ризику появи дитини з резус-позитивною групою крові.

3.6. Інфекції та підготовка до вагітності

Навколо інфекцій існує дуже багато міфів, які впливають на ставлення до них. Думки людей коливаються від заперечення і невизнання низки небезпечних інфекцій до надмірного пошуку та лікування всіх підряд «знахідок» і спроб досягти чи не стерильності власного організму. Однак людина не є стерильною істотою, як і плід в утробі матері. Майбутня дитина знайомиться з вірусами і бактеріями на різних етапах внутрішньоутробного розвитку, але найчастіше — під час народження.

Багато людей не знають, що людський організм — це місце проживання мільярдів мікроорганізмів: вірусів, бактерій, грибів і навіть найпростіших одноклітинних паразитів. Більшість із них відіграють дуже важливу роль у життєдіяльності організму, допомагаючи функціонуванню багатьох органів. Це співжиття мікро- та макросвітів, що ґрунтується на здорових дипломатичних стосунках без шкоди для обох сторін. Кількість мікроорганізмів значно перевищує кількість клітин людини, однак це не заважає нам залишатися тими, ким ми є.

Певні органи людини мають свій унікальний набір мікроорганізмів, який раніше називали флорою. Але слово «флора» стосується рослинного світу, тоді як бактерії — це не квіти, не рослини і не плоди. Тож сьогодні, коли йдеться про мікроорганізми, що населяють людину і тварин, уживають терміни *мікробіом*, *біом*, *мікробіота*.

Тепер уявіть собі: людство не просто прожило десятки тисяч років (а можливо, й набагато більше), а завдяки безперервному розмноженню заселило планету мільярдами собі подібних. Рівень медицини у багатьох країнах залишає бажати кращого; далеко не всі живуть в ідеальних санітарно-гігієнічних умовах, якісно харчуються і дотримуються особистої гігієни. І все ж саме в бідних регіонах світу, де практично не користуються контрацепцією, спостерігаються найвищі рівні народжуваності. При цьому переважна більшість новонароджених є здоровими й мають нормальну масу тіла. Звісно, багато хто з них після народження зіштовхнеться з інфекціями, голодуванням, поганими умовами життя, відсутністю медичної допомоги — саме це і визначатиме, виживе дитина чи ні. Отже, не поспішайте робити хибні висновки про необхідність «вичистити» своє тіло і позбутися «всіх інфекцій», які нібито приховано (чи відкрито) живуть усередині вас.

Що визначає небезпеку інфекцій під час вагітності? Передусім важливо розуміти, наскільки вони небезпечні саме для жінки. Адже перший контакт усіх без винятку мікроорганізмів відбувається не з ембріоном чи плодом, а з організмом матері. Саме вона стає певним резервуаром, а водночас — і бар'єром для більшості вірусів і бактерій, обмежуючи зараження плода.

По-друге, необхідно з'ясувати, якою є ймовірність передачі мікроорганізмів через плаценту та яку шкоду це може завдати майбутній дитині. Передачу інфекції від матері до дитини під час вагітності та пологів називають вертикальною трансмісією. Після народження інфікована мати також може заразити немовля через тісний контакт — це називається горизонтальною трансмісією. Рівень передачі збудника в різні триместри відрізняється, а також плацента здатна захищати від багатьох вірусів і бактерій, тому контакт мікроорганізмів з плодом може закінчитися як без шкоди для нього, так і пошкодженням окремих органів або всього організму плода.

У більшості підручників з акушерства, а також у численних популярних публікаціях ви не знайдете чіткого розмежування двох типів вертикальної трансмісії: від матері до плода та від матері до новонародженого під час пологів. Також надзвичайно обмежено подано достовірну інформацію про різні рівні контакту майбутньої дитини з мікроорганізмами залежно від їх взаємодії з організмом жінки. Давайте трохи поговоримо про це далі.

3.6.1. Взаємовідносини між мікроорганізмами та людиною

Перший контакт мікроорганізмів з організмом людини називається первинним зараженням (або первинним інфікуванням). Імунна система має кілька рівнів захисту, тому «боротьба» з прониклими мікроорганізмами починається на клітинному рівні з поступовим залученням великої кількості речовин, а також з виробленням антитіл. Цей перший контакт може завершитися знищенням вірусів або бактерій без шкоди для клітин людини, або ж їхній негативний вплив буде обмеженим. Інший варіант — вплив на весь організм із локалізацією у тій ділянці, де створені найкращі умови для росту й розмноження збудника.

Після первинного зараження організм може повністю очиститися від мікроорганізмів — на це може піти від кількох тижнів до кількох років. Самовилікування спостерігається при ВПЛ-інфекції, трихомоніазі, гонореї, хламідіозі та ряді інших інфекцій. Однак коли йдеться про небезпечні інфекції, що передаються статевим шляхом, необхідне негайне лікування.

Після взаємного пристосування мікроорганізмів і «господаря» — не обов'язково з розвитком хвороби — людина може залишатися їх резервуаром (носієм). Носійство не означає заразність, адже в більшості випадків імунна система здатна пригнічувати активність мікроорганізмів, не дозволяючи їм розмножуватися і шкодити клітинам. Наприклад, зараження вірусом простого герпесу в більшості людей відбувається в ранньому дитинстві, однак клінічні прояви герпесу можуть не з'являтися роками — або взагалі ніколи. Деякі віруси здатні «ховатися» в певних клітинах і не давати про себе знати. Дотепер точно невідомо, чи повністю позбувається людина деяких вірусів і бактерій, чи їх просто настільки мало, що сучасні методи діагностики не можуть їх виявити. Носійство більшості вірусів, бактерій і грибків є безпечним для жінки, плода й новонародженого.

У деяких випадках можлива активація інфекції — рецидив, коли інфекційний агент виходить зі своїх «укриттів» для розмноження й росту. У такому разі йдеться про вторинне зараження, хоча цим терміном також позначають приєднання додаткової інфекції до вже наявної, спричиненої тим самим видом мікроорганізму.

Активація інфекції не завжди супроводжується симптомами, а тривалість рецидиву відрізняється в кожному випадку: від кількох годин до кількох днів, рідше — тижнів. У такі періоди людина може бути заразною, включно з можливістю інфікування плода або новонародженого.

Для запобігання рецидивам інфекцій, небезпечних для дитини, під час вагітності або в період пологів можуть призначатися певні лікарські засоби. Наприклад, для профілактики генітального герпесу та зараження новонародженого під час пологів жінкам, які мали хоча б один епізод цього захворювання в минулому, рекомендується приймати ацикловір, починаючи з 36 тижня вагітності й до пологів. У разі виявлення у піхвових виділеннях або сечі гемолітичного стрептокока групи B антибіотикотерапію проводять безпосередньо під час пологів.

Також можливе повторне зараження — реінфекція, коли людина знову заражається тим самим видом інфекції. Це можуть бути, наприклад, різні штами одного й того самого вірусу.

Зовсім не завжди після контакту людини з інфекційним агентом формується довічний імунітет. Найчастіше захисна реакція має короткочасний ефект. Хоча наявність імунітету до одного виду мікроорганізмів може частково захищати й від інших, родинних за походженням (що належать до одного сімейства, наприклад).

Під час вагітності найбільшу загрозу для здоров'я майбутньої дитини становить саме первинне зараження. У більшості випадків плацента виконує ефективну бар'єрну функцію, захищаючи плід. Тому, незважаючи на можливу небезпеку деяких інфекцій для організму матері, перебування дитини в матці зазвичай оберігає її від первинного зараження.

3.6.2. Кілька слів про імунітет

Захисна або імунна система — це складний комплекс, який контролює взаємодію організму з зовнішнім і внутрішнім середовищем. Її основа — здатність розпізнавати чужорідні білки та інші речовини (переважно продукти життєдіяльності мікроорганізмів), активувати процес їх нейтралізації та знищення, а також зберігати інформацію про них (імунологічна пам'ять). Імунна система також відповідає за виявлення пошкоджених і хворих клітин та їх утилізацію. Іншими словами, вона захищає організм від розвитку захворювань.

У формуванні імунітету (захисту від конкретних «загарбників» — патогенів) беруть участь клітини, які виконують різні функції: від синтезу певних речовин до безпосереднього знищення патогенів. Цей тип імунної відповіді називають клітинним імунітетом. Окрім нього, існує гуморальний імунітет, пов'язаний із виробленням антитіл.

Слово «патоген» характеризує не стільки чужорідний генетичний матеріал (ДНК або РНК мікроорганізмів), скільки білки, які вони виробляють (антигени). Якщо термін «антиген» стосується всіх білків, то «патогени» — це специфічні антигени, характерні лише для певних мікроорганізмів і відсутні в організмі людини. Саме на ці білки можуть вироблятися антитіла.

До складу імунної системи входять лейкоцити (білі кров'яні тільця), антитіла, система комплементу, а також селезінка, тимус (вилочкова залоза), кістковий мозок і лімфатична система. Саме тому імунна відповідь організму розглядається як багаторівнева система, у якій задіяна велика кількість компонентів.

3.6.3. Антитіла

Антитіла, або імуноглобуліни (скорочено Ig), — це специфічні білки, які виробляються плазматичними клітинами, що формуються з В-лімфоцитів. Одні антитіла циркулюють у крові й інших рідинах організму — їхнє основне завдання полягає у зв'язуванні з антигенами (наприклад, вірусами), щоб нейтралізувати їхню дію. Інші — прикріплюються до поверхні певних клітин імунної системи, допомагаючи їм розпізнати «ворога» й запустити механізм утворення додаткових антитіл і захисних речовин для його знешкодження.

Існує п'ять основних класів антитіл: IgA, IgD, IgE, IgG та IgM (назви походять від грецьких літер, які позначають особливості будови їх молекул). Вимірюючи рівні цих антитіл, можна оцінити стан імунної системи та активність інфекційного процесу. Антитіла можуть вироблятися не лише у відповідь на патогени, але й на власні клітини організму, особливо якщо вони змінені або хворі.

Проти кожного збудника виробляються специфічні антитіла. Наприклад, антитіла до вірусу герпесу не можуть захистити людину від ВІЛ чи інших інфекцій.

Для оцінки імунної відповіді, особливо якщо йдеться про формування тривалого імунітету, необхідно визначати рівні двох класів антитіл — IgG та IgM. Під час первинного інфікування спочатку в крові з'являються антитіла класу IgM — їхній рівень починає зростати приблизно на третій тиждень після зараження (зазвичай через 14 днів). Високі значення можуть зберігатися ще кілька днів, після чого знижуються, і вже на 21-й день їхня концентрація може бути мінімальною. У деяких випадках рівень IgM може залишатися дещо підвищеним протягом кількох тижнів або навіть місяців.

Антитіла класу IgG починають вироблятися практично одразу після появи IgM, але досягають максимуму через три тижні. Саме тому після вакцинації, яка не містить готових антитіл, а лише білки, фрагменти вірусів або ослаблені віруси, повноцінний імунітет формується приблизно за три тижні.

Значний рівень антитіл IgG може зберігатися кілька місяців, а в разі окремих вірусів — навіть усе життя, що є позитивною ознакою. Таким чином формується тривалий імунітет, здатний захищати від низки небезпечних інфекцій. Водночас високий рівень IgG не свідчить про наявність активної інфекції, яку потрібно лікувати.

Для коректної оцінки імунного статусу важливо визначати рівні двох класів антитіл, а за потреби — проводити повторне тестування, тобто аналіз у динаміці: особливо у випадках сумнівних результатів або за наявності підозри на зараження. Варто пам'ятати, що виявлення антитіл у крові — це лише один із методів діагностики. За результатами одного аналізу не можна ставити остаточний діагноз, а тим паче — призначати лікування. Запам'ятайте: у медицині антитіла не лікують (їх не потрібно «знижувати»), адже вони лише відображають рівень захисту, а не наявність інфекційного процесу. Для встановлення точного діагнозу використовують додаткові методи обстеження.

Необхідно розглядати рівні антитіл не лише в динаміці, але й у поєднанні один з одним. Спробуймо розібратися, що означають результати аналізів у таких випадках. Позначення: «–» означає відсутність антитіл (негативний результат), а «+» — їх наявність (позитивний результат).

• **IgM –, IgG –**: у вас ніколи не було контакту з тим типом збудника, на який проводився аналіз. Якщо проти цього збудника існує вакцина — бажано зробити щеплення. В іншому випадку слід уникати прямого контакту з людьми-носіями. Така комбінація також може спостерігатися, якщо зараження деякими збудниками сталося дуже давно: найімовірніше, вони вже відсутні у вашому організмі, бо були знищені імунною системою або завершили життєвий цикл у межах вашого тіла.

• **IgM +, IgG –**: найімовірніше, ви заразилися протягом останніх двох тижнів. Потрібно повторно перевірити рівень IgG через один-два тижні. Іноді подібний результат може бути наслідком лабораторної помилки.

• **IgM +, IgG +**: у вас первинне інфікування, тобто зараження відбулося протягом останніх шести місяців, або ж активувалась стара інфекція (хоча при рецидиві деяких інфекцій рівень IgM може залишатися негативним). У таких випадках необхідно провести додаткові діагностичні тести та повторно визначити рівні антитіл через один-два тижні.

• **IgM −, IgG +**: така комбінація спостерігається в більшості дорослих людей і свідчить про наявність збудника в організмі (носійство). Як правило, це хороший показник, що характеризує стан вашої захисної системи. Такий результат також характерний після вакцинації. Лікування у таких випадках не потрібне.

У таблиці нижче наведено поєднання антитіл та інтерпретацію таких результатів:

Комбінація антитіл	Інтерпретація	Рекомендації
IgM – IgG –	Контакту з інфекційним агентом не було	Вакцинація проти деяких інфекцій
IgM + IgG –	Зараження відбулося протягом останніх 2–3 тижнів	Повторний аналіз через 1–2 тижні
IgM – IgG +	Контакт із збудником був у минулому, сформувався імунітет	Лікування не потрібне

IgM + IgG +	Первинне зараження протягом останніх шести місяців	Консультація лікаря, контроль рівня антитіл, лікування

Коли йдеться про небезпечних збудників (ВІЛ, віруси гепатиту B і C), проводять додаткове обстеження для уточнення стану процесу — активний він чи ні, — адже в більшості випадків лікування буде малоефективним.

Не слід визначати комбінації антитіл до всіх можливих збудників, особливо якщо людина є носієм інфекцій, які не становлять загрози її здоров'ю, або має щеплення проти відповідних хвороб. Перестраховка з метою профілактики рецидивів та ускладнень зазвичай є зайвою, нераціональною й іноді навіть шкідливою для здоров'я.

Що відбувається з вірусами після того, як вони завершують «подорож» організмом? У більшості випадків вони залишаються в тілі людини на все життя — як для людини, так і для самого вірусу. Вони впроваджуються в клітини, які підходять їм для розмноження, й залишаються там на тривалий час. Час від часу вірус може залишати клітину (процес «линяння») для подальшого розмноження (поділу). Найчастіше ця фаза проходить безсимптомно, але саме в такі періоди носій може бути джерелом зараження для інших людей. Знову ж таки, така поведінка характерна не для всіх вірусів. До того ж, щодо низки з них достеменно невідомо, чи залишаються вони в організмі довічно, чи організм може повністю самоочиститися.

3.6.4. Кілька слів про імунітет під час вагітності

Протягом тривалого часу в акушерстві домінувала догма про зниження імунітету у вагітних жінок, що нібито робить їх вразливими до інфекцій. Проте виявилось, що це хибна думка.

Імунна (захисна) система вагітної жінки перебуває у стані подвійного парадоксу. З одного боку, вона не може працювати «на повну потужність», оскільки повинна прийняти плодове яйце, яке є чужорідною білковою тканиною. З іншого боку, багато імунологічних процесів під час вагітності активуються, а захист посилюється завдяки унікальним механізмам.

Імунопригнічувальними властивостями володіють прогестерон, хоріонічний гонадотропін людини та низка інших речовин, які виробляються плацентою та плодом.

У крові жінки збільшується кількість білих кров'яних клітин (лейкоцитів), і чим ближче до пологів, тим їх більше. Лейкоцитоз є нормальним явищем під час вагітності. Також зростає кількість лімфоцитів — виду лейкоцитів, що є невід'ємною частиною захисної системи організму.

Під час вагітності відбувається зсув балансу між двома типами імунітету: починає домінувати гуморальний імунітет. Він полягає у виробленні специфічних речовин, що виконують захисну функцію — як через активацію інших клітин, так і шляхом безпосереднього знищення чужорідних клітин і речовин. У результаті зростають рівні антитіл, через що результати тестування на деякі інфекції можуть бути хибнопозитивними. Наприклад, до 30% вагітних жінок мають хибнопозитивну реакцію при скринінгу на сифіліс!

3.6.5. Вірусні інфекції та підготовка до вагітності

У природі існує понад 5000 видів вірусів, і близько 3000 з них ще недостатньо вивчені або взагалі не класифіковані. Деякі науковці вважають, що їх набагато більше. Наразі відомо, що 219 видів вірусів можуть жити в організмі людини (належать до 23 родин, ще 6 — без чіткої класифікації). Першим відкритим вірусом був вірус жовтої лихоманки — у 1901 році.

Попри те, що серед вірусів є декілька особливо небезпечних для людини, більшість з них є безпечними для здоров'я. Зазвичай людина вперше зустрічається з вірусами в ранньому дитинстві, але протягом життя можливі інфікування й рідкісними вірусами різними шляхами.

Будь-яке зараження (первинна інфекція) потенційно може негативно вплинути на здоров'я матері й плода. Та далі ми розглянемо ті віруси, з якими найчастіше стикаються під час підготовки до вагітності.

Вітряна віспа

Вітряна віспа, або вітрянка, викликається вірусом варіцела-зостер (VZV). Найчастіше зараження відбувається в ранньому дитинстві, особливо коли дитина починає відвідувати дитячий садок. Це дуже заразна інфекція, але в дітей вона зазвичай перебігає легко. У дорослих віком понад 20 років вітрянка зустрічається рідше ніж у 2% випадків, а серед вагітних — у 1–5 випадках на 10 000 вагітностей. Найнебезпечнішим ускладненням є пневмонія (запалення легень) у матері, що розвивається в 2,5% вагітних, які захворіли на вітрянку.

Вплив вірусу вітрянки на плід залежить від терміну вагітності, на якому сталося зараження. Первинне інфікування між 8-м і 20-м тижнем може призвести до розвитку вродженого синдрому вітряної віспи, але ризик передачі вірусу становить менш як 2%. При зараженні до 12 тижнів частота вроджених вад становить 0,4%. Випадки народження дітей з вродженим синдромом вітрянки надзвичайно рідкісні — приблизно 0,9 дитини на 100 000 живонароджених.

Більшість жінок мають стійкий імунітет до вітрянки, хоча повторне інфікування можливе. Якщо жінка ніколи не хворіла або не впевнена в цьому, їй рекомендовано пройти вакцинацію. Планування вагітності після щеплення можливе через місяць.

Герпес

Герпесна інфекція найчастіше спричиняється двома типами вірусу простого герпесу: ВПГ-1 та ВПГ-2. Перший тип часто називають «простудним» — він уражає верхні дихальні шляхи й носоглотку, нагадуючи звичайну застуду. Другий тип частіше викликає генітальний герпес, хоча в країнах Європи у 50% випадків генітального герпесу виявляють саме ВПГ-1.

80–100% дорослого населення є носіями вірусу простого герпесу типу 1, і приблизно 20–25% — типу 2.

Герпес у вигляді «простуди» (на губах) не становить загрози під час планування вагітності чи для самої вагітності, навіть у разі первинного

зараження. Рецидиви герпесу на губах є цілком безпечними.

Жінки заражаються ВПГ-2 частіше, ніж чоловіки, і в багатьох із них можуть виникати симптоми генітального герпесу. Майже 80% дорослого населення має антитіла до ВПГ-1, а у 7–40% вагітних виявляють антитіла до ВПГ-2. Первинне інфікування генітальним герпесом спостерігається у 2% вагітних, але воно не впливає негативно на перебіг вагітності. Близько 5% випадків герпетичної інфекції в новонароджених пов'язані з інфікуванням матері генітальним герпесом під час вагітності. У 1–5% жінок рецидив захворювання спостерігається на момент пологів.

Генітальний герпес не становить загрози для плода, але є небезпечним для новонародженого під час пологів. Саме тому всім вагітним, які мали хоча б один епізод цього захворювання в минулому, рекомендовано з 36 тижня вагітності приймати ацикловір. У таких випадках можливі природні пологи. Якщо в жінки немає рецидиву і процес неактивний, зараження під час пологів не відбувається.

Носійство генітального типу вірусу герпесу не є загрозою для зачаття чи виношування дитини й не потребує прийому противірусних препаратів. Якщо у жінки, яка планує вагітність, виникають рецидиви генітального герпесу, під час активної фази слід відкласти планування й використовувати ацикловір у формі мазей або таблеток. Якщо статевий партнер не інфікований герпесом, йому слід приймати профілактичну дозу ацикловіру на постійній основі та уникати статевих контактів під час рецидивів у жінки.

Цитомегаловірусна інфекція (ЦМВ)

Від 40 до 60% людей у віці 35 років і майже 90% у віці 60 років мали контакт із ЦМВ (наявність антитіл IgG), тож у жінки, яка планує вагітність, висока ймовірність отримати позитивний результат на ЦМВ. Таке становище лікування не потребує!

Однак первинне зараження ЦМВ під час вагітності може бути небезпечним. Якщо воно сталося в першому триместрі, у 15% випадків можливий викидень. У разі первинного зараження вірус передається плоду в 30–75% випадків, а при реактивації інфекції — лише у 0,2–2% випадків. При цьому в 90% інфікованих плодів відсутні ознаки інфекції.

Якщо у жінки є антитіла до ЦМВ, вона може безпечно планувати вагітність. Якщо антитіл немає, планування не протипоказане, але важливо дотримуватися запобіжних заходів, щоб уникнути інфікування. Вакцини проти ЦМВ не існує. У жодному разі не слід шукати ЦМВ у піхвових виділеннях — ані під час підготовки до вагітності, ані під час неї. Це марне витрачання коштів і аналіз, що не має практичного значення.

Краснуха

Краснуха (рубела) завдяки вакцинації зустрічається в більшості країн надзвичайно рідко — лише 1–4 випадки на 100 000–500 000 населення. До 85% дорослих мають імунітет завдяки перенесеному захворюванню в дитинстві (25–75% випадків протікає безсимптомно) або щепленню. Ймовірність повторного зараження надзвичайно низька.

Рівень ризику для плода залежить від терміну вагітності на момент зараження:

- Якщо зараження відбулося за кілька днів або тижнів до зачаття — це не становить загрози для майбутньої дитини.

- До 11 тижнів — 80% плодів інфікуються і мають вади розвитку.

- 11–12 тижнів — ризик інфікування плода становить 33%, при цьому 50% вагітностей перериваються.

- 13–20 тижнів — зараження плода у 25% випадків, з них у 24% виявляють відхилення.

- Після 20 тижнів — відхилень у плода не виявляють.

Отже, найбільшу небезпеку краснуха становить для вагітних на терміні до 16 тижнів.

Якщо у жінки немає імунітету до цього захворювання — їй рекомендовано зробити щеплення. Після вакцинації вагітність можна планувати через один місяць.

Вірус Епштейна–Барр (EBV)

Понад 95% дорослого населення у віці до 35–40 років уже інфіковане цим вірусом і є його носієм. Зараження зазвичай відбувається в ранньому дитинстві: 85% дітей інфікуються до 18 місяців.

Вірус Епштейна–Барр є абсолютно безпечним для вагітної жінки та плода — він не викликає вад розвитку. Лікування цієї інфекції не існує.

Жінка, яка планує вагітність, може сміливо викреслити EBV зі списку інфекцій, небезпечних під час вагітності. Шукати цей вірус в організмі під час планування не потрібно.

Парвовірус В19

Цей вірус є відносно новим — його відкрили лише у 1975 році. Хоча існує кілька типів парвовірусів, для вагітності небезпеку становить саме парвовірус В19. До 70% дорослих мають до нього імунітет, адже найчастіше зараження відбувається в дитинстві. При плануванні вагітності інфікування не таке небезпечне, як під час неї. Це дуже контагіозний (заразний) вірус: ймовірність зараження після контакту з хворою людиною становить 50%.

Якщо зараження відбулося до 20 тижнів вагітності, ймовірність інфікування плода становить 17–33%; після 20 тижнів — близько 2%. Це може призвести до виникнення неімунної водянки плода, і приблизно у 2% випадків відбувається внутрішньоутробна загибель. Лікування під час вагітності можливе лише у вигляді внутрішньоутробного переливання крові плоду при розвитку анемії. Інших методів не існує.

Якщо жінка заразилася парвовірусом під час підготовки до вагітності, слід відкласти зачаття до повного одужання.

Вірус Зіка

Попри численні згадки про поширення й небезпеку вірусу Зіка у публікаціях останніх років, наразі наукові дані переглядаються. Точна ймовірність передачі вірусу плоду невідома, так само як і ризик розвитку вроджених вад у дітей та новонароджених.

Якщо жінка заражається вірусом Зіка в період планування вагітності, ризик ранньої втрати вагітності не підвищується. Проте до 8% дітей можуть народитися з різними вадами розвитку. У разі зараження в другому триместрі ці відхилення спостерігаються у 5% дітей, у третьому — до 4%.

Чітких офіційних рекомендацій щодо тестування на цей вірус для жінок, які планують вагітність або вже вагітні, не існує. Водночас обстеження можуть проходити жінки, які проживають у регіонах із високим ризиком інфікування або нещодавно звідти повернулися.

Віруси застуди та грипу

До цієї групи належать віруси, що живуть в організмі людини, переважно в дихальній системі, або ж ті, якими можна заразитися від іншої людини. Близько 200 різновидів таких вірусів можуть спричиняти запалення дихальних шляхів. Найчастіше це РНК-віруси (риновіруси, ековіруси, коксаки). Вони є безпечними для вагітності. Планування слід відкласти лише на період наявності симптомів. Такі інфекції не підвищують ризик втрати вагітності або розвитку вад у плода.

Коронавірус COVID-19 також виявився безпечним для зачаття та перебігу вагітності: він не проникає через плаценту та не впливає на плід.

Також на зачаття й вагітність не впливає багато інших вірусів — зокрема й вірус папіломи людини (ВПЛ).

3.6.6. Бактеріальні інфекції та підготовка до вагітності

Бактерії відіграють надзвичайно важливу роль в усіх аспектах життя на Землі. Якби вони зникли, життя припинилося б — зокрема й людське. Адже в організмі людини мільярди бактерій — їх більше, ніж власних клітин тіла.

Науці відомо близько 9 000 видів бактерій — одноклітинних організмів, але вважається, що ще близько 10 мільйонів залишаються недослідженими, некласифікованими або взагалі не відкритими. При такій величезній кількості, як ви думаєте, скільки видів може мешкати в організмі людини? Точних даних немає, але припускається, що від 500 до 1000 видів.

У певних органах відбувається активне розмноження й ріст бактерій при формуванні там стабільної екосистеми. Існують мікробіоми кишківника, піхви, сечовидільної системи, носоглотки та інші. Організм людини не є стерильним — так само, як і матка, маткові труби, плід і навколоплідні води. Звісно, природа передбачила надійні механізми контролю над бактеріальним розмноженням, тому більшість органів заселяються мікроорганізмами або тимчасово, або в обмеженій кількості.

На жаль, існують і надзвичайно небезпечні для здоров'я бактерії, здатні завдати серйозної шкоди і навіть призвести до смерті. Раніше бактерії поділяли на нормальні (здорові), умовно-патогенні та патогенні, хоча таке поділення є умовним: багато «нормальних» бактерій за певних умов можуть ставати агресивними й шкодити організму. Наприклад, надмірне розмноження лактобактерій — звичних «мешканців» піхви — може викликати ушкодження її стінок (цитолітичний вагіноз).

Практично всі умовно-патогенні бактерії постійно живуть в організмі людини й не шкодять, поки не порушиться баланс захисних механізмів. Якщо це стається — можуть виникати запальні процеси. Патогенні або хвороботворні бактерії найчастіше викликають захворювання, іноді небезпечні для життя. Але навіть вони можуть тривалий час існувати в організмі безсимптомно. Проблема в тому, що ці бактерії є небезпечними для інших людей, які раніше не мали з ними контакту.

Цікаво, що організм може самоочищуватися (самовиліковуватись) від бактерій — зокрема від хламідій і гонококів. Звісно, цей процес може тривати місяці або роки, але весь цей час носій здатен заражати інших. Саме тому важливо вчасно проводити лікування.

Яка інфекція може завадити зачаттю дитини або успішному виношуванню вагітності? Будь-яка, якщо вона супроводжується вираженим запаленням, дискомфортом, слабкістю, може пошкоджувати репродуктивні органи жінки або проникати через плаценту й завдавати шкоди дитині. У першу чергу становлять небезпеку інфекції, що передаються статевим шляхом — про них ітиметься в іншому розділі.

Стафілококи

У недалекому минулому про стафілокок говорили виключно негативно, вважаючи його ворогом. Існує кілька його видів, які живуть на шкірі та слизових оболонках людини, а також у кишківнику, сечовидільній системі, піхві — зокрема й золотистий стафілокок. Саме цей вид бактерій у минулому викликав найбільше занепокоєння, адже часто ставав причиною нагноєнь ран, абсцесів. Золотистий стафілокок був винуватцем госпітальних інфекцій, і до появи стерилізації та антибіотиків міг спричиняти серйозні ускладнення після хірургічних втручань.

Оскільки стафілокок живе майже всюди, повністю позбутися його неможливо — та й не потрібно. Набагато важливіше дотримуватися правил гігієни шкіри та слизових, вчасно обробляти рани, порізи, травми шкірного покриву.

Стафілококи, що живуть у носі та ротовій порожнині, не мають жодного відношення до зачаття або виношування вагітності, тому позбавлятися від них не потрібно.

Стрептококи

Як і стафілококи, стрептококи належать до нормальної мікрофлори організму людини. Під час вагітності потенційну загрозу можуть становити окремі види стрептококів (як, утім, і інших бактерій), що мешкають у піхві та сечовидільній системі. Проте небезпечними є далеко не всі з них.

Найбільше занепокоєння викликає гемолітичний стрептокок групи B — попри те, що він теж належить до нормальних бактерій організму. Він може бути небезпечним для новонародженого під час пологів. Саме тому в третьому триместрі вагітності всім жінкам проводять обстеження на наявність цього збудника. За потреби під час пологів призначається профілактичне лікування антибіотиками.

Під час планування вагітності наявність стрептококу групи B у піхвових виділеннях не потребує лікування.

Лістерії

Існує кілька видів лістерій, які можуть бути присутні в організмі людини, але найнебезпечнішою для вагітності є *Listeria monocytogenes*. Найчастіше лістеріоз виникає в осіб із тяжкими хронічними захворюваннями (онкопатологія, імунодефіцит, похилий вік тощо) — до 70% усіх випадків. Водночас загальна частота становить приблизно 1 випадок на 10 000 вагітних жінок.

Зазвичай лістеріоз проявляється у вигляді запалення шлунково-кишкового тракту — гастроентериту, діареї, гарячки. Проте небезпеку становить можливе проникнення бактерій у кров — бактеріємія. Для підтвердження цього діагнозу необхідне виявлення бактерій саме в крові, а не в кишківнику.

Лістеріоз може підвищувати ризик передчасних пологів, внутрішньоутробної загибелі плода, а також інфікування новонародженого. У разі підтвердженого діагнозу проводиться лікування антибіотиками.

Важливо: не варто шукати лістерії в калі або шлунково-кишковому тракті під час планування вагітності — це недоцільно.

Про інші бактерії ми поговоримо далі.

3.6.7. Вагінальний мікробіом

Якщо ми вже говоримо про мікроорганізми, що населяють тіло людини, варто згадати й про піхву — адже саме через неї відбувається і зачаття, і народження дитини. Чомусь серед жінок, а подекуди й серед лікарів побутує хибна думка, ніби піхвові виділення повинні складатися виключно з лактобактерій і нічого більше. Відповідно, піхву потрібно нібито постійно «вичищати» — чи не до блиску.

Таке спотворене уявлення про вагінальне середовище — це залишки старої класифікації піхвових виділень за так званою «чистотою». Типи або класи чистоти були умовними, але вкрай неетичними, тому така класифікація вже давно не використовується в сучасній гінекології. На жаль, досі деякі лабораторії її застосовують.

Піхвові виділення почали досліджувати ще з моменту відкриття мікроскопа. Першими мікроорганізмами, які виявили, були трихомонади й грибки. У 1892 році німецький професор і акушер-гінеколог Альберт Дедерляйн опублікував дисертацію «*Das Scheidensekret*» («Вагінальна секреція»), у якій описав лактобактерії (паличками Дедерляйна).

У 1920-х роках інший німецький акушер-гінеколог Карл Шредер запропонував градацію мазків за типами

(1–3), і аж до 1950-х років третій тип трактували як неспецифічний вульвовагініт, який потребував лікування.

Кардинальні зміни в поглядах на піхвове середовище сталися у 2011 році, коли була запропонована нова класифікація вагінального мікробіому. Вона враховувала не лише різні типи мікроорганізмів, що населяють піхву, а й показники кислотно-лужного балансу (pH). Було виокремлено 135 видів мікроорганізмів (хоча їх може бути й більше), які потенційно можуть заселяти піхву, та п'ять типів вагінального середовища.

У сучасній медицині будь-який варіант мікробіому піхви — за винятком деяких інфекцій, що передаються статевим шляхом, — вважається нормою.

Склад піхвових виділень

Піхвові виділення складаються з таких компонентів:
• плазма крові;
• шийкова слиз;
• мікробіом;
• клітини епітелію (stratum corneum) із запасами глікогену.

Піхва не має власних залоз, тому рідка частина виділень формується шляхом просочування плазми крові через її стінку з навколишніх судин. У жінок із нижчим індексом маси тіла зазвичай спостерігається більша кількість виділень.

Кількість і властивості шийкової слизу залежать від дня менструального циклу: ці показники змінюються щодня. Інакше кажучи, піхвові виділення — це динамічна система.

Кислотно-лужний баланс

Чомусь на кислотно-лужний баланс піхвового середовища майже не звертають уваги, хоча це надзвичайно важливий показник жіночого здоров'я. У жінок репродуктивного віку нормальний рівень pH становить 3,8–4,4, тоді як у дівчат і жінок у менопаузі він перевищує 6. Цей показник змінюється після статевого акту (особливо при наявності сперми), під час менструації, а також у періоди прийому гормональних препаратів, антибіотиків, протигрибкових і протимікробних засобів. Він нестабільний протягом усього менструального циклу.

Кількість лактобактерій, які виробляють молочну кислоту, починає активно зростати перед овуляцією та в другій половині циклу, що також впливає на рівень pH. У випадках бактеріального вагінозу за показником pH можна припустити, які бактерії домінують у середовищі, і відповідно до цього обрати правильну тактику лікування.

Занадто кисле середовище може уповільнювати рух сперматозоїдів і заважати процесу зачаття. Досі деякі жінки використовують спринцювання речовинами, що підвищують кислотність піхви (лимонний сік, молочна кислота, оцет тощо) як метод контрацепції. Це ненадійний спосіб запобігання вагітності, а також подібні розчини здатні серйозно порушити кислотно-лужну рівновагу й завдати шкоди.

Крім того, деякі жінки практикують спринцювання перед статевим актом, вважаючи, що зміна кислотності піхвового середовища допоможе зачати дитину певної статі. Це необґрунтований, неправдивий і неефективний метод.

Лейкоцити

У жінок нерідко виникає справжня паніка, коли у вагінальному мазку виявляють лейкоцити й одразу ставлять розмитий діагноз «запалення», не уточнюючи, яке саме. Або ж пацієнтку лякають нібито прихованими інфекціями.

Лейкоцити — це «білі клітини крові», або білі кров'яні тільця. Існує два основних типи лейкоцитів: гранулоцити та агранулоцити.

Гранулоцити містять у цитоплазмі (внутрішньоклітинній рідині) речовини у вигляді гранул, тому їх ще називають зернистими лейкоцитами. До цієї групи належать нейтрофіли, базофіли та еозинофіли. Оскільки їхні ядра мають різну форму, ці клітини також називають поліморфноядерними або сегментованими.

Дійсно, при розвитку запалення (особливо бактеріального) в ураженій зоні накопичується велика кількість нейтрофілів, тобто поліморфноядерних лейкоцитів. Запалення стінок піхви й шийки матки — не виняток. Також кількість таких лейкоцитів може зростати після статевого акту, при затримці сечі понад 4 години (тоді зростає і рівень лейкоцитів у сечі), а також після спринцювань. Більшість лабораторій не визначають тип лейкоцитів під час мікроскопічного дослідження вагінальних мазків.

Інший тип лейкоцитів — агранулоцити — не містить гранул. До них належать лімфоцити (Т- і В-клітини) та моноцити. Усі вони мають одне ядро правильної форми, тому називаються моноядерними лейкоцитами.

Лейкоцити живуть від 13 до 20 днів, але щоденно виробляються кістковим мозком.

Сам термін **«лейкоцитоз»** стосується переважно крові: він означає наявність понад 10 000 лейкоцитів в 1 мл крові. Тому вживання поняття «лейкоцитоз» щодо сечі, вагінальних виділень чи інших рідин є умовним.

Норми лейкоцитів у піхві не існує! Фізіологічне підвищення кількості лейкоцитів спостерігається під час овуляції, менструації та вагітності (для цих станів також немає референсних значень).

Лейкоцити й репродуктивна система жінки — нерозривно пов'язані. Наявність лейкоцитів далеко не завжди свідчить про запалення — це динамічний фізіологічний процес, що повністю залежить від гормонального фону. Кількість і тип лейкоцитів змінюються залежно від дня менструального циклу.

Під час вагітності **лейкоцитоз — нормальний і необхідний стан**.

Шийкова слиз — це своєрідне депо лейкоцитів, кількість яких також залежить від гормонального стану. Під час вагітності саме з них і слизу каналу шийки матки формується щільна шийкова пробка (тому вона має білий і щільний вигляд).

Велика кількість лейкоцитів накопичується в тканинах матки, зокрема в ендометрії, наприкінці менструального циклу. Безпосередньо перед менструацією лейкоцити становлять до 50% усіх клітин строми ендометрію. Інакше кажучи, перед менструацією ендометрій буквально «нафаршированій» лейкоцитами.

Ендометрій містить різні типи лейкоцитів: Т- і В-лімфоцити, макрофаги, нейтрофіли та інші. Також у ньому присутній унікальний тип лейкоцитів — **маткові природні кілери (мНК, uNK)**, які з'являються наприкінці лютеїнової фази циклу та на початку вагітності. Без достатньої кількості цих клітин **імплантація, формування плаценти й розвиток вагітності неможливі**.

На відміну від інших природних кілерів, маткові НК мають специфічну будову, чутливі до гормональних коливань, тому їхня кількість повністю залежить від рівня статевих гормонів і прогестерону. Матковий пролактин стимулює вироблення лімфоцитів.

Нейтрофіли присутні в тканинах ендометрія у незначній кількості майже протягом усього менструального циклу, але за кілька днів до початку менструації їх кількість суттєво зростає — і вони домінують упродовж усього менструального періоду. Вважається, що саме **швидке зниження рівня прогестерону перед менструацією** є пусковим сигналом для масового надходження лейкоцитів у репродуктивні органи. Основними нейтрофілами матки є **поліморфноядерні лейкоцити (ПМЯЛ)**.

У всіх підручниках і наукових публікаціях зазначається, що ПМЯЛ з'являються у вогнищі запалення — про це вже згадувалося вище. Однак практичне значення має саме **співвідношення кількості поліморфноядерних лейкоцитів до клітин плоского епітелію** у зразку піхвових виділень. На практиці більшість лабораторій **не визначають і не враховують цей показник**, а у результатах вказують лише загальну кількість лейкоцитів у полі зору, причому підрахунок дуже приблизний і грубий (наприклад, 50–100 лейкоцитів у полі зору). Це — недбалість, яка, на жаль, досі присутня у медичній практиці.

Але що ж роблять **поліморфноядерні лейкоцити** в порожнині матки та в ендометрії, якщо запалення насправді відсутнє? Вони беруть участь не лише в боротьбі з інфекціями, поглинаючи (фагоцитуючи) мікроорганізми, мертві клітини та фрагменти тканин. Під час менструації гине велика кількість клітин ендометрія, які змішуються з кров'ю, утворюючи сприятливе середовище для розмноження мікроорганізмів, що можуть проникати в матку з піхви. Нейтрофіли виконують функцію «санітарів» — вони очищають поверхню, де відбулося відторгнення старого ендометрія, і запобігають проникненню бактерій, вірусів та грибків у тканини ендометрія й матки.

Інший важливий тип лейкоцитів — **макрофаги** — також відіграє важливу роль у функціонуванні ендометрія. Макрофаги становлять до 20% усіх лейкоцитів, які з'являються в матці наприкінці лютеїнової фази. Хоча вони не мають рецепторів до прогестерону й естрогену, їх кількість в ендометрії та інших тканинах генітального тракту змінюється залежно від рівня гормонів і дня менструального циклу. Макрофаги містять ферменти, які розщеплюють мертві клітини ендометрія, а також виробляють низку органічних речовин, важливих для **процесу регенерації тканин**.

Таким чином, **лейкоцитоз у будь-якій формі є фізіологічною стадією нормального менструального циклу жінки**. Надзвичайно важливо не «боротися» з лейкоцитами, не приписувати їм ознаки «прихованих інфекцій» і не лікувати лейкоцитоз! Якщо ваш лікар займається «лікуванням лейкоцитів» — варто більше до нього не звертатися.

Лактобактерії

Лактобактерії вважаються найкориснішими мікроорганізмами, які мешкають у піхві. Вони також присутні в кишечнику, однак безпосереднього зв'язку між кишковими та вагінальними лактобактеріями немає. Водночас здорова мікрофлора кишечника сприяє здоров'ю піхви і навпаки.

У 50% жінок репродуктивного віку у вагінальних виділеннях домінують лактобактерії, причому у 73% з них — представлений лише один вид. Водночас у 10–42% жінок лактобактерії взагалі відсутні або їх дуже мало. Це не означає, що вони хворі, але ризик розвитку бактеріального вагінозу у таких жінок вищий.

У нормі в 1 мл вагінальних виділень міститься від 10^7 до 10^9 клітин лактобактерій, однак ця кількість змінюється залежно від фази менструального циклу. Існує близько 180 видів лактобактерій, до 135 з них можуть мешкати у піхві. У більшості жінок домінує один вид лактобактерій (у майже 30% — Lactobacillus crispatus), але також можуть бути присутні й інші.

Одна група лактобактерій виробляє молочну кислоту, що створює несприятливе середовище для росту інших бактерій. Інша група продукує перекис водню, який також перешкоджає росту та розмноженню небажаних мікроорганізмів у піхві. Функції інших видів лактобактерій вивчені недостатньо, але припускається, що вони також можуть захищати організм жінки, зокрема завдяки виробленню бактеріоцинів — речовин, які пригнічують ріст шкідливих бактерій.

Саме завдяки лактобактеріям кислотно-лужний баланс піхви має рівень pH 4,0 або навіть нижче, тобто це — «найкисліші» бактерії в організмі людини.

Найпоширеніша група вагінальних лактобактерій — ацидофільні лактобактерії (Lactobacillus acidophilus), яка включає 25 видів мікроорганізмів. Найчастіше зустрічаються L. crispatus, L. gasseri, L. jensenii, L. vaginalis (близькі до L. fermentum та L. reuteri).

Цікаво, що набір лактобактерій (як, власне, і весь мікробіом) є унікальним не лише для кожної жінки, але й для певних етнічних і географічних груп. Іншими словами, мікробіом жінок Азії відрізняється від мікробіома африканок чи жительок Північної Америки.

Кількість лактобактерій залежить від фази менструального циклу: найбільш сприятливе середовище для їх росту — друга фаза (після овуляції). Після менструації кількість лактобактерій зазвичай мінімальна. Тому при інтерпретації результатів аналізів важливо враховувати день менструального циклу.

Цитолітичний вагіноз

Діагноз *цитолітичного вагінозу* встановлюється вкрай рідко, адже більшість акушерів-гінекологів ніколи про нього не чули. У багатьох підручниках з гінекології, особливо старих видань, про нього також не згадується. Його часто плутають з іншими запальними станами піхви, спричиненими кандидою, трихомонадами, гарднерелою чи аеробними бактеріями. Цей діагноз не ставлять навіть у тих випадках, коли лактобактерій у піхві не просто достатньо — їх надмірно багато. Але ж хіба лактобактерії не вважаються корисними мікроорганізмами? Неуспішність лікування рідко розцінюють як ознаку помилкового діагнозу.

Скільки ж лактобактерій має бути в нормі? Зазвичай кількісні показники не відображають реальну картину вагінальних виділень, адже велика кількість колоній лактобактерій не завжди свідчить про наявність цитолізу. *Цитоліз* — це ушкодження епітеліальних клітин. Тому значно важливішим є визначення відносних показників, зокрема співвідношення лактобактерій до клітин плоского епітелію. Якщо розглядати мазок на флору, то в нормі на десять епітеліальних клітин припадає лише п'ять лактобактерій — тобто небагато.

Стан надмірного росту лактобактерій з ушкодженням епітелію піхви називають *цитолітичним вагінозом (ЦВ)*. Уперше це захворювання було описане у 1991 році, тож лікарі старої школи про нього не знають. Відтоді з'явилося приблизно 30 наукових публікацій на цю тему, в яких цей стан називали різними термінами. У деяких публікаціях згадується *лактобацильоз* — стан надмірного росту лактобактерій. Частина лікарів вважає його окремим захворюванням, що відрізняється від цитолітичного вагінозу, однак чітких діагностичних критеріїв для лактобацильозу не існує. Серед інших поширених назв — *синдром надмірного росту лактобактерій* та *цитоліз Додерлейна*.

Механізм розвитку цитолітичного вагінозу досі невідомий, так само як і чинники, що спричиняють надмірне розмноження лактобактерій. Попри те, що у піхві мешкає декілька видів цих бактерій, достеменно не встановлено, які саме з них домінують при ЦВ. Проте нещодавно було виявлено, що до розвитку цього стану може бути причетний Lactobacillus iners.

Оскільки до розвитку цього типу вагінозу не залучені патогенні бактерії, його не класифікують як інфекційне захворювання.

Клінічні прояви цитолітичного вагінозу (*вагініту*) або *цитолізу Додерлейна* практично не відрізняються від симптомів інших видів вагінітів: періодичне печіння, свербіж, болісні статеві акти, дискомфорт або біль при сечовипусканні, посилені вагінальні виділення. Більш уважні жінки помічають, що ці симптоми частіше виникають під час овуляції та перед місячними, що нагадує прояви кандидозу. Зазвичай жінка з ЦВ проходить численні обстеження, різні курси лікування, змінює лікарів, але після короткочасного полегшення симптоми повертаються. Багато хто також вдається до самодіагностики та самолікування, однак без бажаного результату.

Цитолітичний вагіноз — це *діагноз виключення*, який встановлюється після виключення трихомоніазу, гарднерельозу, кандидозу, хламідіозу, за відсутності ключових клітин, при підвищеній кількості лактобактерій, рівні pH 3,5–4,5, наявності ушкоджених клітин плоского епітелію (цитолізу) та за відсутності підвищеної кількості лейкоцитів.

Лікування цитолітичного вагінозу полягає в зниженні кислотності піхвового середовища (pH) і пригніченні надмірного росту лактобактерій. Це єдиний вид вагінозу (і єдиний стан піхви), при якому спринцювання харчовою содою не лише не протипоказане, а може мати терапевтичний ефект.

Чи перешкоджає цитолітичний вагіноз зачаттю і чи є небезпечним під час вагітності? Оскільки цей тип вагінозу розвивається після овуляції, він не перешкоджає зачаттю, хоча статеві контакти в цей період можуть бути обмежені або ускладнені через дискомфорт. Щодо впливу цитолітичного вагінозу на перебіг вагітності — достовірних даних немає.

Бактеріальний вагіноз

На сьогодні не існує чіткого визначення бактеріального вагінозу, оскільки будь-який мікробіом піхви, що не викликає дискомфорту, вважається нормою. Як уже згадувалося, немає чіткої межі між поняттями «умовно-патогенні» та «умовно-нормальні» бактерії, адже всі без винятку мікроорганізми, які можуть стати причиною бактеріального вагінозу (БВ), мешкають у піхві жінки й є частиною її нормального мікробіома. Також невідомо, що собою являє проміжний стан між нормою та бактеріальним вагінозом. У медичній літературі трапляються згадки про частковий бактеріальний вагіноз, однак багато лікарів заперечують існування такого стану.

Серед п'яти умовних типів мікробіома, про які йшлося раніше, саме четвертий тип найчастіше асоціюється з бактеріальним вагінозом. У піхві зменшується кількість лактобактерій, найчастіше зустрічаються L. iners і L. crispatus. Мікроорганізми, що найчастіше асоціюються з БВ: Prevotella, Dialister, Atopobium, Gardnerella, Megasphaera, Peptoniphilus, Sneathia, Eggerthella, Aerococcus, Finegoldia, Mobiluncus (анаероби).

У недалекому минулому бактеріальний вагіноз пов'язували насамперед з гарднерелою, однак з'ясувалося, що цей вид бактерій далеко не завжди є його причиною. Гарднерели є нормальними мешканцями піхви, особливо у підлітків, і в більшості випадків не завдають шкоди. Науковці припускають, що існують різні штами гарднерел, деякі з яких можуть бути агресивними та порушувати баланс мікробіома піхви.

А тепер — несподіванка: у сучасній гінекології жоден конкретний вид бактерій не визнано причиною бактеріального вагінозу. Як так? Адже перелічені вище бактерії дійсно асоціюються з БВ. Це правда, однак вони також можуть бути присутні в нормальному вагінальному середовищі та найчастіше не викликають жодних скарг.

Сучасне визначення бактеріального вагінозу — це *стан дефіциту лактобактерій у піхві*. У процес розвитку цього порушення — зменшення кількості лактобактерій та надмірного росту інших бактерій — можуть бути залучені як зовнішні фактори (новий статевий партнер, оральний секс), так і внутрішні (полімікробна природа самого мікробіома). При цьому кількість анаеробних бактерій зростає в 100–1000 разів!

Час для ще одного важливого відкриття, про яке не знають багато жінок і навіть лікарів: У піхві мешкають дві кардинально різні групи бактерій — **аеробні** та **анаеробні**. Перші потребують кисень для свого життя, а другим для росту й розмноження достатньо мінімальної кількості кисню.

Після менструації, у першій фазі циклу, рівень кисню у піхві нижчий, як і кількість лактобактерій. Відповідно, кислотність середовища менша, ніж у другій фазі, тому *анаеробний бактеріальний вагіноз* частіше виникає саме після місячних. Оскільки цей тип порушення був описаний одним із перших, за ним і закріпилася назва *«бактеріальний вагіноз»*. Інші поширені терміни — *бактеріальний вагініт, дисбактеріоз піхви, дисбактеріальний вагініт, дисбіоз.*

Існує різниця між термінами *«вагініт»* і *«вагіноз»*. Вагініт — це запалення піхви, яке може бути спричинене різними мікроорганізмами, у тому числі інфекціями, що передаються статевим шляхом. Вагіноз — це радше «стан піхви», який може мати патологічні прояви, зумовлені порушенням балансу між нормальними та умовно-патогенними/умовно-нормальними бактеріями.

Як проявляється бактеріальний вагіноз? Симптоми можуть бути схожими на ті, що виникають при інших формах запалення піхви: печіння, свербіж, почервоніння, болісність та набряк вульви, збільшена кількість виділень із неприємним запахом. Додатково може з'явитися біль під час сечовипускання.

Чітких діагностичних критеріїв для бактеріального вагінозу досі не існує, тому він також вважається *діагнозом виключення*. Проте існують кілька систем оцінки вагінальних виділень. Найпопулярніші — критерії Амселя та бальна система Нагента (Nugent).

Важливо: у нормі характер виділень змінюється протягом менструального циклу, а при бактеріальному вагінозі ця динаміка слабка (виділення майже не змінюються). Жінки зазвичай скаржаться на *однорідні (гомогенні) виділення*, pH яких перевищує 4.5 (що свідчить про відсутність здорової кількості лактобактерій). У мікроскопічному мазку знаходять *ключові клітини* — епітеліальні клітини, на поверхні яких щільно прилягають бактерії (їх має бути більше 10% усіх клітин). Після додавання 10% розчину KOH до свіжих виділень з'являється характерний *рибний запах* — це одна з ознак бактеріального вагінозу. Він також може виникати одразу після статевого акту. Слід пам'ятати, що якщо секс був без презерватива, і сперма потрапила у піхву, вже через кілька годин (зазвичай вранці) можуть з'явитися виділення з неприємним запахом — це залишки сперми.

Чи потрібно лікувати бактеріальний вагіноз? Дискусії тривають. Якщо скарг немає — лікування не рекомендоване. Проте якщо жінка планує вагітність, багато лікарів радять пройти короткий курс терапії. Хоча бактеріальний вагіноз може бути додатковим фактором ризику передчасних пологів, лікування цього стану у вагітних *не запобігає* таким ускладненням. Наразі професійні медичні товариства активно переглядають рекомендації щодо ведення пацієнток із бактеріальним вагінозом.

Аеробний вагіноз

У піхві можуть мешкати не лише анаеробні, а й *аеробні бактерії* — ті, що потребують кисню для своєї життєдіяльності. Тривалий час лікарі не звертали уваги на цих «мешканців», оскільки в організмі людини, зокрема жінки, переважають анаеробні бактерії. Більшість порожнин органів (кишечник, сечовий міхур) мають обмежене надходження кисню: вони максимально замкнені й відкриваються лише для виведення продуктів розпаду поживних речовин та надлишкової рідини (калу, сечі). Ротоносовий простір і піхва мають кращий доступ повітря, а отже, створюються умови для життя й розмноження аеробних бактерій та інших мікроорганізмів. Найчастіше це стафілококи, стрептококи, бацили та ентерококи.

Якщо *анаеробний бактеріальний вагіноз* зазвичай загострюється в першій половині менструального циклу, то *аеробний* частіше активізується у другій половині. У цей період також відбувається зростання кількості лактобактерій і дріжджових грибків. Часто спостерігається комбінація зростання Candida і бактерій. У таких випадках виділення мають вигляд сирнистих мас, але жовтувато-зеленого кольору. Оскільки лактобактерії не є конкурентами ні для грибка, ні для аеробних бактерій, діагностувати стан непросто, хоча у більшості випадків кількість лактобактерій усе ж зменшується.

Тут варто згадати про *лейкоцити*, які шукають у мазках з піхви. Їхній підрахунок у цервікальному слизу та піхві не має особливого практичного значення. По-перше, кількість лейкоцитів може змінюватися не лише залежно від дня циклу, а й через багато інших чинників (наприклад, затримка сечовипускання більше ніж на 3–4 години після статевого акту). По-друге, що більший обсяг досліджуваних виділень, то більше лейкоцитів видно під мікроскопом (чим товстіший мазок на склі, тим більше лейкоцитів виявляють).

Для встановлення діагнозу *анаеробного бактеріального вагінозу* кількість лейкоцитів не є важливим діагностичним критерієм. А от *для аеробного вагінозу* важливе визначення співвідношення кількості лейкоцитів до клітин епітелію піхви. У нормі не має бути більше **десяти лейкоцитів на одну епітеліальну клітину**. При аеробному вагінозі це співвідношення порушується — кількість лейкоцитів підвищується.

Ще один важливий діагностичний критерій — поява так званих *токсичних лейкоцитів*. Це особливий тип нейтрофілів (поліморфноядерних лейкоцитів). Отже, при оцінюванні лейкоцитів у вагінальних виділеннях надзвичайно важливо знати, які саме типи лейкоцитів виявлені.

При аеробному вагінозі також підвищується кількість не лише поверхневих клітин епітелію, а й *парабазальних епітеліальних клітин*, які зазвичай розташовані глибше в тканинах. Крім того, зростає чисельність дрібних бактерій — *коків і бацил*.

Лікування аеробного вагінозу передбачає короткий курс антибіотикотерапії.

Чи перешкоджає аеробний вагіноз зачаттю? Зазвичай він виникає в другій половині менструального циклу — коли зачаття вже відбулося. Тому *протіканню вагітності цей тип вагінозу не заважає*.

Кандидоз

Дуже часто можна почути, що *молочниця* або *кандидоз* можуть завадити зачаттю дитини, тому при виявленні грибка у вагінальних виділеннях необхідно терміново проходити лікування. Чи так це насправді? Звісно ж, ні.

У світі практично не існує дорослої жінки, яка хоча б раз у житті не перенесла епізод кандидозу. Іншими словами, періодичні епізоди грибкової інфекції — це норма. Проте якщо протягом року виникає чотири або більше загострень, йдеться про *рецидивний* або *хронічний кандидоз*.

Найчастіше кандидоз виникає в молодому віці: 50% жінок до 25 років мали хоча б один епізод цієї інфекції. Однак повторні випадки частіше фіксуються у віці 30–40 років. Із віком кислотно-лужна рівновага піхвового середовища змінюється, тому в жінок у постменопаузі кандидоз трапляється вкрай рідко — за винятком прийому антибіотиків, стероїдів чи гормональних препаратів.

Існує понад 150 видів грибків, які можуть мешкати у піхві, але найпоширенішими є: Candida albicans, C. tropicalis, C. parapsilosis, C. glabrata, C. krusei, C. guillermondii, C. rugosa, C. lipolytica, C. lusitaniae, C. briglis, C. kefyr. У 30% здорових жінок кандиди постійно присутні у піхві й не завдають шкоди організму. У таких випадках у мазках виявляють спори грибка, які не є активною формою. Такий стан не потребує лікування, тим паче, що спори практично не чутливі до протигрибкових препаратів.

Крім того, велика кількість грибків мешкає на шкірі промежини, куди вони можуть потрапляти з кишечника. Грибки необхідні для процесів травлення і бродіння при формуванні калових мас.

Існує низка чинників, які можуть провокувати активний ріст грибка та симптоми кандидозу або молочниці:

- вагітність;

- прийом контрацептивів та інших гормональних препаратів (прогестерон, естрогени, стероїди);

- прийом антибіотиків;

- спринцювання;

- цукровий діабет.

Під час загострення кандидозу жінки скаржаться на свербіж, почервоніння, набряк вульви, сирнисті виділення. Часто також з'являється болючість при сечовипусканні. Оскільки для росту грибка потрібні певні умови, загострення найчастіше трапляються в другій половині менструального циклу, особливо перед місячними.

Навколо кандидозу існує безліч міфів. Нижче наведені найбільш поширені, з поясненням, що з цього — правда, а що ні:

• Кандида не накопичується на білизні, тому достатньо звичайного прання і сушіння без обов'язкового прасування.
• Секс сам по собі не є причиною молочниці, але часті статеві акти можуть сприяти росту кандид. Це пов'язано з тим, що часті акти викликають мікротравми стінок

піхви, особливо в ділянці входу, і змінюють кислотно-лужну рівновагу.

• «Інфекційної дози» для зараження не існує. Оскільки кандида — нормальний мешканець організму, складно визначити, чи інфікується жінка від партнера (що іноді можливо), чи в неї загострюється власна грибкова флора.

• Секс під час менструації справді підвищує ризик загострення кандидозу.

• Вживання солодощів (вуглеводів) не впливає безпосередньо на ріст грибка у піхві. Однак якщо через незбалансоване харчування порушується робота кишечника й посилюються процеси бродіння, це може провокувати молочницю.

• Сперміциди самі по собі не викликають кандидозу, але в поєднанні з бар'єрними методами контрацепції ризик молочниці зростає.

• Наявність грибка у вагінальних виділеннях не заважає зачаттю й не перешкоджає нормальному перебігу вагітності.

Кандидоз часто минає самостійно протягом 2–4 днів — зазвичай з настанням місячних симптоми зникають. Але якщо молочниця викликає значний дискомфорт або загострення трапляються регулярно (іноді щомісяця), необхідне лікування.

Оскільки флуконазол може мати негативний вплив на ембріон, його не рекомендується приймати напередодні очікуваних місячних у разі планування вагітності. Лікування партнера у більшості випадків не потрібне. Важливо дотримуватись гігієни зовнішніх статевих органів і сексуальних стосунків.

3.6.8. Інфекції, що передаються статевим шляхом

Зачаття людини відбувається статевим шляхом. Це взаємодія не лише клітин, а й виділень, рідин. Під цим процесом мають на увазі як прямий контакт (статевий акт, коїтус) між двома індивідами, так і непряму передачу інфекційних агентів потомству під час його зачаття та народження.

Інфекції, що передаються статевим шляхом (ІПСШ), існують навіть у рослинному світі (деякі віруси передаються через пилок). У тваринному світі налічується понад 200 хвороб, що можуть передаватися статевим шляхом. Цей перелік не є повним навіть щодо людини, адже, крім традиційного вагінального сексу, люди практикують оральний і анальний, що розширює спектр потенційних збудників, здатних передаватися при такому контакті.

Сучасна медицина налічує **12 збудників**, які у більшості випадків передаються статевим шляхом між людьми, та **23 збудники**, для яких передача статевим шляхом можлива частково. Це становить приблизно 10–11% усіх подібних інфекцій, зафіксованих у тварин.

Які саме інфекційні збудники можуть передаватися під час сексу? Відповідь залежить від того, як саме трактувати передачу. З одного боку, під час сексу може передаватися практично будь-яке інфекційне захворювання (наприклад, застуда чи шкірна інфекція), якщо носієм збудника є людина. З іншого боку, під ІПСШ розуміють обмін рідинами та виділеннями партнерів (слина, виділення з уретри та піхви, сперма, простатичний секрет, виділення бартолінових залоз, менструальна кров тощо). Крім того, статевий акт може супроводжуватись мікротравмами статевих органів (потертості, тріщини, подряпини), які викликають незначні кровотечі. Усі ці рідини можуть містити збудників інфекцій і легко передаватися від людини до людини. Навіть через оральний секс, за умови доброї гігієни ротової порожнини, все ж можуть передаватися збудники, що викликають інфекції носоглотки, дихальних шляхів, урогенітальних і внутрішніх органів.

З огляду на особливості визначення й передачі ІПСШ, важливо розуміти, що збудники таких інфекцій зазвичай не потрапляють у зовнішнє середовище, а зараження відбувається через «впровадження» в нового господаря за оптимальних умов (зокрема температури тіла).

Інфекції, що передаються статевим шляхом у людини, поділяють на *вірусні*, *бактеріальні*, *грибкові* та *паразитарні* — залежно від типу збудника.

Вірусні інфекції:

- гепатити A, B, C (HAV, HBV, HCV);

- віруси імунодефіциту людини: ВІЛ-1, ВІЛ-2;

- віруси простого герпесу: HSV-I, HSV-II;

- людські Т-лімфотропні віруси: HTLV-1 (Т-лімфома);

- віруси папіломи людини (ВПЛ);

- цитомегаловірус (ЦМВ);

- вірус Епштейна-Барр (ВЕБ);

- вірус, що викликає контагіозний молюск.

Бактеріальні інфекції:

- *Calymmatobacterium granulomatis* (пахвинна гранульома, донованоз, хвороба Дарлінга);

- *Chlamydia trachomatis* A–K (негонококовий уретрит, цервіцит, трахома);

- *Chlamydia trachomatis* L1–L3 (лімфогранульома);

- *Gardnerella vaginalis* (бактеріальний вагіноз);

- *Haemophilus ducreyi* (шанкроїд);

- *Neisseria gonorrhoeae* (гонорея);

- *Treponema pallidum* (сифіліс).

Грибкові інфекції:

- *Candida* spp. (кандидоз, молочниця);

- *Histoplasma capsulatum* (гістоплазмоз).

Паразитарні інфекції:

- *Entamoeba histolytica* (амебіаз);

- *Trichomonas vaginalis* (трихомоніаз).

Ектопаразитарні інфекції:

- *Phthirus pubis* (лобкова воша);

- *Sarcoptes scabiei* (короста).

Не всі з перелічених збудників викликають ураження саме статевих органів. Всесвітня організація охорони здоров'я визнає лише **13 захворювань**, що передаються статевим шляхом (5 бактеріальних, 6 вірусних і 2 паразитарних), але більшість лікарів вважає, що цей список потрібно розширити. Часто інфекції, що передаються статевим шляхом і вражають статеві органи, називають *венеричними захворюваннями*.

Усі інфекції, що передаються статевим шляхом, умовно поділяються на дві групи:

- ті, які можна вилікувати повністю, позбувшись збудника;

- та невиліковні, коли інфекційний агент залишається в організмі на все життя.

До найпоширеніших виліковних ІПСШ належать сифіліс, гонорея, хламідіоз і трихомоніаз. Щодня цими інфекціями заражується приблизно один мільйон людей.

Більша поширеність ІПСШ серед жінок пояснюється кількома чинниками. По-перше, жінки частіше відвідують лікарів і проходять обстеження. Чоловіки нерідко є безсимптомними носіями різних збудників і звертаються по допомогу лише тоді, коли інфекцію виявляють у партнерки. По-друге, найпоширеніші венеричні хвороби — гонорея і трихомоніаз — частіше уражають жіночу репродуктивну систему й мають яскравішу клінічну картину, ніж у чоловіків. До 24 років одна з трьох сексуально активних осіб інфікується ІПСШ.

Усі бактеріальні, грибкові та паразитарні інфекції піддаються лікуванню, однак первинне інфікування не захищає від повторного зараження.

Що ж до вірусних інфекцій, ситуація протилежна: більшість вірусів залишаються в організмі пожиттєво, а їх взаємодія з носієм може викликати різні симптоми та ураження органів і систем. Практично всі вірусні ІПСШ є невиліковними, хоча їхню активність, зокрема реплікацію (розмноження), можна ефективно пригнічувати за допомогою специфічних противірусних препаратів. Це важливо пам'ятати, особливо у випадку ВІЛ, гепатитів В і С.

Хоча ІПСШ рідко заважають зачаттю дитини, вони є небезпечними для здоров'я сексуальних партнерів, а також для новонароджених, адже найчастіше передача інфекції відбувається саме під час пологів.

Далі ми розглянемо кілька найпоширеніших ІПСШ, на які варто звернути увагу при плануванні вагітності.

Сифіліс

Сифіліс завжди вважався соціальним індикатором сексуальної поведінки людей у певних суспільствах. Чим менше соціальних, релігійних або політичних обмежень щодо сексу, тим вища захворюваність на венеричні хвороби, особливо на сифіліс. Ведення статистики щодо цієї інфекції триває в багатьох країнах вже майже століття, а коливання рівнів захворюваності відображають історичні події: війни, сексуальні революції, міграцію.

За останні 10–15 років у низці розвинених країн спостерігається зростання випадків венеричних захворювань, незважаючи на наявність програм профілактики та скринінгу на ІПСШ.

Сифіліс викликає мікроорганізм Treponema pallidum, який передається переважно статевим шляхом. Можлива також передача через кров — при переливанні інфікованої крові, а також у споживачів ін'єкційних наркотиків при спільному використанні шприців. Зараження теоретично можливе також через стоматологічні та музичні інструменти, губки, зубні щітки, рушники, але непрямий шлях передачі зустрічається надзвичайно рідко, адже трепонема швидко гине поза організмом — при висиханні, пранні, обробці дезінфікуючими засобами.

Перебіг сифілісу поділяють на три стадії:

1. Первинний сифіліс

2. Вторинний сифіліс

3. Третинний сифіліс

У деяких країнах третинну стадію додатково поділяють на ранню і пізню, останню іноді називають *четвертинним сифілісом*.

Сифіліс також називають «хворобою-мавпою», оскільки його симптоми можуть імітувати прояви багатьох інших інфекційних захворювань.

Діагностика сифілісу проводиться за допомогою кількох методів, при цьому обов'язковим є підтвердження наявності *генетичного матеріалу трепонеми* в біологічних рідинах людини. Якщо сифіліс підтверджено, обстеження обов'язково проводять і сексуальному партнеру інфікованої особи.

Завдяки появі антибіотиків, від сифілісу можна вилікуватися за кілька годин або днів. Бліда трепонема досі має високу чутливість до пеніциліну та його похідних. Також усе частіше застосовують інші антибіотики (азитроміцин, доксициклін), особливо у випадках, коли трепонема виявляє стійкість до пеніциліну. *Пізній сифіліс* лікують протягом трьох тижнів і довше. Після лікування необхідно пройти контрольне обстеження через 3, 6 і 12 місяців.

Слід пам'ятати, що позитивна реакція Вассермана може зберігатися до року після лікування, а у 30% вагітних жінок може бути помилково позитивною.

Планування вагітності можливе лише після завершення лікування та підтвердження відсутності активної інфекції в обох партнерів.

Гонорея

Гонорея — одне з найпоширеніших венеричних захворювань. Її назва походить від грецького лікаря Галена і в перекладі означає «виділення (витікання) сім'яної рідини». У побуті захворювання відоме під назвою трипер (з німецької), рідше — перелом.

Збудником гонореї є бактерія Neisseria gonorrhoeae — *гонокок*, внутрішньоклітинний паразит, що уражає циліндричний епітелій. У тілі людини мешкає кілька видів нейсерій, але особливу загрозу становлять два: N. gonorrhoeae (збудник гонореї) та N. meningitidis (збудник менінгіту). За останні два десятиліття гонорея все частіше поєднується з хламідіозом, і темпи поширення обох інфекцій подібні.

Серед вагітних жінок гонорея діагностується у 0,6– 7% випадків, найчастіше — у молодих, самотніх жінок.

Гонокок може передаватися при різних видах статевого контакту, а також від матері до дитини під час пологів. Передача можлива навіть при так званому *неповному* статевому акті — за простої взаємодії зовнішніх статевих органів без введення статевого члена у піхву.

У 70% жінок симптоми можуть бути відсутніми або слабо вираженими. Найчастіше виникає запалення каналу шийки матки (ендоцервіцит) та уретри (уретрит). У 10–20% випадків інфекція поширюється на матку та маткові труби, викликаючи запалення органів малого таза, що може призвести до непрохідності труб.

Для вагітних жінок гонорея небезпечна запаленням плодових оболонок, що може викликати їх розрив і передчасні пологи. У новонароджених гонококова інфекція в 30–50% випадків спричиняє кон'юнктивіт, який може призвести до сліпоти. Також можливе запалення гортані, суглобів і зараження крові у немовлят.

Сучасна медицина має кілька чутливих і швидких методів діагностики гонореї. При виявленні інфекції у жінки обов'язково слід обстежити її партнера.

Лікування гонококової інфекції є простим і високоефективним: зазвичай достатньо одноразової ударної дози антибіотиків, рідше — курсом 7–14 днів.

Якщо жінка раніше перенесла запалення органів малого таза через гонорею чи хламідіоз, перевірка прохідності маткових труб перед плануванням вагітності не є обов'язковою.

Хламідіоз

Хламідіоз — ще одна поширена бактеріальна інфекція, що передається статевим шляхом. Існує 16 видів хламідій, але в організмі людини можуть мешкати лише три:

- *Chlamydia trachomatis,*
- *Chlamydia pneumoniae,*
- *Chlamydia psittaci.*

Перші два передаються від людини до людини, третій може потрапити в організм через контакт із тваринами, але не викликає захворювання.

В організмі людини хламідії можуть існувати в трьох формах:

- елементарне тільце — інфекційна, але нерозмножувальна форма; саме вона є джерелом зараження;
- ретикулярне тільце — неінфекційна форма, здатна до розмноження;
- аберантне ретикулярне тільце — стійка форма, що не ділиться (живе в організмі).

Точний рівень передачі інфекції невідомий, але в 76–77% випадків сексуальні партнери також інфіковані хламідіями.

Не завжди зараження хламідіями призводить до запалення або ураження органів. Їхній руйнівний потенціал достеменно невідомий. Якщо контакт із інфекцією був короткочасним, організм часто самоочищається:

- у 30% випадків — протягом тижня до кількох місяців;

- у 50% — до року;

- у 80% — до двох років;

- у 94% — до чотирьох років.

Таким чином, твердження, що хламідіоз — пожиттєва інфекція, є неточним. Проте при виявленні хламідій лікування все ж рекомендується.

У жінок хламідіоз найчастіше обмежується запаленням каналу шийки матки (ендоцервіксом) — до 85% випадків. Рідше інфекція уражає маткові труби (10–25%), і при цьому ПЛР-аналіз (ПЦР) з шийки матки може давати помилково негативний результат у понад 20% випадків.
Причини проникнення інфекції з каналу шийки в труби достеменно невідомі.

Існують різні серотипи хламідій, які уражають репродуктивну систему:

- K і F частіше виявляють при наявності симптомів;

- Ia — у безсимптомних випадках;

- H, I, J можуть жити в організмі жінки 2–3 роки і є стійкішими до антибіотиків.

У 50% випадків хламідіоз поєднується з гонореєю.

Спочатку вважалося, що хламідійне запалення маткових труб може викликати їх ураження та призводити до безпліддя. Проте сучасні дослідження довели, що хламідіоз не підвищує ризик безпліддя.

Хламідійна інфекція асоціюється з передчасним розривом плодових оболонок, пологами раніше терміну та низькою вагою новонароджених, але не пов'язана з викиднями, завмерлими вагітностями чи ризиком смерті новонароджених.

Також встановлено, що хламідіоз підтримує персистенцію ВПЛ-інфекції, проте сам по собі не викликає рак шийки матки.

Діагностика хламідіозу має ґрунтуватися на кількох методах. Основним є тест ампліфікації нуклеїнових кислот (NAAT) — він виявляє ДНК або РНК у виділеннях з чутливістю до 99%. Однак NAAT не здатний відрізнити живі бактерії від мертвих, тому не підходить для контролю ефективності лікування.

Одним із достовірних методів діагностики є виділення культури хламідій. Визначення антитіл може бути допоміжним, але їх наявність не підтверджує активну інфекцію, тому лікування лише на підставі аналізу на антитіла не проводиться.

Лікування хламідіозу, як і гонореї, є короткотривалим — зазвичай це ударна одноразова доза або курс тривалістю 7–10 днів.

Оскільки це статева інфекція, обстеження та лікування партнера — обов'язкове. Вакцини від хламідіозу наразі не існує.

Уреаплазма і мікоплазма

Наявність уреаплазми та мікоплазми в організмі людини вважається фізіологічною нормою. Більшість людей, особливо молодих і сексуально активних, є не хворими, а лише носіями уреаплазми, мікоплазми або обох одразу.

Мікоплазма — один із найменших одноклітинних мікроорганізмів, які здатні жити поза клітиною. Її особливість полягає у відсутності клітинної оболонки, через що її важко виявити в бактеріальних посівах і ще складніше знищити антибіотиками, дія яких ґрунтується на порушенні структури клітинної мембрани. Саме ця особливість викликає необґрунтований страх у деяких лікарів, які, вважаючи мікоплазму «небезпечним ворогом», призначають великі дози, кілька препаратів і довгі курси лікування. Це нераціонально і шкідливо для організму.

Мікоплазми мешкають переважно на слизових оболонках — органів дихання та сечостатевої системи. Із 17 видів мікоплазм, які можуть жити в організмі людини, лише чотири здатні спричиняти захворювання. Найнебезпечніша з них — Mycoplasma pneumoniae, що може викликати запалення легень, суглобів та інші ускладнення.

Уреаплазма належить до того ж роду, що й мікоплазма, має подібну будову. З існуючих трьох видів клінічний інтерес становить Ureaplasma urealyticum, яку найчастіше виявляють у нижніх відділах сечостатевої системи.

Мікоплазма та уреаплазма легко передаються статевим шляхом. Мікоплазму виявляють більш ніж у 50% жінок, які ведуть статеве життя та не мають жодних скарг. Уреаплазма зустрічається у 40–80% сексуально активних жінок, і також живе в організмі «приховано».

Будова уретри (сечівника) у жінок і чоловіків анатомічно різниться. У жінок вона коротка — 2,5–4 см, у чоловіків — до 20 см. Через це уретрит у жінок трапляється рідко й зазвичай поєднується з іншими проблемами сечостатевої системи.

Практично всі мікроорганізми, що потрапляють в уретру жінки з переддвер'я піхви або шкіри промежини, виводяться з сечею при регулярному та своєчасному сечовипусканні. У чоловіків навпаки — уретрит значно поширеніший, ніж запалення сечового міхура або нирок.

Зв'язок уреаплазми та мікоплазми із запальними процесами репродуктивної системи, зокрема запаленням маткових труб, є сумнівним. У більшості випадків, коли виявляють запалення органів малого таза, присутні й інші умовно-патогенні мікроорганізми, а також хламідії чи гонококи.

До 20% усіх уретритів у жінок виникають як наслідок травм після грубого забору мазка або введення катетера. Такий *посттравматичний уретрит* триває від 2 до 8 тижнів і супроводжується болем і печінням під час сечовипускання.

Багато років велися дискусії щодо участі уреаплазми і мікоплазми в ускладненнях вагітності. Раніше їх звинувачували у викиднях, передчасних пологах, народженні дітей з низькою масою тіла, пневмонії у новонароджених. Однак сучасні дослідження спростували їх причетність до викиднів і передчасних пологів.

Діагностика уреаплазмозу та мікоплазмозу потребує комплексного підходу. Ці діагнози не можна встановлювати лише за результатом аналізу на антитіла в крові або мазках із сечівника.

У більшості країн світу жінки, які планують вагітність, не проходять тестування та лікування безсимптомного носійства уреаплазми й мікоплазми. Те саме стосується вагітних із нормальною вагітністю.

Сучасна медична точка зору полягає в тому, що лікування потрібне лише у випадках, коли носійство супроводжується симптомами, і лише після виключення всіх інших можливих збудників запалення.

Для здорової вагітності уреаплазма і мікоплазма не становлять загрози.

Інфекції, викликані уреаплазмою або мікоплазмою, лікують одним видом антибіотика, який також діє на гонококи та негонококові інфекції. Це може бути ударна доза або курс тривалістю сім днів.

Введення інструментів в уретру, її "промивання", "чистки", використання медикаментів, що проникають у сечовий міхур, а також грубі соскоби — категорично не рекомендуються, адже ці дії можуть викликати пошкодження уретри, її звуження і формування рубців.

Повторні аналізи, включаючи посіви, не проводяться, якщо у жінки немає скарг або симптоми значно зменшилися.

Важливо розуміти, що наявність мікроорганізму і наявність інфекції — це зовсім не одне й те саме. Носійство вірусів, бактерій, грибків, найпростіших організмів у більшості випадків не потребує лікування. Деякі з них можуть жити в організмі людини протягом усього

життя. Інфекція — це хвороба, яка за потреби вимагає діагностики та лікування. На будь-яке інфекційне захворювання потрібно звертати увагу й у багатьох випадках — вчасно реагувати. Однак більшість інфекцій не становлять загрози для вагітності, тому прагнення «вичистити» організм жінки, яка планує дитину, до майже стерильного стану — хибне й небезпечне.

3.6.9. Інші інфекції

Існує чимало чуток навколо ще кількох інфекцій, що становлять потенційну загрозу для вагітності, однак у даному випадку наявність збудника не завжди означає захворювання. Тому розглянемо низку інших інфекцій.

Трихомоніаз

Про трихомоніаз існує багато міфів, а в останні роки він став комерційним діагнозом. В організмі людини може мешкати три види трихомонад:

• Trichomonas vaginalis уражає урогенітальний тракт у дорослих, дихальну систему у новонароджених та осіб з імунодефіцитом.
• Trichomonas tenax мирно мешкає в ротовій порожнині та дихальних шляхах.
• Pentatrichomonas hominis живе в кишечнику й не викликає захворювання.

Близько 3–17% людей репродуктивного віку хворіють на трихомоніаз (276 мільйонів людей на рік), але ця статистика неточна, оскільки в більшості країн облік трихомоніазу не ведеться, і далеко не всі проходять тестування на цю інфекцію.

Трихомонада — це позаклітинний одноклітинний паразит, який має власну мікробіоту. В організмі людини існують три форми її життєдіяльності:

• трофозоїт (грушоподібна форма з джгутиками);
• «млинець» (при прикріпленні до клітин епітелію піхви);
• псевдоциста (у стресових умовах, зазвичай у лабораторних умовах).

Також існує два типи трихомонад, перший з яких зустрічається у 73% випадків. Життєдіяльність трихомонади залежить від кислотно-лужного балансу вагінального середовища: ці мікроорганізми надають перевагу pH 6,2 і вище. У 30% випадків трихомоніаз поєднується з бактеріальним вагінозом.

Дуже часто трихомонади співіснують з мікоплазмами та вірусами. Усередині трихомонади можуть перебувати віруси трихомонади (Trichomonas vaginalis virus), Mycoplasma hominis, яка покращує їх ріст на 50%, і Mycoplasma girerdii. Трихомонади також підвищують ризик зараження ВІЛ при контакті з інфікованою людиною. Достовірних даних про те, що вони можуть жити в організмі роками, не існує.

Ряд факторів знижує ріст трихомонад і їх негативний вплив на епітелій піхви. У першу чергу — це естроген, рівень якого підвищується в першу фазу циклу. Також це лейкоцити та лактобактерії.

Хоча в літературі можна знайти дані, що в більшості випадків трихомоніаз перебігає безсимптомно, все ж первинне зараження супроводжується запаленням піхви й шийки матки, і майже в 75% випадків жінки скаржаться на рясні виділення, часто з неприємним різким запахом.

Трихомоніаз виявляють у 3–23% вагітних жінок (залежно від регіону). Достовірних даних про його зв'язок із передчасними пологами, низькою масою тіла новонароджених, післяпологовим сепсисом у матерів немає, також не підтверджено його негативного впливу на плід і новонародженого.

У 20–25% випадків відбувається самоодужання, але при плануванні вагітності все ж необхідно пройти лікування під наглядом лікаря. Універсальних скринінгових програм для виявлення трихомоніазу не існує. Це пов'язано з тим, що й досі не вивчені взаємини трихомонад із людиною та рівень їхньої шкідливості для здоров'я. Існуючі діагностичні тести мають низьку чутливість при безсимптомному перебігу трихомоніазу, а також є надто дорогими.

Не існує даних про те, що лікування безсимптомного трихомоніазу запобігає будь-яким негативним наслідкам для здоров'я. З'ясувалося також, що лікування цієї інфекції під час вагітності не запобігає ускладненням, а за деякими даними — навіть погіршує її перебіг.

Найчастіше фахівці використовують мікроскопічні методи діагностики та виділення культури. До сьогодні одним із найефективніших методів лікування є ударна доза метронідазолу (2 г). Це лікування було запропоноване ще у 1959 році й досі залишається першим у списку всіх інших методів (а їх було понад 100, і всі виявилися неефективними).

Оскільки трихомонадна інфекція не є найнебезпечнішою для вагітності, важливо не перетворювати її лікування (особливо при сумнівних результатах діагностики) на місяці й роки відкладання планування вагітності. Якщо лікар призначає велику кількість препаратів і тривалі курси лікування, необхідно засумніватися в його компетентності, згадати про комерційні діагнози та звернутися за альтернативною думкою до іншого фахівця.

Токсоплазмоз

Навколо токсоплазмозу ходить чимало чуток, адже передача токсоплазми пов'язана з улюбленими домашніми тваринами — котами. Багато жінок, які планують вагітність або вже вагітні, часто запитують, чи потрібно відмовитися від кота, віддати його знайомим чи родичам, щоб не заразитися токсоплазмозом, який нібито може призвести до втрати вагітності.

Небезпечними та необґрунтованими є схеми лікування, які призначають деякі лікарі лише через те, що ТОРЧ-тест виявив позитивний результат щодо токсоплазмозу (позитивний рівень IgG). Запам'ятайте: якщо у вас виявлено позитивний рівень цих антитіл — це не означає, що ви хворі на токсоплазмоз. У 99% випадків такий результат свідчить про наявність у вас імунітету, а не захворювання, отже, жодного лікування не потрібно!

Toxoplasma gondii — це внутрішньоклітинний паразит, яким інфікована третина населення земної кулі. Тобто (теоретично) у кожної третьої людини можна виявити носійство токсоплазми. У світі є регіони, де 60–90% населення інфіковані токсоплазмою (Франція, Данія,

370

окремі європейські міста). У країнах Східної Європи понад половина населення є її носіями. У середньому в більшості країн світу від 10 до 15% жінок дітородного віку також є носіями токсоплазми. Під час вагітності токсоплазмою інфікується близько 1% вагітних.

Попри таку високу поширеність, випадки народження дітей із вродженим токсоплазмозом становлять приблизно 1 на 10 000 новонароджених (за винятком окремих регіонів, де частота може досягати 200–300 випадків на 10 000 новонароджених). Вроджений токсоплазмоз трапляється лише в разі первинного інфікування, тобто при зараженні під час вагітності, зазвичай на ранніх термінах.

Токсоплазмоз — це найчастіше «хвороба брудних рук», коли збудник передається через забруднену їжу або немиті руки.

Справді, коти є «виробниками» цист токсоплазми, але для цього мають бути дотримані певні умови. По-перше, домашній улюбленець повинен заразитися токсоплазмозом, хоча дослідження показують, що лише 2% котів хворіють на нього. По-друге, період виділення цист токсоплазми з фекаліями у заражених котів відбувається один раз за все життя і триває від 7 до 21 дня. Протягом кількох днів під впливом кімнатної температури ці цисти переходять у спорову форму, яка може зберігати здатність до інфікування протягом одного року. Саме спорові форми здатні поширюватися на великі відстані, забруднюючи навколишнє середовище та приміщення. По-третє, ці цисти мають потрапити в шлунково-кишковий тракт людини.

Яким чином цисти можуть потрапити в організм людини? Якщо жінка торкається фекалій хворої кішки або піску, куди вона випорожнилася, а потім немитими руками бере їжу до рота — зараження можливе. Якщо в домі є таргани або мухи, які контактували з фекаліями хворої тварини, вони можуть забруднити їжу, яку жінка вживає без термічної обробки (наприклад, овочі чи фрукти) — зараження також можливе. Проте ці два шляхи передачі токсоплазми малоймовірні. Якщо зараження й відбувається через брудні руки, то зазвичай у дітей, які граються в пісочницях або з вуличними котами. Не дивно, що більшість людей заражаються токсоплазмами в дитячому віці.

Дорослі частіше заражаються токсоплазмозом через вживання термічно недостатньо обробленої (недовареної або недосмаженої) їжі, переважно свинини та баранини, зараженої ооцистами токсоплазми. Такий шлях зараження фіксується у 30–60% випадків цього захворювання серед дорослого населення.

Токсоплазма може передаватися і через вживання води з відкритих водойм, якщо її не прокип'ятити перед вживанням. Рідше — через споживання овочів і фруктів, забруднених землею.

У 80–90% випадків первинна токсоплазменна інфекція після зараження перебігає безсимптомно. У рідкісних випадках реакція організму на зараження нагадує застуду. Токсоплазма може впроваджуватись у будь-яку клітину організму людини, за винятком еритроцитів, оскільки ті не мають клітинного ядра. Найчастіше токсоплазма «осідає» в клітинах скелетних м'язів, серця та мозку. Приблизно у 1–2% випадків токсоплазма уражає очі, що може призвести до сліпоти.

Після зараження токсоплазма може разом з кров'ю поширюватися по всьому організму, і саме цим небезпечне інфікування під час вагітності, оскільки збудник може проникнути через плаценту та уразити плід. У стані хронічного носійства токсоплазма не становить небезпеки. Випадки реактивації інфекції спостерігаються дуже рідко, і не доведено, що під час реактивації токсоплазма поширюється організмом і проходить через плаценту.

Діагностика токсоплазмозу проводиться щонайменше за допомогою 4–5 сучасних методів, переважно серологічних, причому у динаміці, а не на підставі одного аналізу.

Надзвичайно рідко вдається виявити первинне інфікування у людей без симптомів, оскільки здорові люди зазвичай не звертаються до лікарів.

Якщо у жінки виявлені антитіла IgG, найімовірніше, вона є носієм (резервуаром) токсоплазми, і щодо вагітності таке носійство не є небезпечним. Цей тип антитіл зберігається в організмі людини довічно, як і сама токсоплазма. Лікування в таких випадках не показане.

Глисти

Пошук глистів у калі вже понад тридцять років не проводиться як рутинний аналіз, тобто без чітких показань. Глистні інвазії, якщо вони не супроводжуються вираженими симптомами з боку шлунково-кишкового тракту (нудота, блювання, пронос, біль у кишечнику) та втратою ваги за нормального харчування, не потребують лікування.

Дуже часто жінки, які планують вагітність, за порадою родичів, друзів або знайомих проводять «чистку» від глистів не лише свого організму, а й усієї родини, включаючи дітей. Робити цього не потрібно, оскільки таке лікування може бути токсичним і завдати більше шкоди, ніж користі. Спроби самостійно «вигнати» незрозумілих глистів не повинні бути частиною підготовки до вагітності.

3.6.10. Щеплення до і під час вагітності

У попередніх розділах ми говорили про інфекції, і для профілактики деяких із них існують щеплення. Зовсім не завжди їх можна робити під час вагітності, тому важливо провести профілактику заздалегідь.

Як можна дізнатися, чи є у жінки імунітет до певних інфекцій? Насамперед потрібно запитати у батьків, чи робили вони своїм дітям щеплення відповідно до графіків, що діяли на той час. Можливо, в них зберіглася форма календаря щеплень.

Якщо з якихось причин неможливо дізнатися інформацію про вакцинацію, можна здати кров і визначити рівень антитіл IgG до небезпечних інфекцій, від яких існує профілактика.

Якщо перевірити рівень антитіл немає можливості, вакцинацію в такому випадку можна проводити без жодних перевірок.

Усі без винятку щеплення можна поділити на планові, екстрені та ексклюзивні (наприклад, при плануванні подорожі в тропічну країну).

Планові щеплення — це ті, що проводяться згідно з графіком щеплень, рекомендованих як для дітей, так і для дорослих. Екстрена вакцинація може бути проведена після можливого інфікування. Найчастіше це введення певної дози антитіл протягом 72 годин після ймовірного зараження. Перед поїздкою в країну, де поширені небезпечні інфекції, можуть бути запропоновані щеплення від цих хвороб.

Усі без винятку щеплення не заборонені за відсутності вагітності. Проте існують певні обмеження. Деякі вакцини містять живі віруси, хоча й ослаблені. У таких випадках планування вагітності потрібно відкласти на 30 днів. Інші потребують кількох доз для досягнення належного рівня захисту. Важливо уточнити у лікаря, чи можна продовжувати такий режим вакцинації під час вагітності, якщо вона настане.

Абсолютно безпечними для вагітних є щеплення проти правця, дифтерії, кашлюка, грипу. Не протипоказані «неживі» вакцини (доконтактна профілактика) і вакцини з антитілами (постконтактна профілактика). «Живі» вакцини можна проводити лише за дуже суворими показаннями (вітряна віспа, сибірка). Не застосовуються під час вагітності щеплення від таких інфекцій: ВПЛ, кір, краснуха, скарлатина, вітряна віспа, туберкульоз і жива вакцина від грипу.

Про мікроорганізми та інфекційні захворювання можна написати не одну книгу, адже це дуже об'ємна тема, але важливо прийняти той факт, що без мікроорганізмів людське життя неможливе. Небезпечних для людини і вагітності мікроорганізмів не так уже й багато, а від деяких серйозних інфекцій існують профілактичні заходи, і багато з цих хвороб можна успішно лікувати. Важливо не шкодити собі надмірною боротьбою з вірусами, бактеріями та іншими невидимими мешканцями власного організму, тому що «боротьба з інфекціями» — це найчастіше боротьба із власним тілом.

Розділ 4. Планування сім'ї після вагітностей і пологів

Попри всі бажання швидко завагітніти й виносити першу вагітність без ускладнень, приблизно 50% перших вагітностей закінчуються втратою на ранніх термінах. Це пов'язано найчастіше не з хромосомними аноміліями й вадами розвитку плода, а з агресивною відповіддю материнського організму на плодове яйце, яке є для нього генетично частково чужорідною біологічною тканиною. З віком, тобто після 30 років, ймовірність втрати першої вагітності зростає, але найвищі ризики спостерігаються після 40 років, перед завершенням репродуктивної функції. Після 35 років серед причин викиднів на ранніх термінах домінують хромосомні й генетичні порушення (дефектне зачаття).

Друга наступна вагітність у жінок 20–30 років переривається у 24–27% випадків. Знову ж таки вважається, що в більшості випадків причина — агресивна відповідь захисної системи матері.

Три поспіль перші вагітності втрачаються в 1–3% випадків у жінок 20–30 років, у 35 років ймовірність може сягати 5% і навіть вище.

Згідно з рекомендаціями більшості професійних товариств акушерів-гінекологів, обстеження рекомендоване після трьох і більше втрат вагітності на ранніх термінах (у деяких рекомендаціях — після двох і більше). Також рівень обстеження залежить від віку жінки.

4.1. Після втрати вагітності на ранніх термінах

Втрата вагітності на будь-якому терміні залишає негативний слід як на організмі жінки, так і на її психологічному стані. Якщо фізіологічні процеси зазвичай швидко приходять у норму, то емоції та почуття потребують іноді кількох місяців або років, перш ніж у жінки знову виникне бажання спробувати завагітніти.

Переривання вагітності на ранніх термінах (до 12–14 тижнів) може відбуватися за кількома сценаріями.

Якщо плодове яйце виходить самостійно (що може супроводжуватися кровотечею та болем), планування наступного зачаття можна починати після завершення кровотечі й підтвердження відсутності залишків плодових тканин. Для цього бажано зробити тест на вагітність або визначити рівень ХГЛ у крові. Зазвичай після завершення ранньої вагітності рівень ХГЛ у крові знижується до норми невагітних жінок (до 0–5 МО/мл) дуже швидко — фактично протягом тижня. Але бувають випадки, коли його рівень знижується довше — 3–4 тижні.

Кров'янисті виділення після медикаментозного або інструментального аборту можуть тривати від кількох днів до 1–2 тижнів, але їх інтенсивність зазвичай зменшується.

Якщо виділення тривають або з'являються раніше очікуваної менструації, необхідно оцінити ситуацію, наприклад, пройти УЗД. Важливо не пропустити так звану трофобластичну хворобу, коли залишки хоріона розростаються й можуть навіть проростати в стінку матки, перетворюючись на злоякісне захворювання.

Відновлення менструальних циклів після завершення вагітності може зайняти від одного до трьох місяців. Затримка першої менструації допустима, оскільки овуляція теж часто затримується.

Існує чимало міфів щодо підготовки до наступної вагітності після втрати плода на ранніх термінах. По-перше, яєчники й матка у відпочинку не потребують! Важливо, щоб гормональний фон нормалізувався самостійно. Поява овуляції — це зелене світло для планування вагітності.

По-друге, не потрібно чекати 3–6 місяців, а тим більше приймати гормональні контрацептиви нібито для відновлення менструального циклу. Під час використання гормональних препаратів немає природних циклів: яєчники не функціонують повноцінно! Нерідко прийом гормональних контрацептивів призводить до порушення менструальних циклів після їх відміни.

Сімейна пара сама повинна вирішити, коли вона хоче мати дитину. Найскладніше питання зазвичай пов'язане з психологічною готовністю до планування вагітності, особливо з боку жінки. Страх повторної втрати вагітності або народження хворої дитини може залишати негативний відбиток на її психоемоційному стані. Іноді, щоб наважитися на повторну вагітність, таким жінкам потрібна допомога психолога.

Важливо розуміти, що з віком шанси на зачаття дитини зменшуються, тому очікування протягом років може взагалі позбавити пару щастя стати батьками.

Якщо у них уже є дитина або навіть кілька, втрата вагітності на ранніх термінах не повинна бути перешкодою для подальшого планування. Навпаки, наявність здорової дитини в сім'ї повинно бути прикладом того, що зачаття ще однієї дитини, і навіть не однієї, цілком можливе. Якщо вийшло один раз — чому не має вийти ще?

Крім того, незважаючи на весь негатив від втрати вагітності на ранніх термінах, потрібно розуміти, що природа має вагомі причини для того, щоб деякі вагітності переривалися. Люди досить спокійно ставляться до цього у тварин, але не люблять застосовувати до себе таке поняття як «природний (або природний) відбір». У людей теж є природний відбір. І це прекрасно, що жіночий організм може самостійно впоратися з неприйняттям бракованого зачаття.

Багато людей не знають, що між плодом і організмом матері перед імплантацією відбуваються «переговори». Зачаток посилає певні сигнали, які дозволяють організму матері визначити, наскільки він здоровий і чи зможе успішно закріпитися в матці, щоб потім народитися повноцінною дитиною. Якщо зачаття дефектне, такі переговори будуть невдалими і імплантація не відбудеться. Також нездорове плодове яйце не зможе забезпечити себе необхідними речовинами і стати в значній мірі незалежним від материнського організму.

Важливо вірити в себе, у свої можливості стати батьками, розуміти, що весь потенціал батьківства знаходиться всередині людини, а не зовні — в її репродуктивній системі.

4.2. Після втрати вагітності на пізніх термінах

Втрата вагітності до 12–14 тижнів вважається ранньою. Передчасні пологи — це переривання вагітності після 22–24 тижнів або при вазі немовляти понад 500 г. Досить часто жінки, які втрачають дитину на терміні 24–26 тижнів, мають справу з системою охорони здоров'я, у якої погані показники передчасних пологів і мертвонароджень (для лікарні, регіону чи країни загалом). Така інформація є небажаною, тому ці показники часто приховують або ігнорують, називаючи переривання вагітності в таких випадках пізніми викиднями (абортами). Пізні викидні не реєструються, вони не вимагають проведення обстеження народженої дитини, зокрема її розтину, щоб з'ясувати причину втрати вагітності. У цьому полягає величезний мінус: надзвичайно важлива інформація втрачається, і прогноз для наступних вагітностей стає непередбачуваним.

Вагітності на ранніх термінах втрачаються найчастіше через грубі порушення: хромосомні, генетичні, вади розвитку. У другому й третьому триместрі причини можуть бути як з боку дитини/плаценти, так і з боку матері. Тому важливо зрозуміти, яка ймовірність повторення проблеми під час подальшого планування.

Кожен випадок є індивідуальним, тому неможливо мати якийсь один універсальний прогноз для всіх жінок, які втратили вагітність на пізніх термінах. Наприклад, жінка втратила вагітність на 26 тижні, і їй сказали, що це через коротку шийку матки. Виявляється, короткою вона була вже під час пологів, тобто почалися перейми, розкриття шийки матки, і тоді жінка народила. Чи можна в такому разі сказати, що втрата вагітності сталася через коротку шийку матки (істміко-цервікальну недостатність)? Швидше за все — ні. Але якщо немає даних про довжину шийки матки до початку пологів, дуже важко робити висновки, особливо за відсутності ретельного огляду і навіть розтину втраченої дитини.

Мені доводилося аналізувати чимало випадків втрат вагітності на пізніх термінах, коли пара вирішувала знову планувати дитину. Звісно, їх цікавить прогноз, тактика дій, обсяг обстеження. І раптом з'ясовується, що жодних документів і результатів обстежень, які проводились під час попередньої вагітності, не залишилось, розтину дитини не проводили, тому що пара переживала таке горе, що їй було не до з'ясування причин втрати. Іншими словами, досить часто не існує жодної корисної практичної інформації, яка хоча б частково допомогла зрозуміти, чого очікувати від наступної вагітності та як її правильно вести.

Оскільки причин і сценаріїв втрати вагітності на пізніх термінах дуже багато, описати абсолютно всі випадки та дати рекомендації щодо планування дитини в кожному з них неможливо.

Намагайтеся завжди зберігати копії результатів аналізів, обстежень, виписок зі стаціонару. Кожен пацієнт має право отримати копію результатів свого обстеження, зокрема й вагітна жінка.

Перед плануванням нової вагітності бажано обговорити перебіг попередньої з лікарем і з'ясувати, якою буде тепер тактика для попередження повторної втрати. Найчастіше попередні ускладнення вагітності не повторюються, за винятком певних станів: наявність хромосомних порушень в одного з партнерів, хронічне захворювання матері, вироблення антитіл на еритроцити дитини та інші.

Завжди можна уточнити у лікаря, який рівень ризику повторення ускладнення вагітності, що призвело до її втрати.

Планування вагітності зазвичай рекомендоване через 4–12 місяців після завершення попередньої. Чим пізніше відбулася втрата дитини, тим більшим має бути період очікування, оскільки організму жінки потрібно відновитися. Занадто швидке планування може завершитися ускладненнями вагітності (істміко-цервікальною недостатністю, анемією вагітних, передчасними пологами).

4.3. Після пологів

Післяпологовий період — це складний етап у житті подружньої пари і, зокрема, жінки, адже в її організмі відбувається дуже багато змін. Першу годину спостереження за жінкою після пологів називають їх четвертою стадією. Після цього настає гострий період післяпологового періоду (перші 6–12 годин), коли можуть виникати підвищення температури тіла, знесилення, кровотеча. У жінки з'являються кров'янисті виділення — лохії. Упродовж 4–6 тижнів репродуктивні та інші органи повертаються до норми. Але в третини жінок спостерігається уповільнений післяпологовий період, що триває до пів року. Якщо вона годує грудьми, післяпологовий період може затягнутися на рік і навіть довше.

Зміни в організмі жінки відбуваються на таких рівнях:

• фізичному (тіло);

• гормональному;

• психоемоційному.

У першу чергу відбувається втрата крові та рідини, матка, шийка матки та піхва зменшуються в розмірах, також у крові знижується особливий вид гормону — релаксин, через який була підвищена розтяжність зв'язок, зменшуються розміри тазу, але підвищується в'язкість крові та ризик тромбоутворення. Відбувається загоєння розривів і рубців, збільшується розмір грудей і з'являється молоко. Через гормональні зміни може випадати волосся, але це тимчасове явище.

У перші шість тижнів 87–94% жінок мають скарги. У першу чергу це біль: болісні скорочення матки, болючість промежини (41%), біль у спині (46%), біль у грудях (48%), головний біль (29%). У третини жінок можуть бути проблеми з сечовипусканням і нетримання сечі. Часто турбують закрепи та геморой.

Пристосовуючись до нового стану і приходячи в норму, більшість жінок не ведуть статеве життя і не планують вагітність у перші тижні після пологів. Однак овуляція починається в середньому через 39 днів (шість тижнів), а перша менструація після пологів — через 45–95 днів (у середньому через 74 дні). Якщо жінка годує грудьми, менструальний цикл може відновлюватися довго або навіть бути відсутнім увесь період лактації. 11–40% жінок, які годують грудьми, мають хоча б одну менструацію протягом шести місяців. Нерегулярність менструальних циклів не дозволяє контролювати процес зачаття, адже вирахувати овуляцію в таких випадках неможливо.

Часто у жінок у післяпологовий період можуть спостерігатися порушення функції щитоподібної залози, що також впливає на регулярність менструальних циклів.

До 54% жінок відчувають стрес, і майже 20% вважають свій стресовий стан серйозною проблемою. Понад третина скаржиться на хронічний стрес упродовж шести місяців після пологів. Це цілком зрозуміло: нова роль матері й догляд за немовлям забирають у жінки масу часу, якого не залишається на повноцінний відпочинок, сон, правильне харчування. Зазвичай ситуація покращується, коли дитина починає поступово вживати іншу їжу, а не тільки грудне молоко, і в неї формується більш чіткий режим денного неспання й нічного сну.

Понад 50% жінок скаржаться на фізичне та психоемоційне виснаження в перші тижні після пологів, і в третини такі скарги зберігаються до пів року після пологів. У майже 60% спостерігаються безсоння та нестача сну, у 14–17% — депресія.

Втім, попри негативні сторони післяпологового періоду, 40–60% жінок вступають у статеві стосунки протягом шести тижнів, до 85% — протягом 3 місяців і 90% — протягом пів року після пологів. Ставлення до сексуального життя у жінок різних народів світу відрізняється. Наприклад, 70–90% азійських і африканських жінок задоволені сексуальним життям після пологів, тоді як 80% європейок мають проблеми. 10–35% жінок скаржаться на нестачу інформації щодо сексуальних стосунків після пологів.

Через наявність розривів, ран і рубців до 27% жінок можуть відчувати біль під час статевого акту, сухість у піхві, кровотечу, у 33% буде відсутній оргазм.

З огляду на вищезазначені зміни, коли можна займатися сексом після народження дитини? Сучасні рекомендації свідчать, що статеві стосунки можуть бути відновлені в будь-який час після пологів, але має бути обопільне бажання. За наявності кров'янистих виділень необхідно використовувати презерватив для профілактики інфекцій репродуктивних органів жінки. Найкраще починати з обережного напівпроникнення статевого члена в піхву та контролювати відчуття. За наявності болю необхідно розслабитися й спробувати ще раз за кілька днів.

У цілому оптимальний термін для початку сексуального життя становить 2—3 тижні після природних пологів і не раніше 2—3 місяців після кесаревого розтину.

Пари, які не планують ще одну вагітність, повинні використовувати контрацепцію, тому що грудне вигодовування не гарантує надійного захисту від випадкового зачаття дитини. Навіть за відсутності менструації є ймовірність завагітніти, оскільки овуляція може настати в будь-який момент.

Скільки потрібно чекати після пологів до повторного планування дитини? Точних рекомендацій із цього питання не існує. Якщо зазирнути в історію людства, то в різних народів були свої погляди на цей рахунок, які в деяких етнічних групах збереглися й досі. Наприклад, лікарі Стародавньої Греції та Стародавнього Риму, спостерігаючи за фізичним виснаженням багатьох юних матерів (у ті часи дівчат видавали заміж у 12—14 років), а також високим рівнем материнської смертності, рекомендували робити перерву в 2—3 роки. По-перше, жінка могла вигодувати дитину, по-друге, вона відновлювала своє здоров'я і набиралася сил перед новою вагітністю. Заборона статевого життя після пологів не лише заохочувалась, а й вважалась необхідною, хоча чоловікам дозволялося користуватися послугами інших жінок, які виконували роль гейш або займались проституцією.

Досі в багатьох африканських народів жінці не рекомендують вагітніти протягом кількох років після пологів або доти, доки дитина не почне ходити і споживати дорослу їжу.

Досліджень для оцінки відмінностей у перебігу вагітностей, що виникають протягом першого року після пологів і пізніше, а також результатів цих вагітностей, не проводилося. Проте поява регулярних менструальних циклів — це ознака того, що з точки зору природи організм жінки готовий до нової вагітності.

Ймовірність ускладнень під час вагітності зростає, якщо між ними проходить п'ять і більше років. Це пояснюється віковими змінами жіночого організму, які самі по собі вже є факторами ризику розвитку різних ускладнень.

Що в таких випадках необхідно зробити? Провести загальний аналіз крові, щоб переконатися, що у жінки немає анемії. Також потрібно перевірити роботу щитоподібної залози, оскільки підвищується ризик її захворювань.

Чи існують якісь методи відновлення жіночого організму після пологів? Спеціальних методів немає. Найважливішим для відновлення є здоровий спосіб життя. Це означає, що потрібно повноцінно харчуватися і відпочивати, не уникати фізичної активності. Біодобавки не можуть замінити здорову їжу, є неефективними і, швидше, даниною моді на «покращення здоров'я». Якщо жінка планує вагітність, їй необхідно приймати фолієву кислоту.

Іншими словами, підготовка до другої вагітності не відрізняється від підготовки до першої. Якщо жінка фізично та психоемоційно здорова і бажає народити ще одну дитину, ніщо не повинно заважати їй планувати ще одного члена своєї сім'ї.

А чи можна готуватися до вагітності, продовжуючи грудне вигодовування? Про це поговоримо далі.

4.4. Підготовка і грудне вигодовування

На тему поєднання грудного вигодовування з плануванням вагітності існує чимало чуток і упереджень. Доказова медицина має обмежену кількість достовірних даних, які не дозволяють зробити чіткі висновки та сформулювати корисні рекомендації.

Як я вже згадувала вище, у багатьох народів існувало табу на вагітність під час годування грудьми. Це пояснювалося тим, що здоров'я матері, яка годує і одночасно вагітна, виснажується швидше, через що зростає ризик розвитку захворювань і смерті. Дійсно, аналіз низки публікацій про вплив вагітності й грудного вигодовування на здоров'я показує, що це дуже енерговитратний процес, який вимагає достатньої кількості поживних речовин. А досі в економічно слаборозвинених країнах величезна кількість людей, зокрема жінок, страждає від голоду, що позначається на вагітності, а згодом і на грудному вигодовуванні.

Найбільша проблема бідних африканських та азійських країн полягає в тому, що багато жінок заради власного виживання відмовляються від годування грудьми. Саме тому ВООЗ та низка інших міжнародних організацій уже тривалий час проводять програми підтримки грудного вигодовування в країнах, що розвиваються. Згідно з цими рекомендаціями, виключно грудне вигодовування рекомендується до шести місяців, а за бажанням матері його можна продовжити до двох років, однак бажано годувати грудьми принаймні до одного року. На жаль, практично в усіх регіонах Африки, у країнах Латинської Америки та Азії відсоток жінок, які годують грудьми більше одного року, дуже низький.

Тривалість грудного вигодовування залежить від багатьох чинників, але дуже часто — від тривалості оплачуваної декретної відпустки. Згідно зі статистикою, годування починають 80–97% матерів, і цей показник вищий у бідних країнах. У розвинених країнах, де оплачують 12–24 тижні післяпологової відпустки, через три місяці грудьми годують 45–60% жінок, а до шести місяців — лише 20–35%.

Рекомендації щодо планування вагітності й грудного вигодовування суперечливі й найчастіше сформульовані організаціями, спільнотами, фахівцями чи блогерами, які або підтримують тривале грудне вигодовування, або навпаки, не є його прихильниками. Втім, жодна зі сторін не має переконливих достовірних даних доказової медицини.

Відомо, що грудне вигодовування не впливає на перебіг здорової вагітності й вагу майбутньої дитини. Однак незрозуміло, як змінюється рівень поживних речовин, мінералів і вітамінів в організмі вагітної матері, яка годує грудьми, а також склад молока, зокрема за умови зростання рівня гормонів під час вагітності. Невідомо також, наскільки грудне вигодовування під час вагітності задовольняє потреби дитини в необхідних поживних речовинах, як потім росте і розвивається новонароджений, чия мама годувала його брата чи сестру під час вагітності. Повністю відсутні дані щодо так званого тандемного годування грудьми, коли жінка одночасно годує новонародженого та його старшого брата чи сестру.

Важливо розуміти, що лактація — це, як і вагітність, енерговитратний процес. Тому жінці необхідно краще харчуватись, більше відпочивати й дбати про власне здоров'я.

Наскільки безпечним є грудне вигодовування під час вагітності? Якщо вона здорова й не супроводжується ускладненнями, то негативного впливу на організм жінки й плода бути не повинно — але тільки за умови, що харчування матері повноцінне. Якщо ж вагітність протікає з ускладненнями з боку матері або плода (чи обох), годування грудьми може мати негативний вплив.

Більшість лікарів не рекомендують продовжувати грудне вигодовування при настанні вагітності. Але це не означає, що жінка повинна різко його припинити. Цілком можливо поступово відлучити дитину від грудей.

Тут важливо враховувати вік дитини. Наприклад, якщо вагітність настала через 3–4 місяці після пологів, дитина ще потребує достатньої кількості материнського молока. Але якщо їй уже більше року, вона цілком може обійтись без грудного молока. Крім того, має значення частота годувань. Занадто часте годування грудьми може бути виснажливим для вагітної жінки, тоді як одне чи два годування на день цілком можна поєднувати з вагітністю.

Попри те, що під час смоктання грудей відбувається стимуляція соска і виділення окситоцину, рівень цього гормону підвищується незначно і до перейм не призводить, хоча може посилювати скорочення матки.

Водночас вагітна жінка, яка годує грудьми, може частіше відчувати нудоту, блювання, слабкість і болючість сосків.

Іноді самі діти відмовляються від грудей, а також існує думка, що змінюється склад молока. Також помічено, що ближче до четвертого місяця вагітності його вироблення може суттєво зменшитися.

Жінкам із ризиком передчасних пологів годування грудьми під час вагітності не рекомендовано. Також у разі виникнення серйозних ускладнень (гіпертонія вагітних, прееклампсія, низка інших) грудне вигодовування слід припинити.

Таким чином, годування грудьми під час підготовки до вагітності не протипоказане і може бути продовжене під час неї. Проте, окрім фолієвої кислоти, жінка повинна споживати достатню кількість їжі й мати нормальну масу тіла.

4.5. Після кесаревого розтину

До 1598 року кесарів розтин називали кесаревою операцією й проводили на вмираючих або мертвих вагітних жінках, щоб витягнути плід, переважно для окремого поховання. Сама операція не має жодного стосунку до народження Юлія Цезаря.

Хоча було кілька спроб проведення кесаревого розтину, першою успішною, коли вижили і мати, і дитина, вважається операція, проведена Елізабет Беннет у 1794 році. З XVIII століття й до початку XX матку при кесаревому розтині видаляли, щоб жінка не могла знову завагітніти. Це також було профілактикою кровотечі під час операції. У 1930-х роках поздовжній розріз був замінений на поперечний (у нижньому сегменті), що покращило результат операції, а також дало можливість жінкам повторно вагітніти і при потребі оперуватись.

Перші спроби природних пологів у жінок, які перенесли не кесарів розтин, а інші операції на матці (переважно видалення фіброматозних вузлів), проводилися наприкінці 1960-х років. Природні пологи після кесаревого розтину почали практикувати лише наприкінці 1990-х років.

Кесарів розтин — це оперативне розродження, яке має вищий рівень ускладнень з боку матері, ніж природні пологи. Після операції рівень тромбоутворення зростає в чотири рази, у майже 85% жінок виникає запалення ендометрію, біль у ділянці рубця спостерігається майже у 60%, також підвищується рівень кровотеч (до 2% жінок потребують переливання крові), інфікування рани виникає у 16% випадків.

Сьогодні рівень кесаревого розтину в розвинених країнах досягає 25–30%, тоді як у низці інших країн, особливо в приватному секторі, може сягати 60–70%. Близько 90% таких жінок можуть народжувати самостійно. Приблизно 60% жінок вирішуються повторно народжувати природним шляхом після кесаревого розтину. Ймовірність розриву матки в пологах у таких жінок становить приблизно 1:500.

Сучасна медицина рекомендує утримуватись від планування вагітності до двох років після кесаревого розтину. Численні дослідження на цю тему показали, що це найоптимальніший період, за якого ймовірність ускладнень при наступній вагітності мінімальна.

На формування повноцінного рубця потрібен час. Напевно багато хто з вас стикався з порізами чи травмами, що призводили до пошкодження шкіри та прилеглих тканин. Якщо пригадати, формування рубця проходило в кілька етапів, а деякі з них були помітні протягом багатьох місяців і навіть років.

Пошкодження матки під час операції — це пошкодження всіх її шарів, нервових закінчень, судин, м'язів, ендометрію, тому на формування повноцінного рубця потрібно щонайменше від 6 до 12 місяців. Визначити повноцінність рубця поза вагітністю практично неможливо, УЗД часто неінформативне. Важливо оцінити, як протікав післяопераційний період. Якщо організм швидко відновився, операційна рана загоїлася без запалення, якщо немає скарг на біль у ділянці рубця — можна починати планувати вагітність без додаткового обстеження матки.

Наявність болю чи свища в ділянці рубця потребує обстеження і лікування, оскільки це може негативно вплинути на здоров'я жінки та перебіг майбутньої вагітності.

Наявність рубця на матці підвищує ризик розвитку низки ускладнень під час наступної вагітності. Найчастіше це патологічне прикріплення плаценти, її відшарування, також зростає рівень втрат плода і передчасних пологів. Втім, більшість вагітностей протікає нормально, тому наявність рубця на матці не повинно бути перешкодою для планування зачаття.

Розділ 5. Підготовка до вагітності та спосіб життя

Зачаття дітей — це прерогатива, дана людині природою, тому умови та спосіб життя відіграють другорядну роль. Люди розмножувались у періоди життя поза печерами і в печерах, у рабстві, за феодалізму, за відсутності якісної медицини, у різних кліматичних умовах. Якби людство створювало безкінечні умови для народження потомства, воно б давно вимерло.

Це не означає, що планування вагітності має бути хаотичним. Проте надмірний контроль може призвести до виникнення психологічного фактора безпліддя.

У цьому розділі ми обговоримо тему харчування, а також шкідливих звичок, що знижують шанси на зачаття.

5.1. Вплив харчування на зачаття дитини

Протягом цієї книги неодноразово згадувалося, що вага жінки має значення для дозрівання статевих клітин, регулярності менструального циклу та успішного зачаття дитини. Також я згадувала про збалансоване (раціональне) харчування.

Що ми розуміємо під раціональним харчуванням? Воно збалансоване за кількістю жирів, білків і вуглеводів, а також отриманою завдяки ньому енергією. Раціональність означає «все в міру й відповідно до потреби». Захоплення дієтами, зокрема екстремальними, не приносить користі організму.

5.1.1. Схуднення і планування вагітності

Нормальна вага відіграє дуже важливу роль у здоров'ї вагітної жінки та виношуванні дитини.

Сучасна медицина користується індексом маси тіла (IMT), який розраховують за формулою: маса тіла (кг) / зріст (м²), хоча існують і інші формули визначення «нормальності ваги». За норму приймається IMT у межах 18.5–24.9; при I ступені ожиріння — 25–29.9; при II — 30–40; при III — понад 40. Все, що нижче за 20, також не є нормою.

Багато лікарів користуються поняттям ідеальної маси тіла, де IMT у межах 20–25. При I ступені ожиріння фактична маса тіла перевищує ідеальну не більше ніж на 29%, при II — на 30–40%, при III — на 50–99%, при IV — фактична маса тіла перевищує ідеальну на 100% і більше.

За останні 20–30 років у багатьох країнах значно зросла кількість людей із надмірною масою тіла, що призвело до збільшення рівня деяких хвороб — насамперед діабету, серцево-судинних захворювань, запалення суглобів (через велике навантаження на них), порушення дихання під час сну, безпліддя, раку молочних залоз та яєчників.

Якщо раніше випадки ожиріння пов'язували з певними порушеннями обміну речовин, часто генетичної природи, то нині воно виникає внаслідок переїдання та малорухливого способу життя і тягне за собою ендокринно-метаболічні порушення, створюючи замкнене коло проблем, із якого дуже важко вирватися.

Якщо раніше вважалося, що ожиріння — це проблема розвинених країн з надлишком їжі, то останні дані сучасних досліджень показали несподівані, тривожні результати: від ожиріння страждає половина жителів Африки й Азії, а не лише Північної Америки та Європи — справжня епідемія століття. Таким чином, проблема зайвої ваги стає глобальною й потребує значних зусиль для її вирішення.

Жирова тканина відіграє важливу роль в обмінних процесах жінки, а також у гормональній та ендокринній регуляції менструального циклу. При її нестачі виникають порушення менструацій, ановуляція та аменорея, знижується здатність до зачаття. Підшкірна жирова тканина й жирова тканина, що покриває органи черевної порожнини, впливають на обмінні процеси й здоров'я жінки по-різному. Якщо підшкірна жирова тканина може спричинити опорно-рухові та шкірні захворювання, то внутрішня — поєднується з підвищеною стійкістю до інсуліну (гормону підшлункової залози), накопиченням чоловічих статевих гормонів, надмірною кількістю гормонів кори надниркових залоз, зниженням рівня гормонів щитоподібної залози.

Існує прямий зв'язок між регулярністю менструальних циклів і ступенем ожиріння жінок. Чим більша вага жінки, тим частіше спостерігаються порушення менструального циклу, часто ановуляторного характеру. Це призводить до того, що повні жінки стикаються з проблемою безпліддя частіше, ніж ті, хто має нормальну масу тіла. Підтвердженням цього є наступний факт: схуднення повних жінок хоча б на п'ять кілограмів суттєво покращує регулярність їхніх менструальних циклів і сприяє настанню вагітності без додаткових методів лікування. У вагітних жінок, які страждають від ожиріння, частіше спостерігається гестаційний діабет (діабет вагітних) і вищий відсоток переривання вагітності.

Незалежно від того, планує жінка мати дітей чи ні, лікувати ожиріння необхідно в будь-якому випадку, адже воно чинить надмірний негативний вплив на функцію всіх органів і систем. Позбавлення зайвої ваги може бути єдиним ефективним методом лікування порушень менструального циклу, відновлення овуляції та спонтанного настання вагітності.

Недостатньо обмежуватися лише підрахунком спожитих і витрачених організмом калорій. Велике значення для схуднення має не лише кількість з'їдених калорій, але й їхня якість, а також заняття фізичною культурою, боротьба з хронічним стресом, раціональне застосування лікарських препаратів. Відновлення менструальних циклів спостерігається при втраті 6–8 кг протягом 2–3 місяців. При індексі маси тіла 30 і менше настає помітне покращення загального стану здоров'я.

Різні трав'яні збори у вигляді чаїв, порошків і таблеток чинять різну дію на організм. Одні виконують роль проносних, посилюючи моторику кишечника та швидку евакуацію їжі. Інші збільшують утворення слизу кишечником і порушують процеси всмоктування їжі його клітинами. При плануванні вагітності вживання трав'яних препаратів не рекомендовано.

Важливо пам'ятати, що процес схуднення має бути раціональним, тобто скидати слід не більше 10% від загальної маси тіла протягом трьох місяців. Це означає, що якщо ви важите 90 кг, то протягом трьох місяців втрата 9 кг не позначиться на вашому організмі негативно і принесе максимум користі.

Більш стрімке зниження ваги організм сприймає як екстремальну ситуацію (SOS) втрати енергії та запасу речовин, тому вмикаються механізми самозахисту, а процес засвоєння та накопичення поживних речовин посилюється й пришвидшується. Через це переважна більшість людей після припинення дієт і застосування засобів для схуднення різко набирають вагу — іноді навіть більше, ніж було до схуднення.

Якщо на тлі зниження ваги ви завагітніли, використання будь-яких спеціальних дієт і засобів для схуднення необхідно негайно припинити.

5.1.2. Кілька слів про збалансоване харчування

Збалансоване або раціональне харчування передбачає баланс у складі їжі (1), розмірі та кількості її порцій (2), а також облік її енергетичної цінності — калорій (3). Можна з'їсти шматок торта зі збитими вершками або тарілку овочевого салату — різниця в кількості корисних речовин і калорій буде суттєвою.

Багато рекомендацій зі збалансованого харчування переглянуті провідними дієтологами й спеціалістами з харчування, оскільки кількість і якість продуктів, які наповнили споживчий ринок, значно змінилися, а отже, і раціон сучасної людини став іншим. Кількість цукру в деяких продуктах зросла у 10—15 разів (часто для їх тривалого зберігання), як і вміст інших вуглеводів, консервантів, барвників, підсилювачів смаку та ароматизаторів.

У деяких джерелах помилково зазначено, що їжа має містити 30% жирів, 50−60% вуглеводів, а решту — білки. Але часто не уточнюється, що йдеться про відсотковий вміст енергетичної складової, тобто 30% енергії (калорій) має надходити з розщеплення жирів, 50−60% — з розщеплення вуглеводів, а 10−15% — з білків. З практичної точки зору такі рекомендації досить туманні: як часто ви будете заглядати в таблиці чи комп'ютерні програми, підраховуючи й перераховуючи калорії — тим більше стосовно жирів, вуглеводів і білків? А якщо ви з'їсте в гостях шматок торта, не знаючи, скільки жиру й цукру він містить?

Таким чином, не слід ставати заручником ретельного підрахунку спожитих калорій і поживних речовин. Як же тоді правильно харчуватися? Різноманітно!

І що ближчою є їжа до свого натурального джерела, тим вона корисніша й безпечніша. Ви можете їсти все, але в розумних межах. Утім, бажано, щоб у раціоні переважали свіжі фрукти й овочі.

Що стосується жирів — надавайте перевагу тим, які мають рослинне походження (наприклад, рослинним оліям), і обмежуйте споживання вершкового масла, смальцю, нутряного жиру й маргарину. Проте не забувайте, що тваринні жири також потрібні, оскільки є хорошим джерелом холестерину, з якого утворюються статеві гормони.

Вуглеводи — це легко засвоювані речовини: цукор і солодощі, борошняні вироби, крупи, хліб, картопля.

До вуглеводів належить також клітковина, яка практично не перетравлюється в шлунково-кишковому тракті, але відіграє дуже важливу роль у покращенні моторики кишечника й звільненні його від залишків їжі. Нестача клітковини в раціоні призводить до закрепів.

На жаль, цукор і прості вуглеводи дуже легко розщеплюються, вивільняючи енергію, яку організм швидко засвоює, тому їхній надлишок призводить до появи зайвої ваги.

Все більшої актуальності набувають так звані низькоглікемічні дієти. Для кожного продукту й страви розраховується глікемічний індекс, що характеризує насиченість продукту легкозасвоюваними вуглеводами. Створено довідники таких показників — ними часто користуються люди з цукровим діабетом, адже обмеження вуглеводів у їхньому раціоні дуже важливе для підтримання нормального рівня цукру (глюкози) в крові.

Модними стали й страви з сирого або напівсирого м'яса. Я рекомендую бути щодо них вкрай обережними: через сире м'ясо передається кілька небезпечних інфекційних збудників. М'ясо й м'ясні продукти мають піддаватися термічній обробці.

Кількість прийомів їжі та розміри порцій також важливі для збалансованого харчування. Напевно, вам траплялися твердження, що їсти можна один або два рази на день, бо за калорійністю ви все одно отримаєте добову норму енергії. Інші дієтологи або просто прихильники здорового способу життя стверджують, що потрібно організовувати багато частих прийомів їжі — до 6–7 разів на день, але маленькими порціями, адже такий режим обмежує рівень засвоєння продуктів і накопичення зайвої енергії.

Останні дані досліджень у галузі харчування й обміну речовин показали, що механізм накопичення та збереження енергії з її перетворенням на жири, які відкладаються в жирових тканинах нашого організму (особливо в ділянці живота й стегон), має залежність від рівня цукру в крові. Чим різкіші коливання глюкози в крові (а саме вона є основним енергетичним матеріалом для більшості біохімічних процесів, що відбуваються в організмі, зокрема в м'язах), тим більше енергії організм намагається зберегти «на чорний день».

Різкі перепади рівня цукру, особливо його тривале зниження, вмикають механізми самозахисту або виживання організму, що призводить до ощадливого використання внутрішніх енергетичних запасів, уповільнення багатьох обмінних процесів. У такому випадку будь-яке надходження енергії з їжею завершується її активним збереженням у жирових клітинах. Хоча рівень цукру в крові може бути високим (наприклад, у хворих на діабет), однак його засвоєння клітинами (м'язовою тканиною) порушене, що також сприймається організмом як «тканинне енергетичне голодування».

Для жінки, яка готується до вагітності, важливо зменшити стрес для організму, зокрема й у надходженні поживних речовин. Тому доцільно вживати їжу кожні 3–4 години протягом дня, у вигляді 4–5 прийомів.

Більша частина раціону повинна припадати на першу половину дня. Останній прийом їжі в невеликій кількості має бути не пізніше ніж за чотири години до сну (зазвичай не пізніше шостої вечора).

Немало суперечок викликає додаткове вживання молочнокислих бактерій — лактобактерій. Вони необхідні для нормального функціонування кишківника, засвоєння поживних речовин, синтезу вітамінів і деяких амінокислот. Сучасна рафінована їжа, що містить синтетичні консерванти та барвники, часто згубно впливає на здорову кишкову флору. Вживання антибіотиків, гормонів та інших медикаментів призводить до розвитку дисбалансу кишкової мікрофлори — дисбактеріозу, який, на жаль, багато лікарів продовжують лікувати тими самими антибіотиками.

Якщо у вашому щоденному раціоні присутні свіжі молочнокислі продукти (кефір, йогурт, сметана, сири), то немає потреби додатково приймати препарати з лактобактеріями. В інших випадках потрібно усунути фактори, що призводять до порушення мікробіому кишківника.

5.1.3. Про воду та інші рідини

Щодо кількості рідини, необхідної організму, також існує чимало суперечок і чуток. Деякі прихильники вживання великої кількості води обґрунтовують свою точку зору тим, що так чинять тварини, а ще наш організм складається з води на 60%, а мозок — на всі 85%.

По-перше, тварини п'ють воду тільки тоді, коли відчувають спрагу, адже у світі тварин більшість процесів надзвичайно раціональні й тісно пов'язані з інстинктами самозбереження. Те саме можна сказати й про рослини: якщо залити горщик з квіткою водою, ви, скоріш за все, її вб'єте, бо рослина засвоїть тільки ту кількість рідини, яка їй справді потрібна. Відчуття спраги — це найкращий індикатор того, що людині потрібно попити.

По-друге, вода, що надходить до організму, засвоюється не відразу — тобто навіть при сильному зневодненні повне насичення водою не відбудеться за лічені хвилини або навіть години.

Вода в організмі людини насамперед (першою чергою) бере участь у терморегуляції. Якщо тіло перегрівається, надлишкова енергія виводиться через потовиділення, що сприяє охолодженню. Тому, коли ви виконуєте фізичну роботу або маєте пришвидшений обмін речовин (наприклад, при гіперфункції щитоподібної залози), ви пітнієте, втрачаючи рідину. Під час потіння ви рідше випускаєте сечу, бо організм уже втрачає рідину через шкіру.

Навпаки — коли вам холодно, організм намагається позбутись зайвої води, оскільки обігрівання «водного резервуару» потребує багато енергії. Саме тому в холодну погоду частіше виникає потреба в сечовипусканні.

Всмоктування води в шлунково-кишковому тракті, здебільшого в товстому кишечнику, відбувається з певною швидкістю і в певному об'ємі, тому надлишок рідини виводиться через кишечник, нирки та шкіру.

У деяких джерелах можна зустріти твердження, що для підтримання здоров'я потрібно щодня випивати не менше восьми склянок води (до двох літрів). Це твердження базується лише на теоретичних припущеннях, а не на наукових даних. З їжею ви отримуєте до одного літра води. Ваш організм утворює ще 600—700 мл води в результаті хімічних реакцій. А виводиться загалом до 2—2,5 літра рідини. Виведення її через шкіру (піт) і дихальні шляхи (дихання) значною мірою залежить від вашої фізичної активності. Чим менше ви рухаєтесь, тим менше рідини втрачаєте. Тому додаткове навантаження організму водою за малорухомого способу життя (чим часто страждають літні люди) може призвести до негативної реакції — перевантаження сечовидільної та серцево-судинної систем.

Вода дійсно необхідна організму. Деякі дієтологи радять не чекати появи відчуття спраги, бо нібито тоді вже виникає зневоднення. Це твердження не зовсім точне. Спрага з'являється при втраті від 0 до 2% загального об'єму води в тілі, і при 2% хочеться пити дуже сильно! Симптоми зневоднення (слабкість, втома, апатія, втрата апетиту, утруднення фізичної активності) виникають при втраті 4% і більше від загального об'єму води. Тож відчуття спраги (у неекстремальній формі) — це справді один із найкращих індикаторів потреби організму в рідині (не лише у воді).

Чому краще надати перевагу саме воді, а не іншим напоям? Багато з них містять надто багато цукру, харчових барвників, солей натрію та інших інгредієнтів, які стимулюють ще більше споживання рідини.

Практично всі солодкі та охолоджувальні напої, що продаються в кіосках і супермаркетах, містять від 30 до 50 г цукру на одну порцію (250 мл). Якщо ви вип'єте за день 2—3 таких порції, а також кілька чашок чаю чи кави з цукром, то отримаєте не тільки велику дозу неякісних, легко засвоюваних вуглеводів, які негативно вплинуть на роботу вашої підшлункової залози, але й надлишкову кількість енергії, яка відкладається в жировій тканині у вигляді нових жирових відкладень.

Чимало суперечок викликає і якість питної води. Яка краща: водопровідна, вода у пляшках, джерельна, фільтрована, дистильована? З усіх лих обираємо менше, тож фільтрована вода є оптимальним варіантом в умовах сучасного життя. Усі інші види можуть містити небезпечні для здоров'я речовини або при тривалому вживанні завдати шкоди організму.

З соками також слід бути обережними, адже більшість із них виготовлені з концентратів, містять велику кількість цукру, барвники та інші добавки — отже, вони не є найкращим вибором для збалансованого харчування.

5.1.4. Енергетичний склад їжі

Навчіться вивчати склад будь-якого продукту, який ви купуєте (за винятком вагових чи наливних, де це зазвичай зробити неможливо). Відповідно до законів багатьох країн, майже всі фасовані продукти повинні мати на етикетці спеціальну таблицю харчової цінності, до якої входять дані про енергетичну цінність однієї порції продукту, кількість жирів, вуглеводів і білків у відсотковому та ваговому співвідношенні, інформація про інші речовини, а також назви й кількість харчових барвників, консервантів, стабілізаторів. Дані про кількісний і якісний склад продуктів допомагають людям, особливо тим, хто потребує спеціального харчування, обирати безпечну та корисну їжу. Вони також дозволяють контролювати кількість спожитої енергії (калорій) протягом доби, що в ряді випадків потребує суворого контролю.

Іноді підрахувати калорії буває досить складно, особливо якщо їжа приготовлена не в домашніх умовах, великими порціями, без дотримання точного складу інгредієнтів та технології приготування. Вважається, що жінці з нормальною масою тіла, яка не займається фізичною активністю, потрібно 1300–1500 кілокалорій на добу. Фізична активність вимагає додаткової енергії, кількість якої залежить від виду навантаження, інтенсивності занять та інших чинників. Однак усі ми індивідуальні, тому в деяких випадках потреба в енергії може бути вищою.

Вагітній жінці поступово потрібно більше калорій — 1900–2500 на добу.

Існує чимало таблиць розрахунку енергетичної цінності харчових продуктів, зокрема в інтернеті, де за лічені хвилини можна підрахувати енергетичний склад добового раціону й порівняти результат із рекомендованими нормами, з урахуванням статі, віку, ваги й роду занять людини.

У більшості випадків ми споживаємо більше їжі, ніж потрібно організму, отримуючи більше калорій, ніж можемо витратити, а це поступово відкладається у вигляді жирових «запасів» в області живота й стегон, а потім — і в інших частинах тіла. Розвантажувальні дні й дієти в таких випадках допомагають мало (і вони протипоказані при плануванні вагітності), отже, краще про них забути. Що залишається? Фізична активність!

5.1.5. Ідеальна дієта при підготовці до вагітності

На тему «найкращої» чи «ідеальної» дієти для зачаття існує безліч міфів. У світі безліч кухонь і ще більше дієт — і жодна з них не виявилася найкращою. Щороку мільйони жінок, які голодують, все ж завагітніють і виношують дітей. Так само народжують і жінки з ожирінням. Але будь-яке відхилення ваги від норми може супроводжуватись підвищеним ризиком переривання вагітності або ускладнень.

Якщо у жінки надмірна вага або, навпаки, її дефіцит, необхідно переглянути раціон, якість і калорійність їжі, кількість прийомів та обсяг порцій.

При плануванні вагітності немає жорстких рекомендацій щодо типів їжі. У кожного народу та етнічної групи — своя специфічна кухня, де використовується різний набір продуктів, кількість спецій, гострих приправ, солі. Проте рівень зачаття і вагітностей залежить не від типу кухні чи харчування, а від повноцінного забезпечення організму достатньою кількістю поживних речовин. У тих країнах, де спостерігається високий рівень голоду та недоїдання, у жінок частіше виявляють нерегулярні менструальні цикли через порушення овуляції.

Спеціальні дієти (безглютенова або безлактозна, гіпоглікемічна тощо), які використовуються при ряді порушень обміну речовин, зокрема ферментопатіях, потрібні не тільки під час планування вагітності, а й упродовж неї.

Надмірне споживання певних видів їжі може призвести до порушення засвоєння або синтезу низки речовин. Наприклад, надмірне вживання клітковини може порушувати вироблення й засвоєння прогестерону. Знежирені дієти призводять до зниження рівня холестерину, який необхідний для синтезу статевих гормонів. У веганів може розвиватися анемія через дефіцит вітаміну B12 і заліза.

Також **не існує жодних дієт, які б пришвидшували зачаття або допомагали у плануванні статі дитини**.

5.2. Алкоголь

Багато хто знає, що вживання алкогольних напоїв під час вагітності є небезпечним, оскільки може призвести до порушень розвитку дитини та виникнення вродженого фетального алкогольного синдрому. Практично в усіх підручниках з медицини надруковані фотографії дітей із цим синдромом, хоча в реальному житті більшість акушерів-гінекологів з подібними випадками не стикалися. Ймовірно, педіатри частіше бачать таких дітей у своїй практиці.

Алкоголь вважається тератогеном, тобто може викликати вади розвитку плода, пошкоджувати ембріон, впливати на генетичний і хромосомний матеріал статевих клітин. Частота вродженого алкогольного синдрому становить 0.2–2 випадки на 1000 новонароджених. Крім нього, існує ще цілий ряд порушень розвитку з групи так званих фетальних алкогольних спектральних розладів.

Як показують численні дослідження, приблизно 30% жінок вживають алкоголь хоча б раз на тиждень у перший місяць вагітності, навіть не підозрюючи про неї (зазвичай ідеться про вино). У багатьох країнах домашнє вино є частиною традиційної кухні, проте рівень вад розвитку дітей там не підвищений.

Оскільки алкоголь — тератоген, жоден лікар не наважиться сказати, що в період планування вагітності можна вживати алкогольні напої. Більшість лікарів також попереджає вагітних пацієнток про їхню небезпеку для здоров'я жінки та її дитини. Усі висновки про шкідливість алкоголю були зроблені завдяки аналізу перебігу вагітностей і народження дітей у жінок, які вживали алкоголь у минулому (ретроспективно). Проте далеко не у всіх них виникали вади розвитку плода чи інші проблеми. Фактично висновки про тератогенність алкоголю було зроблено у 1968 році на основі спостереження за 11 жінками, які страждали на алкоголізм (так світ і дізнався про шкідливий вплив алкоголю на плід). Пізніше ці висновки підтвердили лікарі в низці країн Європи та США.

Що саме лікарі мають на увазі під алкоголізмом? Алкоголізм — це захворювання, спричинене зловживанням алкоголем і залежністю від нього, що супроводжується певними симптомами й змінами в організмі. У кожній країні є свої стандарти безпечного, помірного і надмірного (зловживання) вживання алкогольних напоїв (пиво, вино, лікер, горілка, віскі, коньяк тощо). Тому стан алкоголізму не визначається за дозами (об'ємами) випитого алкоголю. Звісно, чим довше й більше людина вживає алкоголь, тим небезпечніше це для її здоров'я і тим більша ймовірність розвитку алкоголізму.

А тепер поговорімо про безпечну дозу алкоголю для жінок, які планують вагітність, і для вагітних. Крім його тератогенної дії, про вплив алкоголю на плід і перебіг вагітності практично нічого не відомо: зокрема, про одноразове чи хронічне вживання, про малі чи великі дози, різні види напоїв тощо.

Дослідження показали, що помірне вживання алкоголю (100 мл на тиждень) незначно знижує ймовірність зачаття дитини. Спостереження за здоровими сімейними парами, які намагалися зачати первістка протягом шести місяців, виявило, що вживання такого об'єму алкоголю на тиждень знижує шанси на успішне зачаття вдвічі порівняно з вживанням 10–50 г. Проводились і інші дослідження — про вплив куріння й алкоголю одночасно, але вживання спиртного в експериментах було короткочасним — лише кілька днів.

Вивчали також ефект тривалого вживання алкоголю (до 10 років). Його постійне вживання, особливо у помірних кількостях, поглиблює проблему безпліддя. Щоправда, недоліком усіх проведених досліджень було те, що кількість алкоголю в них подавалася в різних одиницях (грамів, мілілітрів), напої також були різними, як і тривалість їхнього вживання.

Чи може алкоголь пошкоджувати яйцеклітини? Приблизно 20% алкоголю швидко всмоктується у верхніх відділах шлунково-кишкового тракту, а решта 80% — у кишечнику. Дійсно, алкоголь у незміненому вигляді здатен легко проникати в тканини й рідини організму через кровоносні судини. Тож можна припустити, що він проникає і в тканини яєчника, зокрема фолікула.

Однак рівень алкоголю в яєчниках, зокрема у фолікулярній рідині, ніколи не аналізувався. Сучасна медицина не має даних про те, яка саме його доза потрапляє в яйцеклітини й чи призводить це до їх пошкодження.

Хоча безпечна кількість алкоголю під час планування вагітності й у період її перебігу невідома, у будь-якому разі жінці варто його уникати.

411

А як щодо чоловіка? Часто лунає запитання: «Чи потрібно переносити планування вагітності на кілька місяців, якщо чоловік напередодні випив?» Перерва в три місяці пояснюється тим, що «оновлення сперми відбувається кожні три місяці». Це неправда! Сперма виробляється щодня в безперервному режимі, просто процес дозрівання сперматозоїдів триває трохи понад 70 днів. Але це не означає, що один алкогольний напій відразу ж «зіпсує» всю партію сперматозоїдів. При хронічному алкоголізмі з часом можуть виникати певні зміни у спермі, але один келих алкоголю не позначиться одразу на її якості та кількості. До того ж, у багатьох чоловіків після вживання алкоголю спостерігається погана ерекція, що ускладнює повноцінний статевий акт.

Звісно, бажано, щоб і майбутній батько не зловживав алкоголем ні під час планування вагітності, ні після її настання.

5.3. Куріння

Куріння відіграє негативну роль у розвитку та перебігу багатьох захворювань. Практично всі розділи медицини відзначають його шкідливий вплив на здоров'я. Сигаретний дим містить понад 4000 інгредієнтів, які по-різному впливають на клітини та тканини організму. Пасивне куріння, що проявляється у вдиханні сигаретного диму людиною, яка курить поруч, також чинить негативний вплив на здоров'я.

Відомо, що у жінок, які курять, рівень фертильності нижчий, якість яйцеклітин гірша, що також знижує ефективність ЕКЗ і вимагає більшої кількості ембріонів (практично вдвічі) для настання вагітності. Таке явище можна пояснити прямою токсичною дією нікотину та інших шкідливих компонентів тютюну на статеві клітини.

У курців частіше трапляються позаматкові вагітності та передчасні пологи, частіше виникають багатоплідні вагітності, а також викидні на ранніх термінах.

Найгірший варіант — це поєднання куріння й уживання алкоголю: воно підвищує ризик дефектного зачаття й спонтанних викиднів. Нікотин і алкоголь належать до тератогенних речовин.

Жінки часто запитують, як краще кидати курити: одразу чи поступово? Оптимальний варіант для здоров'я — це негайне припинення куріння, хоча для деяких людей це складно. Вони кидають курити поступово.

Медикаментозна терапія (таблетки, пластирі, ін'єкції), яку багато хто застосовує в боротьбі з курінням, може призвести до порушення розвитку ембріона й ускладнень вагітності, хоча дослідження в цьому напрямку проводились на невеликих групах добровольців і даних дуже мало. Щоб не ризикувати майбутнім своєї дитини, намагайтеся кинути курити без використання лікарських засобів.

Багатьох жінок хвилює питання: чи повинен майбутній батько також кинути курити? Оскільки дитину виношує жінка, а не чоловік, його куріння не впливає на здоров'я ембріона і плода (якщо тільки він не курить у присутності жінки). Однак відомо, що в хронічних курців може змінюватися сперма, а також з часом порушується ерекція, адже окислювальні реакції призводять до пошкодження судин статевого члена.

5.4. Заняття спортом при плануванні вагітності

Малорухливість — ворог сучасного людства. Більшість людей (утім, і лікарів) не знає, що основний споживач цукру — це працюючі м'язи, які не дозволяють цьому легкозасвоюваному вуглеводу накопичуватись в організмі у вигляді інших енергетичних запасів — жирів. Ріст рівня ожиріння прямо пропорційний зменшенню фізичної активності.

Серед міської молоді зростає захоплення інтенсивним та екстремальним спортом. Багато популярних тренерів проповідують свої переконання, що заняття спортом повинні бути виснажливими: якщо людина не має рясного потовиділення і не відчуває сильну втому, то такі навантаження вважаються недостатніми.

Для жінок, які планують вагітність, надзвичайно важливо мати регулярну овуляцію. Її неможливо помітити, але наявність регулярних менструацій у 95–97% випадків є показником того, що дозрівання яйцеклітин відбувається регулярно. Деякі жінки скаржаться, що з початком фізичних навантажень або зі збільшенням їх інтенсивності менструальні цикли зникли або стали нерегулярними. Це ознака надмірної інтенсивності навантажень, що пригнічують овуляцію. При інтенсивних заняттях спортом підвищується рівень чоловічих статевих гормонів та інших речовин, що також може порушити дозрівання яйцеклітин.

У багатьох професійних спортсменок через сильні фізичні навантаження виникає так звана «атлетична тріада»: недостатнє харчування через страх набрати вагу та вимоги професійного спорту до маси тіла й відсотка жирової тканини, втрата менструального циклу та кісткової тканини. Хоча фізична активність є профілактикою втрати кісткової і м'язової маси (і це дуже важливо в період пременопаузи й менопаузи), надмірні навантаження призводять до втрати кальцію з кісткової тканини і, навпаки, підвищують ризик остеопорозу.

Якщо жінка не займається фізичною активністю, вона може розпочати у будь-який час, але навантаження мають зростати поступово: як за інтенсивністю, так і за тривалістю.

У процесі планування вагітності рекомендуються вправи, не пов'язані з надмірною втратою енергії, різкими перепадами інтенсивності, зміною положення тіла, струсами, надмірним підвищенням внутрішньочеревного тиску. Також не рекомендуються екстремальні види спорту.

Які ознаки повинні насторожити під час занять спортом у період планування вагітності? Найсерйозніша — втрата менструального циклу або його нерегулярність. Це часто трапляється не лише на фоні інтенсивних фізичних навантажень, але й при швидкій втраті ваги. Відновити дозрівання яйцеклітин і регулярність циклу у таких жінок дуже важко: вимикається програма розмноження, закладена в жіночий організм природою. І якщо природа сама приглушує одну з важливих програм, запустити її знову непросто, навіть якщо жінка припинить займатись спортом або знову набере вагу.

Друга важлива ознака — це поява міжменструальних кров'янистих виділень. Вони можуть бути з різних причин, але якщо їх не було до початку занять спортом, це свідчить про надмірне навантаження на низ живота, що підвищує внутрішньочеревний тиск і посилює скорочення матки. Зазвичай такі виділення виникають у другій половині циклу, ближче до менструації. У таких випадках слід зменшити навантаження на низ живота.

У процесі планування вагітності необхідно уникати надмірного навантаження на низ живота перед очікуваною менструацією, адже саме в цей період починається імплантація, і надмірні скорочення матки небажані. Це не означає, що жінка не повинна жити статевим життям і відчувати оргазм після зачаття.

Розділ 6. Як швидше завагітніти

Кожна пара бажає якнайшвидше зачати бажану дитину. Нерідко вже після першого місяця невдалих спроб з'являється розчарування: «Ми так старалися!» Важливо не перестаратися, не займатися коханням лише заради дитини. Як часто жінки змінюють свій спосіб життя під час підготовки до вагітності, стаючи суворими контролерами не лише власного життя, а й життя свого партнера. Чим жорсткіший контроль за плануванням вагітності, тим гірший результат.

Дехто із читачів заперечить: яйцеклітина живе лише 24 години на місяць, і лише протягом 12 годин вона здатна до запліднення. Як же «влучити в яблучко», відмовившись від контролю ситуації? Це можливо, якщо розуміти власні фізіологічні особливості, менструальний цикл і робити все з любов'ю, радістю та задоволенням. Зачаття дитини має бути святом, а не мукою чи трагедією через «порожні» місяці без результату. Давайте поговоримо про важливі умови, які допоможуть швидше завагітніти.

6.1. Визначення оптимальних днів для зачаття

Овуляція — ключ до зачаття. Пам'ятайте закон жіночого життя, про який я згадувала раніше: овуляція — першочергова, менструація — вторинна. А отже, усе, що може пригнічувати дозрівання яйцеклітин, має бути усунене з життя.

Надзвичайно важливо знати, в які дні відбувається овуляція. Якщо цикли регулярні, визначити оптимальні дні значно простіше. Овуляція не у всіх жінок припадає на 14-й день циклу, як це часто зазначається в підручниках чи популярних джерелах. Як же тоді визначити оптимальні дні для зачаття?

Скористайтеся такими правилами, якщо різниця в тривалості ваших циклів не перевищує семи днів:

1. Рахуйте перший день циклу від початку менструації (від початку рясних виділень).

2. Визначте середню тривалість ваших циклів (наприклад, 28–30 днів).

3. Відніміть з кінця 14 днів, адже друга фаза циклу більш стабільна і триває 14–16 днів: 28–14=14, 30–14=16.

Таким чином, овуляція при циклі 28–30 днів відбувається найчастіше на 14–16-й день циклу (якщо цикли коротші чи довші — овуляція, відповідно, буде раніше або пізніше).

Сперматозоїди можуть виживати в порожнині матки та маткових трубах до 3–5 днів. Це означає, що в передовуляторний період шанс завагітніти вищий, ніж після настання овуляції. У такому разі статеві акти повинні бути через день — на 10, 12, 14 і 16 день при циклі 28–30 днів. Іншими словами, рухатися потрібно від передбачуваного дня овуляції в бік початку менструального циклу.

Якщо ви уважно подивитеся на схему з циклами різної тривалості та оптимальними днями для статевих актів, ви зрозумієте, що овуляція не може бути на 14-й день циклу у всіх жінок без винятку. Це нормальні варіанти жіночої фізіології.

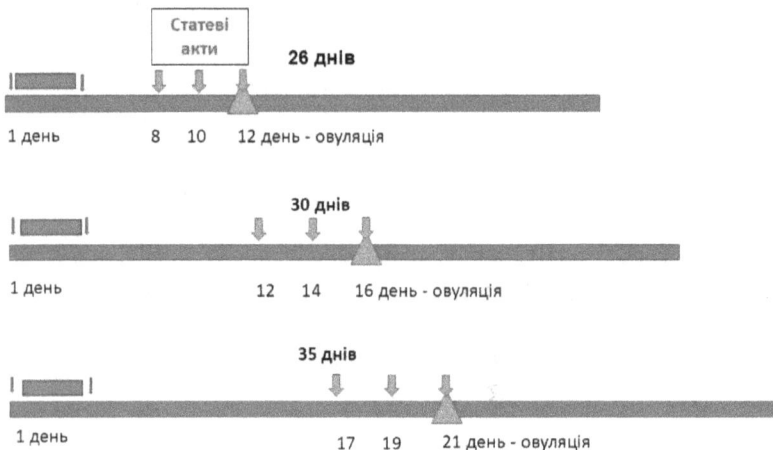

Немає такого поняття, як рання чи пізня овуляція. Головне — щоб вона була! Якість яйцеклітин при цьому не змінюється. Їхнє старіння залежить у першу чергу від віку жінки, а не від дня циклу, коли відбулася овуляція.

Таким чином, ваше перше завдання — вивчити особливості свого циклу.

Для того щоб дитина з'явилася природним шляхом, чоловік і жінка мають займатися незахищеним традиційним (вагінальним) сексом. Оральний, анальний секс, поцілунки, обійми, тілесний контакт не призводять до появи дітей. Статевий член має бути введений у піхву, і еякуляція сперми має відбутися саме туди — інакше зачаття не станеться. Якщо сперма потрапить на зовнішні статеві органи, зачаття не відбудеться.

6.2. Тести на овуляцію

Тести на овуляцію ґрунтуються на реакції реагенту на певну концентрацію ЛГ (лютеїнізуючого гормону) в сечі або інших рідинах організму жінки. Їх розробка стала серйозним кроком у прогресі спроб досягнення вагітності за допомогою ЕКЗ. У ті часи їх використовували лише з експериментальною метою.

Тести не показують наявність самої овуляції! Але такий тест набагато зручніший, ніж щоденна здача крові на ЛГ із вени. Жінкам часто рекомендують порівнювати результати тестів із даними УЗД протягом кількох циклів поспіль (мінімум трьох).

Використання таких тестів слід починати на 10–11 день циклу (від першого дня менструації) або за чотири дні до передбачуваної овуляції (наприклад, у жінки регулярні цикли 34–35 днів, тоді овуляція можлива на 20–21 день циклу). Тести на овуляцію рекомендовано проводити 1–2 рази на день.

Пік ЛГ у сечі спостерігається при концентрації 20–100 мМЕ/мл, сучасні тести реагують на рівень ЛГ 22 мМЕ/мл. Зазвичай овуляція настає через 20±3 години після першого позитивного тесту на овуляцію, загалом протягом 48 годин. Достовірність тесту становить 97%.

У кожної жінки величина та швидкість підйому й падіння гормону індивідуальні. Вирізняють стрімке зростання (42% жінок), повільне (44%) і плато (14%) рівня ЛГ. Необхідна концентрація може бути досягнута, наприклад, за дві доби до овуляції, і навпаки — рівень ЛГ може бути надто низьким для визначення тестом, але достатнім для виникнення овуляції. У понад 4% випадків при позитивному тесті овуляція не відбувається.

У жінок з порушеннями менструального циклу з переважанням ановуляторних циклів негативний тест на овуляцію спостерігається майже в 50% випадків. Також у 11% безплідних ановуляторних жінок може бути синдром передчасної лютеїнізації фолікула, коли тест позитивний, але овуляції немає.

Використання тестів на овуляцію допомагає правильно оцінити оптимальні дні для зачаття. Дуже часто їх рекомендують у випадках безпліддя нез'ясованого генезу, коли проблема може полягати у відсутності синхронізації статевих актів із періодом овуляції.

Визначення овуляції іншими методами використовується рідше, оскільки вони не дуже ефективні. Наприклад, вимірювання базальної температури супроводжується підвищеним рівнем стресу, у третини жінок із овуляцією підвищення температури не спостерігається або воно маловиражене, ще у третини вона знижується через кілька днів після овуляції. Іншими словами, вимірювання базальної температури не є достовірним.

Різні модифікації календарного методу в комбінації чи без оцінки базальної температури, визначення якості шийкового слизу й положення шийки матки можуть використовуватися за бажанням деякими жінками, але для більшості вони надто складні.

Якщо у жінки регулярні цикли, то простіше розрахувати овуляцію за їхньою тривалістю.

Шийковий слиз не завжди змінює свої властивості, а вводити пальці у піхву для контролю положення шийки матки, особливо при довгих нігтях, недоцільно: зростає ризик інфікування й ушкодження стінок піхви й шийки матки. Звісно, якщо всі інші методи визначення овуляції комфортні для якоїсь жінки, вона цілком може їх використовувати, але важливо не зациклюватися винятково на пошуку овуляції, а не забувати про регулярне статеве життя навіть до овуляції.

6.3. Пози для зачаття дитини

Існує дуже багато чуток щодо впливу сексуальних поз на зачаття дитини й навіть на вибір її статі. Досліджень у цьому напрямку було мало, ніхто детально не вивчав значення сексуальних позицій для зачаття, хоча логіка підказує, що з урахуванням змін у піхві під час збудження (про це читайте далі) традиційна місіонерська поза буде найоптимальнішою. Але це лише теоретичні припущення, а на практиці секс у незручній позі може викликати дискомфорт і перервати статевий акт. Сексуальні позиції мають бути зручними для обох партнерів, щоб вони могли отримати задоволення від інтимного життя.

Згідно з деякими застарілими рекомендаціями, жінкам після статевого акту радили лежати з піднятими сідницями (під них підкладали подушку), дехто навіть примудрявся ставати в позу «берізка» з піднятими ногами й тулубом. Це абсолютно безпідставні поради.

Після занять коханням можна одразу ж вставати з ліжка й приймати душ — це не завадить зачаттю.

Пози не відіграють ролі у плануванні статі дитини. Вони також не впливають на кількість і якість вагінальних виділень та їх реакцію зі спермою.

6.4. Чи відіграє роль оргазм

Про оргазм і зачаття існує занадто багато неправдивої інформації. Справді, вагітніють і без оргазму. Понад 75% жінок взагалі не відчувають його без відповідної підготовки й збудження. Більшість молодих жінок, які вступають у шлюб, соромляться або бояться обговорювати тему отримання задоволення, свої відчуття під час статевого акту й інші питання інтимного життя з партнерами. Іншими словами, у багатьох пар відсутнє сексуальне спілкування. Однак мало хто знає, що оргазм підвищує ймовірність зачаття дитини.

Природа наділила статеві органи людини, особливо зовнішні, великою кількістю «пристосувань» для залучення протилежної статі, підготовки організму до зляганння й успішного зачаття дитини. Зовнішні статеві органи мають величезну кількість нервових закінчень (набагато більше, ніж піхва, шийка матки та сама матка), які беруть участь у сексуальному збудженні й виникненні оргазму, а також велику кількість залоз, що виробляють виділення, необхідні для проведення статевого акту найбільш ефективно, без негативних наслідків для чоловіка й жінки.

Чоловік відчуває оргазм під час еякуляції сперми (це, власне, і є оргазм). Існує багато чуток про жіночий оргазм, але так само, як і у чоловіків, він є єдиним за своєю природою, хоча може бути досягнутий стимуляцією різних ділянок зовнішніх статевих органів, сосків, інших ерогенних зон, а також під час сну або уявленнями.

Я вже згадувала, що розміри піхви та пеніса у невозбудженому й збудженому стані різні. Уявіть, наскільки комфортно почувається жінка, якщо чоловік

423

намагається ввести збуджений статевий член у невозбуджену піхву? Саме тому жінки часто відчувають біль і дискомфорт під час статевих актів. Але справа не лише у відчуттях.

Під час збудження збільшуються не лише розміри піхви: її стінки також стоншуються. Цей процес англійською мовою називається *ballooning*. Balloon перекладається як «повітряна кулька», тобто, образно кажучи, піхва «надувається». Оскільки стінка піхви стає тоншою, а кровотік у судинах, що її оточують, посилюється, більша частина плазми крові проходить через її стінку. Внаслідок цього зволоження посилюється, що не лише захищає піхву від тертя, а отже — й від пошкодження, але й знижує кислотність її вмісту.

Сперма — чужорідна рідина для жіночого організму, тому піхвове середовище реагує на неї агресивно. У тому числі виробляються антитіла, які є у кожної жінки, що веде відкрите (без презерватива) статеве життя. Саме тому в еякуляті містяться десятки й сотні мільйонів сперматозоїдів: більшість з них гине впродовж секунд і хвилин після еякуляції. У збудженому стані у виділеннях піхви з'являється більше іонів калію, натрію та хлору, що робить їх більш лужними й «дружніми» до сперми.

Відбувається ще один процес — *tenting*. Tent — це «намет», але у даному випадку йдеться про збільшення розмірів заднього склепіння піхви, що знаходиться позаду шийки матки. Його розміри збільшуються, і він стає своєрідним «наметом» для шийки матки, а також резервуаром (басейном) для еякуляту.

У багатьох публікаціях можна знайти твердження, що шийка матки занурюється в цей «басейн» сперми й починає, скорочуючись, «всмоктувати» її, як насос. Це не зовсім точний опис того, що відбувається, тому що «басейн» утворюється тільки при сексуальному збудженні жінки, а гарні скорочення шийки матки виражені тільки під час оргазму. Без збудження сперма розподіляється по всій піхві й часто витікає з неї, викликаючи скарги на виділення з неприємним запахом, що може бути помилково прийнято за дисбактеріоз піхви. Це не означає, що сперматозоїди не потрапляють у порожнину матки. Вони можуть опинитися там протягом 90 секунд після еякуляції, хоча зазвичай це займає кілька хвилин.

Після статевого акту основна маса сперми накопичується в задньому склепінні піхви, яке, завдяки своїй розтяжності та збільшенню розмірів, стає своєрідним мішкоподібним резервуаром. Саме тут усі інгредієнти сперми рівномірно змішуються, за лічені хвилини вона розріджується під впливом ферментів і набуває желеподібної структури, фактично концентруючи сперматозоїди разом, не даючи їм «загубитися» у піхві. Одночасно ферменти з секрету простати запускають зворотний процес — розрідження сперми або її декоагуляцію. Це також триває кілька хвилин, але зазвичай не довше 15.

М'язова стінка матки (міометрій) складається з трьох шарів м'язів. Їх скорочення нагадують перистальтику кишечника, яка також відбувається завдяки поетапному скороченню гладеньких циркулярних м'язів. Такі рухи дозволяють спермі швидше переміщуватися знизу вгору: від шийки матки до маткових труб.

Отже, ви вже багато знаєте про секрети зачаття. Залишається відповісти на запитання: коли оргазм найоптимальніший для зачаття?

Для зачаття дитини оргазм чоловіка повинен передувати оргазму жінки — тоді її репродуктивна система встигне підготуватися до прийняття сперми та запліднення яйцеклітини.

Відомо, що оргазм у жінки може відбутися до, під час або після еякуляції. Якщо він трапляється до еякуляції, скорочення матки при цьому не відіграють особливої ролі в транспортуванні сперми, хоча канал шийки матки розслабляється й відкривається, не заважаючи проникненню сперми в порожнину матки. Перистальтика м'язів матки присутня, але не настільки виражена, як при оргазмі.

Найчастіше спостерігається інший сценарій: більшість чоловіків еякулює до того, як у жінки настане оргазм, або ж він взагалі відсутній. Якщо оргазм у чоловіка й жінки відбувається одночасно, сперма не потрапляє в порожнину матки одразу, тому що, по-перше, вона ще неактивна, а по-друге, під час оргазму через ритмічні скорочення м'язів канал шийки матки звужується, і лише через кілька хвилин після оргазму настає його розслаблення й розкриття. Цього часу достатньо для активації сперми.

Найоптимальнішим варіантом для зачаття деякі лікарі й науковці вважають варіант «запізнілого» оргазму: спочатку чоловік еякулює у піхву на тлі збудження жінки, оргазм якої настає через 3–4 хвилини після еякуляції.

Оптимальність такого сценарію пояснюють тим, що за цей час сперма досягає максимальної активації завдяки процесу капацитації (про нього йтиметься в іншому розділі), а скорочення матки та її подальше розслаблення допомагають спермі швидше потрапити в порожнину матки й маткові труби.

Навіть якщо ви не відчуваєте оргазму, не переймайтеся — зачаття цілком можливе і без нього. Оргазм підвищує ймовірність запліднення, але не є обов'язковою умовою.

6.5. Використання лубрикантів

Зазвичай хороше сексуальне збудження жінки під час статевого акту забезпечує достатню вологість піхви, що захищає її вхід і стінки від тертя та мікротравм. Проте іноді жінка може відчувати сухість і, відповідно, дискомфорт під час статевих контактів (наприклад, після хірургічного втручання на шийці матки, коли зменшується вироблення слизу; після надмірного використання ліків для лікування запалень піхви; внаслідок частих спринцювань). Рішенням цієї проблеми може стати використання лубрикантів — спеціальних зволожуючих рідин, кремів або гелів.

Близько 40% жінок репродуктивного віку в розвинених країнах періодично або постійно користуються лубрикантами, зокрема під час планування вагітності. Цікаво, що частіше ними користуються жінки віком до 35 років, що пояснюється їх активнішим статевим життям і, можливо, меншим сексуальним досвідом. Деякі використовують лубриканти в дні, коли зачаття неможливе, однак 24% — у фертильні дні, тобто в передовуляторний і овуляторний періоди.

Лубриканти поділяють на три групи залежно від хімічної основи: водні, жирові та силіконові. Лабораторні дослідження показали, що більшість лубрикантів негативно впливають на сперму. Найбільш виражений цей ефект у засобів на жировій основі. Безпечнішими виявилися лубриканти на водній основі. Силіконові лубриканти також мають властивості жирів і довше зберігаються, що також може впливати на сперматозоїди. Оскільки це нове покоління лубрикантів, достовірних даних щодо їх впливу на сперму наразі немає.

Кількість досліджень, що оцінювали вплив лубрикантів на здатність до зачаття, залишається невеликою. Загалом вважається, що лубриканти, особливо на водній основі, є безпечними для використання під час планування вагітності.

Усі інші речовини (рослинна, вершкова або дитяча олія, сало, вазелін, слина тощо) не повинні використовуватися під час статевих актів. Вони можуть завдати серйозної шкоди слизовій оболонці піхви та вагінальному мікробіому.

Також не слід використовувати комерційні креми та гелі, реклама яких обіцяє пришвидшення зачаття шляхом «активації» сперматозоїдів. По-перше, ефективність таких інтимних засобів ніколи не перевірялася відповідно до стандартів доказової медицини. По-друге, їхня безпека також залишається невідомою.

6.6. Чи можна запланувати стать дитини

Попри те, що протягом тисячоліть у сім'ях було багато дітей і люди практично не користувалися засобами контрацепції, стать дитини — особливо первістка — мала велике значення і досі залишається важливою в низці країн та етнічних груп. Найчастіше право на спадок передавалося синам. Згідно з результатами статистичного аналізу в ряді азійських країн, у сім'ях, де більше доньок, батьки частіше замислюються про народження ще однієї дитини, тоді як у сім'ях із переважанням синів жінки частіше вдаються до запобігання вагітності доступними їм методами. У деяких регіонах Індії й досі переривають вагітність, якщо виявляється, що плід — дівчинка. Селективні аборти за статевою ознакою все ще є поширеним явищем у деяких частинах світу.

Жителі європейських країн, Північної Америки та Австралії найчастіше планують від однієї до трьох дітей, тому для багатьох родин стать дитини має значення. У розвинених країнах активно обговорюється селективне ЕКЗ, коли стать майбутньої дитини визначається до підсадки ембріонів — не з медичних причин, а на прохання батьків. Багато людей засуджують такий вибірковий підхід. У низці країн вибір статі при ЕКЗ за бажанням батьків заборонений законом.

Люди, які страждають на безпліддя, зазвичай раді будь-якій дитині — незалежно від того, хлопчик це чи дівчинка.

Згадаймо трохи шкільну генетику. Стать людини визначається двома наборами хромосом, що надходять від кожного з батьків. Одна з пар — це статеві хромосоми. Каріотип, або хромосомний набір, хлопчика — 46 XY, дівчинки — 46 XX. У-хромосому дитина завжди отримує від батька, а від матері — лише X.

Розвиток зовнішніх статевих органів також відбувається під впливом низки гормонів, зокрема статевих. Чоловічі й жіночі статеві гормони (тестостерон і естроген) є в обох статей, але їхній рівень різний. У чоловіків вищий рівень тестостерону.

Протягом тисячоліть люди випробовували різні методи для вибору статі дитини, проте всі вони виявилися неефективними. Запланувати стать дитини неможливо.

Дієти, пози, спринцювання, групи крові, ванни, зовнішня температура та багато іншого — у світі не існує жодного науково доведеного методу планування статі майбутньої дитини.

Проте люди продовжують шукати відповіді в цьому питанні, стаючи жертвами численних шарлатанів, які пропонують свої послуги з "планування" потомства. Міфи про це досі живі й активно поширюються, особливо через інтернет, переповнений неправдивою інформацією.

Однак визначення статі майбутньої дитини іноді має важливе медичне значення, якщо в родині є спадкове захворювання, що передається через статеві хромосоми (найчастіше через Y-хромосому). Мова йде не лише про можливу інвалідність дитини: іноді жінка взагалі не здатна виносити дитину певної статі. У таких випадках застосовується ЕКЗ з передімплантаційним генетичним тестуванням.

Таким чином, необхідно прийняти як факт: на сьогодні не існує жодного методу, який дозволяє запланувати стать дитини.

6.7. Коли варто звертатися по допомогу до лікаря

Мені часто доводиться консультувати пари, які починають планування дитини «з кінця» — з масштабного та тривалого пошуку діагнозів, список яких зазвичай надає лікар, зацікавлений у прибутку (адже чим більше обстежень, тим більше «проблем» можна «виявити»), або ж через свою низьку обізнаність і незнання сучасної медицини. Часто і пари, і лікарі перестраховуються, що теж веде у хибному напрямку: допускаються помилки, втрачаються гроші, час, а найгірше — здоров'я. Тому важливо не готуватися до вагітності через пошук хвороб, які нібито заважають зачаттю. Не шукайте безпліддя наперед, якщо ви навіть не починали спроб завагітніти.

Наведу реальну історію пари, яка витратила три роки на відвідування лікарів замість того, щоб присвятити цей час зачаттю. Таких історій дуже багато, і вони надзвичайно схожі між собою. Я впевнена, що деякі читачі впізнають у ній свою ситуацію.

Молода пара (жінці 29 років, чоловікові — 32), щойно одружившись, вирішила зачати дитину та звернулася до акушера-гінеколога за «благословенням». Що з цього вийшло? Жодних скарг у жінки чи чоловіка не було. Менструальні цикли регулярні, по 35 днів (жінка — висока й струнка). Після огляду лікар запропонував зробити УЗД прямо в кабінеті й заявив, що бачить «ознаки ендометріозу» і невелику фолікулярну кісту, а отже — вагітніти не можна й треба кілька місяців оберігатися, поки вона нібито не зникне. Насправді це цілком міг бути домінантний фолікул, оскільки УЗД проводилось у період овуляції.

Через пів року пара звернулася до іншого лікаря, який теж виявився малограмотним: побачив невелику кісту на іншому яєчнику і знову порадив утриматися від зачаття ще кілька місяців. Минуло ще пів року. Новий недостовірний УЗД-діагноз — «мультифолікулярні яєчники» (а ви вже знаєте, якщо дочитали до цього місця, що синдром полікістозних яєчників — це не УЗД-діагноз). Жодної вагітності!

Потім лікар побачив «поліп», який він назвав також гіперплазією ендометрію, і наполіг на вишкрібанні порожнини матки в стаціонарі. Для профілактики росту чи то поліпа, чи то ендометрію він призначив синтетичний прогестерон за схемою, аналогічною контрацептивній, про що жінка навіть не здогадувалась. Цикли скоротилися (контрацептивні цикли завжди по 28 днів), овуляція зникла — і на це було втрачено ще кілька місяців. Потім лікар призначив КОК (комбіновані оральні контрацептиви). Сказав, що іншого виходу немає: треба приймати контрацептиви, якщо жінка хоче завагітніти. Як можна рекомендувати контрацептиви, якщо планується зачаття? Для чого їх призначати? Не забуваймо: кожен візит оплачувався, що було вигідно лікарю й клініці.

Далі — півтора року призначень: прогестерон, антикоагулянти, вітаміни, мінерали, гепарин, інтерферони і нескінченні обстеження у пошуках тромбофілії, АФС, антитіл до ХГЛ, антиспермальних антитіл. Ціла папка — майже на сто сторінок результатів — усе в нормі. Але лікарю це не подобається: норма — це «хвороба», і таких «хвороб» цілий букет. Що найгірше — це вже не один лікар, а вся команда колег-однодумців, які теж отримують свою частку прибутку. А коли ж вагітніти?

Хтось із читачів скаже: жінка сама винна, бо надто сліпо довіряє лікарям. На жаль, жінки — не лікарі. Вони не замислюються над тим, як ці люди стали медиками, як вони навчались, складали іспити, чи давали хабарі за диплом, ліцензії, посади, місця. Вони не розмірковують, чи ці «фахівці» підвищують свій рівень знань, і якщо так — то де? Чи це незалежні міжнародні курси й конференції, чи спонсоровані фармкомпаніями? Чи читають вони сучасні медичні публікації, зокрема іноземною мовою? Більшість людей не усвідомлюють, що лікарі — не боги, а звичайні люди. І чимало з них обрали цю благородну професію не за покликанням, а з інших причин: престижу, соціального статусу чи фінансової вигоди. Так було ще з часів Давньої Греції.

Тому надзвичайно важливо вивчати своє тіло, розуміти його, знати, як воно функціонує, й мати хоча б елементарні знання про те, коли і як можливе зачаття.

Перше правило: не починайте планування вагітності з пошуку діагнозів і лікування, не витративши певний час на реальні спроби завагітніти.

Жінкам до 35 років слід виділити щонайменше один рік на регулярне статеве життя (без використання гормональної контрацепції); жінкам віком від 35 до 40 років — не менше шести місяців; після 40 років — щонайменше три місяці.

Якщо у житті пари не було періодів регулярного незахищеного статевого життя, не варто шукати в себе безпліддя. Виняток становлять жінки й чоловіки з історією перенесених захворювань або втручань, які потенційно можуть перешкоджати зачаттю чи виношуванню дитини. Наприклад, видалені обидві маткові труби, в одного з партнерів виявлено хромосомну аномалію, мають місце серйозні вади репродуктивних органів тощо.

Детальніше про правильну діагностику різних форм безпліддя та методи їх лікування я писала у книзі *«Малюк, ти скоро?»*

Підсумуємо: звертатися по медичну допомогу під час планування вагітності необхідно, якщо:

• в одного з партнерів є скарги з боку репродуктивної системи;

• на безрезультатні спроби завагітніти витрачено відповідну кількість часу;

• один із партнерів переніс захворювання чи травму або проходить лікування, яке може вплинути на репродуктивну функцію.

Кожна ситуація — індивідуальна. Іноді проблеми створюються штучно, і на їх «вирішення» витрачається занадто багато часу й грошей. Важливо не користуватись шаблонами («як у подруги», «як у користувачів форуму», «як у відомої співачки»). Не як у когось! Ви — унікальні. Ви — не такі, як усі. До того ж вас двоє — жінка і чоловік — а це завжди унікальне поєднання.

Розділ 7. Психологічний фактор і планування дитини

Лікарі минулого приділяли набагато більше уваги зв'язку між хворобою та індивідуальною реакцією людини на неї (її емоціями та почуттями), ніж це роблять сучасні медики. Часто говорили: хворіє тіло, а причини — в душі. Психіатрія — наука про психічні захворювання — дуже швидко відійшла від психоемоційного стану і поняття душі, перетворившись на вузькоспеціалізовану галузь медицини з обмеженим розумінням причин психічних відхилень.

Величезну прогалину в розумінні поведінки людини, її сприйняття себе й навколишнього світу, емоцій і почуттів почали заповнювати теорії та псевдотеорії нової популярної науки — психології. Сталося так, що будь-яка людина могла придумати власну точку зору на щось «психоемоційне», і нерідко вона ставала основою нового напряму модного вчення. Якщо психіатрію сприймали вкрай негативно, адже вона мала справу з лікуванням «психічнохворих», «божевільних», «непритомних», то психологія, навпаки, викликала захоплення і довіру, бо в ній не було хворих пацієнтів — лише здорові клієнти. Мати свого психолога, якому можна поскаржитися, «вилити душу», стало популярним і модним у розвинених країнах.

Зрозуміло, що коли страждає тіло — це викликає чимало негативних емоцій і почуттів. Як часто можна побачити щасливу людину з температурою під 40 градусів? Але чи можуть емоції й почуття впливати на виникнення фізичних симптомів і навіть хвороб? Виявляється, можуть. Уже давно помічено, що нещасні люди, які постійно живуть у негативі й стресі, хворіють частіше та вмирають раніше. Кожна клітина має програму самознищення — *апоптоз*. Але є припущення, що й організм у цілому має власну програму самознищення, яка може активуватися під впливом тривалого негативного психоемоційного фону, втрати сенсу життя, ненависті до себе й до інших.

Тут важливо чітко розрізняти два різні поняття: психологічний фактор і психосоматику. **Психологічний фактор** — це комплексне поняття, що включає реакцію людини на події, сприйняття власного тіла, себе як особистості, власних проблем (а іноді й чужих), емоційну реакцію, думки, переконання... Все те, чим заповнене мислення — включно зі страхами й переживаннями. Про **психосоматику** ми поговоримо трохи згодом.

Психологічний фактор також включає сприйняття та реакцію на стресову ситуацію, тому ми часто говоримо про психоемоційний стрес, особливо коли відповідна реакція супроводжується негативними емоціями та почуттями.
Чи впливає стрес на зачаття дитини?

7.1. Вплив стресу на зачаття дитини

Історія знає надзвичайно багато прикладів впливу стресу на репродуктивну функцію як жінок, так і чоловіків. Вже давно відомо, що в періоди воєнних дій не лише зменшується кількість зачаттів, а й зростає частота викиднів і передчасних пологів.

Про те, що «нервові» (істеричні) жінки мають труднощі із зачаттям і виношуванням дітей, згадували у своїх працях багато лікарів минулих століть.

Поняття *стрес* з'явилося в лексиконі людей не так давно, але стало особливо популярним протягом останніх двадцяти років. Під стресом розуміють вплив внутрішніх і зовнішніх стимулів (стрес-факторів) на організм людини та його реакцію на них. Найчастіше виділяють три основні типи стресу, хоча вони часто поєднуються:

• **Фізичний стрес** пов'язаний із надмірними фізичними навантаженнями (спорт, важка фізична праця).

• **Енергетичний стрес** може бути складовою фізичного стресу, але частіше стосується нестачі поживних речовин і енергії через голодування або недоїдання.

•**Психоемоційний стрес** зумовлений впливом зовнішніх (слова й дії інших людей) та внутрішніх (думки, переконання, віра) патологічних подразників.

Гострий стрес (короткочасний) зазвичай не має шкідливого впливу на організм. Навпаки — він часто активізує захисні механізми, інстинкти, формування рефлексів.

Хронічний стрес (тривалий) призводить до зниження захисних сил, виснаження енергетичних резервів, появи захворювань, передусім серцево-судинної системи.

Дослідження впливу стресу ускладнюється тим, що не існує точних біохімічних маркерів — специфічних речовин, рівень яких можна надійно визначити в крові чи інших рідинах організму. Наприклад, адреналін і норадреналін, що виробляються наднирниками при первинній реакції на стрес, діють короткочасно і дуже швидко виводяться з організму. Кортизол може підвищуватися при хронічному стресі, але зазвичай його рівень залишається в межах норми. Крім того, він також може бути підвищеним при ряді захворювань, і не завжди зрозуміло, що саме стало причиною. Визначення деяких ферментів у слині також не виявилось надійним маркером стресової реакції організму.

Попри це, важливо усвідомлювати: поєднання стресу і планування вагітності небажане. Це може призвести до ускладнень вагітності, що лише посилить стрес.

Коли мене запитують, як боротися зі стресом, я (водночас жартома й серйозно) відповідаю: *зі стресом не борються*, адже це індивідуальна реакція людини на те, що відбувається всередині неї або навколо.

Боротьба з собою — це форма агресії проти себе. Тому спершу варто з'ясувати, наскільки негативна реакція на стресовий стимул є виправданою, а вже потім — як зменшити або усунути його вплив на психіку та здоров'я. *«Усе починається з нашої голови»* — цю фразу я не раз чула від пацієнтів, і в ній дійсно є частка правди.

Безперечно, вагітна жінка несе відповідальність за власне здоров'я і здоров'я своєї дитини. Тому вона повинна навчитися контролювати свою реакцію на все, що викликає страх, втому, роздратування, сльози, тривоги, негативні емоції. А оскільки психоемоційний стан майбутньої матері під впливом високого рівня гормонів змінюється, її реакції можуть бути дуже непередбачуваними й гостро негативними. Отже, стресові навантаження слід усунути ще до настання вагітності. У цьому можуть допомогти психологи, психотерапевти й психіатри. Головне — знайти фахівця, якому можна довіритися і який справді допоможе.

7.2. Кілька слів про психосоматику

Останнім часом лікарі дедалі частіше почали використовувати термін *«психосоматика»*, що відображає зв'язок між психікою та тілом (*сома*). Психосоматична реакція — це реакція тіла насамперед на психоемоційний стан, яка може проявлятися у вигляді реальних симптомів: болю, дискомфорту, слабкості, печіння тощо. Згадайте, наприклад, стан при раптовому переляку: холод у кінцівках, прискорене серцебиття й дихання, біль унизу живота, позив до сечовипускання. Але коли людина постійно перебуває у стані страху, тривоги, нервового напруження, в неї також може сформуватися цілий набір неприємних фізичних відчуттів, які цілком можна сплутати з ознаками хвороби.

Хоча чіткого визначення й класифікації психосоматичних захворювань не існує, їх усе ж розглядають як розлади психіки. Діагностика таких станів надзвичайно складна, а лікування ще складніше, оскільки проблема зароджується у способі мислення людини, її сприйнятті власного життя, подій, що в ньому відбуваються, та власного тіла.

У жінок психосоматичні реакції трапляються частіше, ніж у чоловіків, адже, по-перше, їхній фізіологічний стан значною мірою залежить від гормональних коливань як у межах менструального циклу, так і впродовж життя. По-друге, у жінок активніші центри особливої частини мозку — гіпоталамуса, а отже, сприйняття дійсності відбувається через посилену емоційність і сентиментальність при нижчому, порівняно з чоловіками, рівні раціональності й практичності.

Вивчення жіночих психосоматичних реакцій розпочалося порівняно недавно, хоча публікацій на цю тему стає дедалі більше. Виникнення неприємних симптомів на тлі повного фізичного здоров'я (коли результати аналізів у нормі) може бути наслідком перенесеного в минулому захворювання, пам'ять про яке викликає негативні емоції, а страх знову захворіти домінує у свідомості. Жінка ніби проживає той самий сценарій у себе в голові, постійно прислухається до всього, що відбувається в її тілі, тривожиться через дрібниці, хвилюється і напружується.

Інший поширений сценарій — це штучно створені хвороби, що належать до категорії комерційних діагнозів. Тобто зі здорової жінки формують «важкохвору», змушуючи проходити багаторазові інтенсивні обстеження та лікування. Звісно, агресивне втручання призводить до побічних ефектів, у тому числі дуже неприємних. Але наляканій жінці важко усвідомити, що симптоми — це результат неправильного лікування вигаданого діагнозу. Вона не розуміє, що якщо «хвороба» не минає протягом тижнів і місяців, то, можливо, діагноз помилковий, а лікування — невиправдане (може, вже час забути дорогу до такого лікаря?). Страх у таких випадках відключає логічне мислення, спричиняє розумову сліпоту й глухоту.

Найпоширенішими психосоматичними реакціями серед жінок стали свербіж зовнішніх статевих органів і біль унизу живота.

Свербіж зовнішніх статевих органів як симптом і діагноз дійсно існує, але має понад сто можливих причин — від місцевих до системних. Психогенний свербіж часто виникає у жінок, які раніше не мали серйозних «жіночих» скарг, але одного разу, під впливом певних чинників (зокрема сильного стресу), виникає збій — від незначного збільшення вагінальних виділень до порушення менструального циклу. Більшість жінок із такими симптомами звертаються до лікаря, який замість заспокоєння часто починає лякати, спонукаючи до термінових обстежень і лікування. Найчастіше «лікують лейкоцити», що призводить до порушення балансу вагінальної флори, збільшення виділень і ще більшого свербіжу. Так утворюється порочне коло: мазки, посіви, гори медикаментів і добавок. У свідомості формується домінанта вічної проблеми, що призводить до постійного контролю за всім, що відбувається «між ногами» — у такій ситуації свербіж стає постійним. Самі жінки часто зазначають, що симптом посилюється після нервового напруження чи емоційного зриву.

Клінічні дослідження показали, що кількість вагінальних виділень і розвиток дисбалансу вагінальної флори (дисбіозу) пов'язані з перенесеним психоемоційним стресом. Іншими словами, що сильніший стрес — то більше може бути виділень і вищий ризик розвитку дисбіозу. Збільшення виділень відмічалося у жінок із депресією, тривожними розладами та низкою інших психічних проблем.

441

Психогенний свербіж зовнішніх статевих органів — це діагноз виключення, який встановлюється лише після виключення всіх інших можливих причин. Важливо розуміти: лейкоцити — не ознака інфекції, і їх не потрібно «лікувати». У піхві завжди присутні грибки, бактерії (особливо кишкової групи) та віруси — і дуже часто у співвідношенні, що не викликає жодних скарг.

Якщо лікар «зациклений» лише на піхві, він ніколи не побачить нічого іншого, що може бути справжньою причиною скарг жінки.

Друга надзвичайно поширена психосоматична реакція — біль унизу живота. У малому тазі міститься багато органів і структур, а також велика кількість нервових рецепторів, тому визначити джерело болю непросто.

Як відрізнити психосоматичний біль від органічного (зумовленого патологією на рівні органів)? У медицині основну увагу приділяють пацієнткам, які пережили насильство — словесне, фізичне або сексуальне. У таких жінок біль у нижній частині живота — дуже часте явище. При цьому ретельне обстеження не виявляє запальних або інших патологічних процесів органів малого таза. У майже 90% таких пацієнток лапароскопія не виявляє жодної причини болю. Жодне лікування — ні медикаментозне, ні хірургічне — не дає ефекту, і біль не зникає.

Якщо жінці постійно повторювати, що в неї «страшне запалення», «жахливі спайки», «страшний ендометріоз», і малювати похмурі, безнадійні сценарії її майбутнього (мовляв, залишається лише переїхати жити до кабінету гінеколога, щоб рятуватись від страждань), то вона справді почне відчувати біль у нижній частині живота, прислухаючись до кожного відчуття всередині себе.

У гінекології та акушерстві існує безліч інших психосоматичних реакцій. Тема настільки актуальна, що вже кілька років виходить спеціалізований науковий журнал *Psychosomatic Obstetrics & Gynecology* (*Психосоматичне акушерство та гінекологія*). І чим більше система охорони здоров'я буде орієнтуватися на залякування та обман, тим частіше ми спостерігатимемо психосоматичні розлади у жінок і чоловіків, які сприйматимуться як реальні діагнози, що наражають людей на небезпеку хибної діагностики та непотрібного лікування. У таких випадках шкода здоров'ю неминуча.

7.3. Дітородна лихоманка

Консультуючи жінок, які планують вагітність, я часто стикаюся з ситуацією, коли до початку підготовки в пацієнтки були регулярні менструальні цикли, але з початком планування починається хаос. Тому я ввела поняття дітородної гарячки. Що це таке?

Дітородна лихоманка (психосоматична гарячка зачаття) — це психосоматична реакція жінки, що супроводжується своєрідним ажіотажем і нетерпінням якомога швидше отримати бажану дитину.

Деякі жінки підходять до підготовки до вагітності занадто педантично. Візит до лікаря перетворюється на походи по лабораторіях, а далі — по аптеках. У реальності в жодній країні світу не існує спеціальної підготовки до вагітності, і більшість дітей зачинаються без попереднього відвідування лікаря.

Отже, **перша помилка**, яка може призвести до тимчасового безпліддя, — **це нерозуміння факту, що зачаття потребує часу, особливо у зрілому віці**. Багато пар не знають, що на це йде в середньому 4–6 місяців регулярного статевого життя в 60% пар, а протягом року вагітність настає майже у 80–90%.

Звичайно, дехто вагітніє вже в перший місяць спроб, хтось — упродовж двох. Але важливо не поспішати з негативними висновками й не бігти до лікаря, якщо вагітність не настала в перші місяці її планування.

Друга помилка — це надмірний контроль ситуації, коли життя подружжя починає обертатися довкола нав'язливої домінанти: нестримного бажання завагітніти.

Є жінки, які намагаються «впіймати» овуляцію всіма можливими методами. Вони купують тести, вимірюють базальну температуру тіла, іноді двічі на день, у пошуках її підйому, змушують чоловіка виконати «подружній обов'язок» задля того, щоб не пропустити овуляцію. Такі жінки лягають у ліжко не тому, що хочуть кохання, а тому що перебувають у «дитинному» настрої, і все навколо має підлаштовуватися під їхній графік. Якщо овуляція минула, вони забороняють чоловікові навіть торкатися до них, щоб, не дай Боже, не зашкодити потенційній вагітності. А потім витрачають гроші й нерви на численні тести на вагітність — ще до затримки менструації.

Такі жінки живуть під реальним психоемоційним ковпаком негативних сценаріїв: «Знову не вийшло, я так і знала!» Вони прислухаються до всього, що відбувається в їхньому тілі: здувся живіт, кольнуло в грудях, почастішали позиви в туалет, нудить, з'явилася слабкість. Усе це може бути проявом норми — передменструального синдрому, на який раніше жінка не звертала уваги через зайнятість справами, які вважала важливішими. Це також може бути наростаючою психосоматичною реакцією, коли думки й емоції диктують появу симптомів хвороби чи вагітності на рівні тіла.

Хибна вагітність як прояв психосоматики насправді не є рідкістю, хоча в історії медицини (і людства загалом) описано не так уже й багато таких випадків (зазвичай ідеться про тривалу псевдовагітність). У реальності вона трапляється значно частіше. Ці кілька днів затримки менструації або навіть пропуск цілого циклу на початку планування — не що інше, як прояв псевдовагітності.

Для успішного зачаття необхідно **відпустити ситуацію** на кілька місяців або навіть рік і спокійно насолоджуватись життям, стосунками з коханою людиною, сексом — не лише заради продовження роду, а й тому, що статеве життя — це невід'ємна частина повноцінного існування.

Не варто створювати в уяві негативні сценарії та реалізовувати їх, щоби потім розчаровуватися у результатах, а точніше — в їхній відсутності. Якщо не вірити у власну здатність мати дітей, нічого й не вийде.

Третя помилка, яка заважає завагітніти, — це відсутність елементарних знань про будову репродуктивної системи чоловіка й жінки, про те, за яких умов можливе зачаття дитини і що може цьому завадити.

Мені доводилось консультувати молоду пару, яка протягом року практикувала анальний секс, не розуміючи й не знаючи, що дітей із цього не буває. Я консультувала безліч пар, у яких частота статевих актів становила один раз на кілька місяців або ще рідше. І скільки жінок приймало гормональні контрацептиви нібито для «нормалізації циклу» й підготовки до вагітності, навіть не усвідомлюючи, що це — контрацептиви, тобто ліки, які перешкоджають вагітності!

Тисячі випадків, коли було втрачено час, гроші й нерви на необґрунтовані обстеження, непотрібне лікування, тривале очікування. Найгірше — це те, що ці штучно створені перешкоди накопичуються роками і згодом цей період помилково називається роками безпліддя. Якщо перекрити найважливіші умови для зачаття, то про яке продовження роду може йтися?

Дітородна гарячка — це той стан «терміновості», коли блокується логічне мислення й аналіз ситуації, а страх не мати дітей стає домінантою, яка керує діями людини (здебільшого жінки). Це не лише створює додаткові перешкоди, а й віддаляє подружжя від здійснення їхньої мрії — народження дитини. Не піддавайтесь дітородній лихорадці!

7.4. Хибна вагітність

Жінки репродуктивного віку по-різному ставляться до можливості вагітності. Одні планують дитину, інші — запобігають зачаттю. Але серед усіх них можна виокремити дві групи, в яких домінує або **надмірне**

бажання мати дитину, або **виражений страх завагітніти**. Дуже часто в таких жінок спостерігається затримка менструації, що сприймається як можлива вагітність. Такий стан називають **хибною вагітністю**, або фантомною вагітністю, псевдоциестом, псевдовагітністю, істеричною вагітністю. Синоніми цього явища вказують на його тісний зв'язок із психічним станом жінки. Іншими словами, це психосоматична реакція на страх — завагітніти або не завагітніти.

У жінок з хибною вагітністю з'являються типові ознаки справжньої вагітності: нудота, блювання, слабкість, затримка менструації, збільшення розмірів живота, виділення з сосків. Це зумовлено гормональними порушеннями, викликаними впливом стресового фактора на гіпоталамо-гіпофізарно-яєчникову систему. Одним із ключових станів у таких випадках є гіпоталамічна аменорея. Насамперед підвищується рівень кортизолу (гормону стресу), який може блокувати овуляцію.

До категорії псевдовагітності не належать випадки припинення менструацій через органічні захворювання, що можуть імітувати вагітність. Йдеться про фізично здорових жінок. Ілюзія вагітності також може виникати при деяких психіатричних захворюваннях, наприклад, при психозах (так звана делюзійна вагітність).

А ви знали, що в чоловіків теж трапляється хибна вагітність? Цей стан має назву синдром Куваде, або симпатетична вагітність: чоловік настільки співпереживає вагітності своєї дружини, що відчуває схожі симптоми — ранкову нудоту, блювання, сонливість або безсоння, набір ваги, а найцікавіше — переймоподібний біль і навіть післяпологову депресію.

Вперше хибну вагітність описав ще Гіппократ. Але найвідоміший випадок був зареєстрований у 1555 році в англійської королеви Марії I Тюдор. Народження сина відігравало надзвичайно важливу роль — і в питанні передачі трону, і в політичному житті країни. Бажання королеви завагітніти призвело до розвитку фантомної вагітності. Їй було 37 років, коли вона поспіхом вийшла заміж за іспанського короля Філіпа II задля збереження трону. У той час у багатьох жінок менопауза наставала у 35–38 років, тому за віком королева була вже на межі завершення репродуктивної функції.

У вересні 1554 року з'явилися чутки про її вагітність (весілля відбулося в липні). У листопаді королева особисто підтвердила новину, заявивши, що відчуває ворушіння плода і що дитина має народитись наприкінці квітня або на початку травня 1555 року. У квітні королівська пара почала активну підготовку до пологів, було найнято численний штат для догляду за немовлям. 30 квітня 1555 року в королеви почалися перейми, у палаці здійнялася справжня метушня. По всій Англії били в дзвони, повідомляючи про народження спадкоємця. Але дитини не було. Це викликало хвилю нових чуток. Королева заявила, що вагітна й далі, але помилилася в терміні, і пологи мають відбутися в серпні. До того часу вона впала в депресію й на кілька місяців усамітнилася в одному з замків.

Цікаво, що в 1557 році, коли чоловік, з яким Мері була в розлуці, навідав її, вона знову оголосила про свою вагітність і навіть склала заповіт на користь ненародженого сина. Але це знову була хибна вагітність. У близько 5% жінок такі випадки повторюються.

Хибна вагітність — не рідкість. Приблизно 20% жінок мають таку психосоматичну реакцію. Зазвичай візит до лікаря розвіює ці ілюзії й підтверджує відсутність вагітності.

Хибна вагітність трапляється не лише в жінок, які не мають дітей. У медичній літературі описано випадки псевдоциезу в жінок, які вже мають кількох дітей. Раніше такі стани частіше спостерігали у жінок зрілого віку, як-от у англійської королеви, — у 37—42 роки. У цьому віці функція яєчників починає згасати швидше, тому нерегулярні цикли є звичним явищем. Проте для багатьох жінок бажання завагітніти стає головною метою в мисленні та поведінці. Це може також бути пов'язано з прагненням зберегти шлюб, зокрема новий.

Однак статистичний аналіз випадків псевдоциезу показав, що сучасний «портрет» жінки з хибною вагітністю — це заміжня жінка 20—30 років, яка вже має одну чи кількох дітей. Очевидно, профіль змінився через те, що нині такі вагітності діагностують значно раніше й частіше.

Фантомна вагітність частіше трапляється в жінок, які перенесли операції на маткових трубах і матці, особливо після стерилізації. Така реакція називається синдромом жалю щодо операції, яка завершила репродуктивну функцію (реакція на «похорон» фертильності).

За статистикою, хибна вагітність частіше спостерігається у жінок із депресією або психічними розладами, зокрема у тих, хто мав у минулому суїцидальні думки чи спроби самогубства.

Ще одна категорія жінок, схильних до хибної вагітності, — це ті, що втратили вагітність або дітей у минулому. З одного боку, вони бояться повторення травматичного досвіду, з іншого — дуже хочуть якомога швидше народити бажану дитину.

Сімейний статус також має значення: хибна вагітність частіше трапляється в заміжніх жінок, але в 30% випадків її переживають жінки, які не мають постійного партнера.

Фантомна вагітність спостерігається і в тварин, особливо в коней, собак, мишей, щурів і кролів.

Як діагностувати хибну вагітність? Тести на вагітність рідко бувають хибнопозитивними, хоча їх якість ніхто не контролює. Іноді при затримці менструації або перед нею підвищується рівень лютеїнізуючого гормону, який може дати хибний результат, але це трапляється нечасто. Значно частіше причиною є порушення умов проведення тесту або неправильне тлумачення результатів — наприклад, за позитивний вважають тест із однією смужкою або ледь помітною другою.

Визначення рівня ХГЛ у крові допомагає встановити, що він нижчий за рівні, характерні для вагітності. У минулому хибна вагітність часто тривала кілька місяців, іноді доходило й до хибних пологів. Сьогодні більшість таких випадків діагностуються вже на ранніх термінах, коли затримка становить лише кілька тижнів. Проте існує категорія жінок, у яких хибна вагітність — не просто психосоматична реакція, а психосоматичне захворювання. Такі жінки можуть ігнорувати негативні тести, не звертати уваги на роз'яснення лікаря і далі вірити в свою вагітність.

Не всі жінки звертаються до лікаря у першому триместрі. Тому в одному випадку на 20 000 пологів жінка може потрапити в пологовий будинок із хибними переймами і хибною вагітністю. У минулому такі випадки траплялися значно частіше.

УЗД допомагає виявити відсутність плода та інших характерних ознак вагітності у жінок із псевдоциезом.

У більшості випадків жінки, які пережили хибну вагітність, не потребують лікування. Достатньо пояснень лікаря, і менструальні цикли відновлюються самостійно протягом кількох тижнів або 2–3 місяців. Якщо ж випадки хибної вагітності повторюються, необхідне втручання психіатра або психотерапевта.

Якщо ви не хочете зіткнутись із таким станом — «відпустіть» ситуацію. Повірте в себе як у майбутню маму.

7.5. Як протистояти психологічному тиску з боку близьких

Ще одна проблема, з якою стикається багато пар, — це психологічний тиск з боку родичів, близьких людей або знайомих щодо того, коли ж у пари з'являться діти. У хід ідуть докори, вмовляння, приклади інших сімей з дітьми, а іноді й відверта агресія. З незрозумілих причин деякі родичі вважають, що втручатися в особисте життя — це нормально, адже це ж «свої» люди (син, донька, брат, сестра, подруга тощо). Особливо неетичними є натяки або прямі звинувачення в безплідді, зокрема з боку матерів чоловіка чи дружини. Як же протистояти цьому нескінченному потоку нав'язливої уваги, надмірних порад і отруйних докорів?

Передусім потрібно навчитися любити і поважати свій шлюб, свою сім'ю, навіть якщо у ній ще немає дітей. Навчитись сприймати її як незалежну державу, що має власні кордони. Відчути шлюб як фортецю, всередині якої є господар і господиня, а всі інші — лише гості.

Також важливо реагувати спокійно на закиди: не агресією чи образами, а уявно збудувавши товсту стіну, крізь яку не проходить жодна крапля негативу.

Якщо надто настирливий родич починає розпитувати, коли ж буде дитина, уявіть себе дипломатом, якому потрібно зберегти мир і не втягнути свою країну у війну, не стати заручником чужих емоцій. У таких випадках достатньо з радісною усмішкою відповісти: «Ми на шляху до поповнення нашої родини, і всі подробиці розповімо трохи згодом». Бо, плануючи вагітність, ви справді перебуваєте на цьому шляху.

Вашим «доброзичливцям», заздрісникам, співчуваючим або тим, хто засуджує, не має бути діла до ваших планів і бажань. Але не кожному можна прямо вказати на двері. Тож намагайтеся відповідати не злісно й не дратуючись, а з гумором і посмішкою.

Свекрусі можна сказати: «Дякуємо вам за чудового сина. Із нього вийде прекрасний батько, і ми якраз готуємось до цієї важливої події». Тещі буде приємно почути: «Наша майбутня чудова бабуся, ваш онук або онучка дуже скоро з'явиться у вашому житті. Дякуємо за ваші переживання, хвилювання й турботу. Дякуємо, що вам не байдуже і це для вас важливо. Обіцяємо, ви дізнаєтесь першою».

Завершуйте такі розмови з гідністю, скорочуючи їх до мінімуму, а не зітхаючи й журячись, що дитина досі не з'явилась. Важливо побачити себе батьками зсередини — уявити свою дитину, як ви граєтесь, гуляєте, розмовляєте, подорожуєте разом. Дозвольте своїй уяві та мріям бути вільними — і тоді ваші бажання обов'язково здійсняться.

Розділ 8. Вагітність: на що звернути увагу

Здається, що якщо вагітність є бажаною, то з її настанням неодмінно має з'явитися відчуття щастя і радості. Але досить часто виникає справжня паніка — особливо при появі нових, незвичних відчуттів, яких раніше не було.

Я пригадую випадок, коли подружжя не мало дітей вісім років (переважно через лікарські помилки та тривале застосування гормональної терапії, яка їм не була показана). Відмовившись від курсів гормонів, втративши кілька кілограмів ваги, налагодивши регулярне статеве життя, жінка не лише помітила появу овуляції, а вже за три місяці завагітніла. Перші миті щастя після підтвердження вагітності раптово змінилися справжньою панікою — сльозами, страхом, емоційним вибухом. Чому виникла така реакція?

Багаторічний вантаж невдач і лікарських залякувань похитнули віру в себе, і раптом, наче за помахом чарівної палички — довгоочікувана вагітність. Це цілий спектр різних почуттів і емоцій, не кажучи вже про страх втратити дитину.

На щастя, жінка дослухалася до моїх порад і вже за кілька годин звернулася по допомогу до психолога, який допоміг їй вийти з цього несподіваного негативного стану.

Якщо ви дочекалися затримки менструації, побачили дві смужки на тесті на вагітність (саме дві, а не одну!), важливо **посміхнутися, спокійно вдихнути, спокійно видихнути і добре усвідомити**, що попереду ще вісім місяців (адже затримка — це вже 4—5 тижнів), а значить, це мають бути **місяці щастя й радості**, а не страждань і хвилювань.

Вагітність не любить метушні. Не потрібно одразу бігти до лікаря (при огляді він усе одно нічого не побачить), не варто поспішати на УЗД (і там ще можуть нічого не виявити). Також не слід визначати рівень ХГЛ і відстежувати його зростання у динаміці (для цього повинні бути окремі показання).

При відсутності скарг (кровотечі, болю) варто дочекатися 8–10 тижнів вагітності і стати на облік до лікаря або акушера.

8.1. Перші тижні

Термін вагітності визначають від першого дня останньої менструації, якщо менструальні цикли регулярні (26–30 днів). Якщо вони довші або коротші, проводять корекцію, віднімаючи або додаючи дні. Але найточніший метод визначення терміну вагітності — це УЗД у 8–11 тижнів.

До 25% жінок відчувають вагінальні кровотечі різної інтенсивності, і в близько 80% з них вагітність надалі розвивається без будь-яких ускладнень. Що важливо на початку вагітності?

1. Підтвердити, що це дійсно вагітність, а не просто затримка менструації, що часто трапляється в житті жінок. Для цього достатньо зробити тест на вагітність і отримати позитивний результат. Так, трапляються хибнопозитивні тести, але це буває вкрай рідко. Лікарі не радять використовувати тести до затримки менструації, оскільки дуже часто

виявляється так звана біохімічна вагітність, яка не є справжньою. Це спричиняє розчарування і сльози.

Щоб підтвердити вагітність, можна визначити рівень ХГЛ у крові — якщо він перевищує 25 МО/мл, можна говорити про вагітність. Але ХГЛ не показує, чи ця вагітність нормальна, чи патологічна, позаматкова чи маткова. Тому важливим є наступний пункт.

2. Важливо знати, чи ця вагітність маткова. Однак це не означає, що місце імплантації плодового яйця потрібно визначати в кожної жінки без винятку та одразу ж при затримці менструації. На ранніх термінах плодове яйце в матці може бути ще не видно, бо воно занадто маленьке, тож можна зробити помилкові висновки.

Обстеження рекомендоване лише при появі болю і/або кровотечі. Зазвичай біль при нормальній вагітності нагадує менструальний: тягнучий, не постійний, у різних місцях внизу живота. При позаматковій вагітності біль найчастіше локалізується з одного боку, посилюється, може супроводжуватись кров'янистими виділеннями.

Якщо немає скарг на біль чи кровотечу, УЗД можна не проводити аж до моменту постановки на облік.

3. Важливо знати, чи вагітність прогресує. Якщо з'являються біль і кровотеча — це може бути ознакою загрози викидня. Лікування такого стану не існує. У сучасній медицині не було й немає препаратів, які здатні зберегти плід.

Постає додаткове запитання: чи є ця вагітність здоровою? На ранніх термінах цього не скаже ніхто.

Неможливо лише за рівнем ХГЛ чи за результатами УЗД визначити, чи вагітність розвивається нормально. Референтні значення ХГЛ дуже широкі: від десятків до десятків тисяч одиниць. Низький рівень ХГЛ не означає, що вагітність «погана». Високий — не гарантує, що вона «хороша». За рівнем ХГЛ термін вагітності ніколи не визначають.

Раннє УЗД також може бути неінформативним. Ембріон можна побачити у 5 тижнів, серцебиття — у 6. Але якість УЗД великою мірою залежить від знань і навичок спеціаліста, який його проводить. Змінена форма плодового яйця може бути як технічною похибкою, так і ознакою здорової вагітності або результатом дефектного зачаття.

УЗД має певний вплив на ембріон, оскільки ультразвук не лише відбивається від біологічних тканин (ударний ефект), а й нагріває їх (термічний ефект). І хоча його безпечність загалом доведена, це не враховує впливу численних УЗД на ранніх термінах. Його слід робити тільки за показаннями, а не через бажання «подивитися, що там», чи постійно переперевіряти все через тривожність і нав'язливі думки.

Визначення рівня прогестерону під час вагітності не проводять, бо цей аналіз не має практичного значення. Вагітність виношують жінки з низьким рівнем прогестерону, і не виношують ті, у кого він високий — усе індивідуально.

На ранніх термінах вагітності важливо продовжувати прийом фолієвої кислоти (до 12 тижнів). Далі її прийом не є обов'язковим, оскільки вона не відіграє суттєвої ролі для здорового перебігу вагітності.

Дуже часто жінки на ранніх термінах мають часті позиви до сечовипускання. Це не цистит, тож потрібно обережно ставитися до безпідставного прийому антибіотиків.

Нудота й блювання — поширене явище при вагітності, зазвичай вони починаються з 8 тижня. Оскільки на ранніх термінах апетит часто знижений, важливо харчуватись у міру бажання, маленькими порціями, не хвилюючись через одноманітне чи неідеальне за складом харчування. Зазвичай до 10–11 тижня нудота й блювання минають, і апетит повертається.

Більш докладно про перебіг вагітності ви можете прочитати в моїй книзі «9 місяців щастя», яка вже припала до душі багатьом жінкам і стала бестселером.

Найголовніше — пам'ятайте: **вагітність — це не хвороба!**

8.2. Як уникнути ускладнень

Ця книга, присвячена підготовці до вагітності й плануванню сім'ї, підходить до завершення. Звісно, з настанням вагітності в пари починається новий етап життя — тривалістю дев'ять місяців або трохи менше. Вагітність — це новий всесвіт не лише у житті жінки, а й у житті чоловіка, адже майбутньому батькові доводиться вислуховувати всі скарги жінки, хвилюватися, підтримувати її, виконувати майже всі забаганки коханої половинки.

Отже, спроби зачаття вже позаду, а попереду — виношування дитини. Звичайно, немає жодної матері, якій було б байдуже, чи народиться в неї здорова дитина. Попри наявність численних методів діагностики, жоден з них не може дати відповідь на те, наскільки здоровим буде плід і якою людиною стане новонароджений. Ніхто не може дати жодних гарантій. Але це зовсім не означає, що потрібно жити в страху перед невідомістю й постійно прогнозувати негативний результат.

Якщо вас народила ваша мама, а її — ваша бабуся і так далі, це означає, що ви нічим не гірші за цих жінок. Навпаки, вам навіть більше пощастило — ви живете в кращих умовах, маєте доступ до різноманітної їжі, а рівень медицини набагато вищий, ніж 50 років тому.

Бути мамою — непросто. Але якщо зосереджуватись лише на поганому, краще тоді зовсім відмовитися від ідеї мати дітей. Коли жінка виношує дитину, вона не знає, якою людиною вона стане, чого досягне у житті. Злочинці й законослухняні громадяни, убивці й самогубці, вчені й люди з інтелектуальними порушеннями, добрі й жорстокі, багаті й бідні, освічені й безграмотні... Не має значення, ким стане ця людина, але в утробі матері — це ще ніжний, чутливий плід, стать якого не завжди відома до народження, жива, але поки що ненароджена істота, пов'язана зі світом через організм матері. Саме її здоров'я і спосіб життя значною мірою визначають здоров'я майбутньої дитини.

Якщо говорити про ускладнення вагітності, їх умовно можна розділити на дві групи: ті, яких можна запобігти або які можна вчасно діагностувати і пролікувати, і ті, яким запобігти або вилікувати неможливо. Втім, провести чітку межу між цими двома групами не завжди вдається. Наприклад, ефективної профілактики прееклампсії не існує, але її можна вчасно виявити та прийняти необхідні рішення для порятунку дитини.

Передчасні пологи мають різні причини, проте частину провокуючих факторів можна усунути. Профілактика антирезусним імуноглобуліном у більшості випадків дає змогу запобігти надзвичайно небезпечному ускладненню — гемолітичній хворобі плода, яка може призвести до загибелі плода або новонародженого.

Мета цієї книги — не перерахування всіх можливих ускладнень вагітності. Про них ви зможете прочитати у спеціальній книзі про перебіг вагітності. Але для зменшення ризиків слід пам'ятати таке:

• Підготовка до вагітності, якій присвячена ця книга, допоможе вчасно виявити й пролікувати ті захворювання, що можуть негативно вплинути на перебіг вагітності.

• Прийом фолієвої кислоти допомагає запобігти більшості вроджених вад нервової трубки (центральної нервової системи).

• Збалансоване харчування та нормалізація маси тіла забезпечать майбутню маму і дитину всіма необхідними поживними речовинами, вітамінами й мінералами.

• Фізична активність покращує обмін речовин і постачання кисню плода, що позитивно впливає на його розвиток.

Найголовніше: своєчасна діагностика ускладнень, які можуть виникати під час вагітності у матері чи плода, дозволяє вчасно вжити заходів для збереження життя і здоров'я матері та дитини. Тому не можна пускати вагітність на самоплив і відмовлятися від допомоги акушера чи лікаря.

Хто попереджений — той озброєний. Завдяки великій кількості інформації, викладеній у цій книзі, ви не просто попереджені — ви озброєні корисними й прогресивними знаннями, які допоможуть вам уникнути помилкових рішень і наблизитися до здійснення найзаповітнішої мрії — народження бажаної дитини.

8.3. Участь партнера у виношуванні дитини та пологах

Хоча жінка відіграє надзвичайно важливу роль у виношуванні дитини (вона є її домівкою протягом дев'яти місяців!), неможливо не згадати про чоловіків, завдяки яким відбулося зачаття і які також готуються стати батьками.

Ставлення чоловіків до вагітності та народження дітей різне і часто відображає культурні, етнічні та релігійні традиції. Якщо зазирнути в минуле, батьки не завжди відігравали позитивну роль у житті своїх дітей. Вони могли їх убити, продати в рабство, вигнати з дому. На щастя, у багатьох народів світу така жорстка роль чоловіка залишилася в історії.

Сучасні батьки готові ділити труднощі сімейного життя зі своїми коханими. Вони не просто прагнуть постійно заробляти гроші для забезпечення сім'ї, а й активно беруть участь у вихованні дітей, догляді та турботі про них. Багато чоловіків прибирають у домі,

461

перуть, готують, ходять до магазину — виконують будь-яку роботу, яка раніше вважалася «жіночою».

Сьогодні на вулицях і в парках можна побачити чоловіків із дитячими візками чи немовлятами на руках — те, що ще тридцять років тому було великою рідкістю. Буквально нещодавно, перебуваючи в американському заповіднику в горах, я о шостій ранку зустріла на гірській стежці в лісі молодого чоловіка, який дбайливо тримав біля грудей немовля, якому ще не виповнилося й місяця. За виглядом дитини можна було визначити, що їй 2—3 тижні. Чоловік привітався і сказав, що поки його дружина відпочиває в наметі, він гуляє з дитиною лісом, насолоджується прохолодою, свіжістю ранку та співом птахів. Він із гордістю показав своє крихітне диво, побажав нам щасливої подорожі й рушив далі стежкою, поступово зникаючи в ранковому тумані. Я була ще більше здивована, коли, діставшись вершини, зустріла ще кілька сімейних пар із немовлятами на руках.

У багатьох країнах світу, коли жінка вагітніє, на прийоми до лікаря приходять удвох — майбутня мама і майбутній тато. Попри перепади настрою, вагітній жінці дуже потрібна психологічна підтримка, а також допомога в побуті та родині. Через зміну смакових уподобань і чутливість до запахів багато жінок не можуть стояти біля плити й готувати їжу, особливо в першому триместрі. У другому триместрі з'являється втома, слабкість, сонливість. А коли вже помітно округлюється живіт, стає важко прибирати, прати, носити важке (зокрема маленьких дітей), виконувати будь-яку фізичну роботу. Тому допомога завжди важлива в цей період життя.

Але найголовніше — це моральна, психоемоційна підтримка майбутньої мами. Я завжди радію, коли майбутній батько цікавиться темою вагітності, приходить на консультацію, ставить запитання. Мене тішить, що серед моїх читачів і підписників є чимало чоловіків, яких справді цікавить жіноче здоров'я й вагітність.

Чим більше майбутній батько знає про вагітність, тим легше йому бути підтримкою і опорою в ті моменти, коли у жінки з'являються страхи або коли вагітність проходить із ускладненнями.

Часто налякана жінка, яка боїться за майбутнє ще ненародженої дитини, готова на будь-яке обстеження, прийом будь-яких ліків — аби зберегти вагітність. У таких ситуаціях втрачається здатність до критичного мислення. Чоловіки ж зазвичай підходять до ситуації раціонально, не йдуть на поводі у страхів, а намагаються тверезо її оцінити. Звичайно, вони теж хвилюються, іноді піддаються емоціям і не хочуть бачити свою дружину в сльозах. Але все ж таки намагаються все розкласти по поличках, аби прийняти правильне рішення.

Ця книга створена не лише для жінок, а й для чоловіків. Подружнім парам бажано читати її разом, адже шлях до появи дітей — спільний. **Вагітність — це теж турбота двох, це дорога, що веде до народження дитини.** Тож нехай ця дорога буде легкою і радісною!

Післямова

Дякую всім, хто дочитав цю книгу до кінця. Я сподіваюся, що ви знайшли в ній багато корисної інформації.

Залишається лише благословити вас на швидке й легке зачаття дитини. Пам'ятайте: здатність створювати нове життя — це ваш дар, який ви отримали ще з моменту власного зачаття. Користуйтеся ним. Не шукайте виправдань, щоб відкласти створення сім'ї. Можливо, ви морально ще не готові стати батьками. Але якщо все ж таки готові — не відкладайте цей процес на місяці чи роки, не перестраховуйтеся зайвий раз, не ускладнюйте життя одне одному, адже у вас вже є найпростіший шлях — статевий акт. І це має бути не просто статевий акт, а акт любові, поваги, насолоди й задоволення. Акт блаженства. Бо поява маленького ембріончика, з якого зросте чудове дитя, — це справжнє блаженство.

Не перетворюйте підготовку до вагітності на драму чи трагедію. Якщо вам сумно від самої думки, що потрібно займатися коханням, значить, ви ще не готові стати мамою чи татом, ідете проти власної волі заради когось чи чогось. Діти потребують щасливих батьків — і тоді вони також будуть щасливими.

Створення дитини — це як написання книги вашого життя. Щоб вона була цікавою, казковою, прекрасною, вкладайте в неї своє натхнення й любов. Робіть це легко, з усмішкою, навіть з гумором. Усміхайтеся, уявляючи своє майбутнє маля.

З нетерпінням чекатиму ваших історій про те, як вам вдалося завагітніти, скориставшись моїми порадами й знаннями, якими я поділилася на сторінках цієї книги.

До нових зустрічей!

Ваша Олена Березовська

ІНШІ КНИГИ ОЛЕНИ БЕРЕЗОВСЬКОЇ

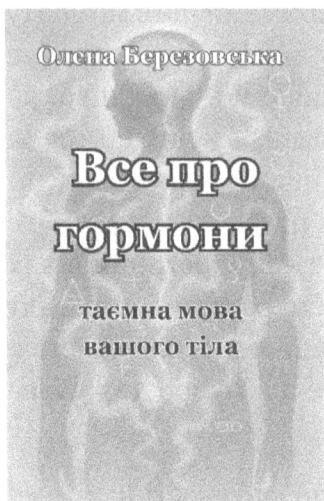

Олена Березовська

Все про гормони

таємна мова вашого тіла

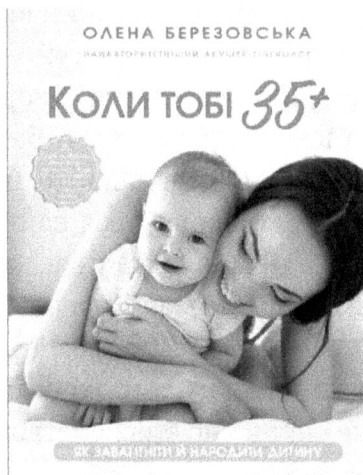

ОЛЕНА БЕРЕЗОВСЬКА

КОЛИ ТОБІ 35+

ЯК ЗАВАГІТНІ Й НАРОДИТИ ДИТИНУ

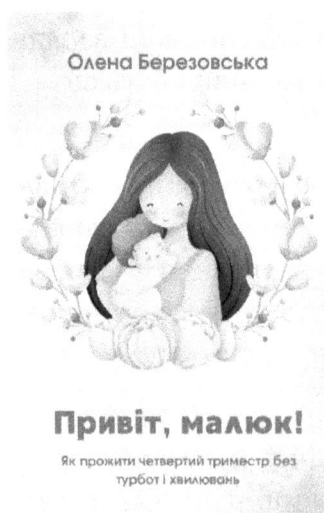

Олена Березовська

Привіт, малюк!

Як прожити четвертий триместр без турбот і хвилювань

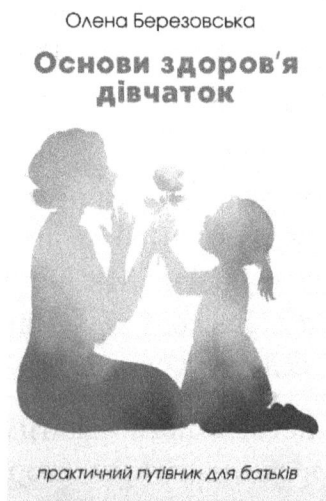

Олена Березовська

Основи здоров'я дівчаток

практичний путівник для батьків

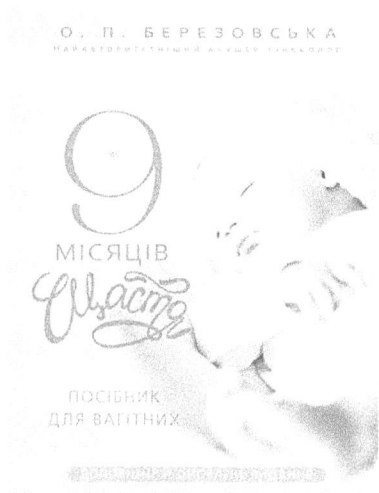

О. П. БЕРЕЗОВСЬКА

9
МІСЯЦІВ
Щастя

ПОСІБНИК
ДЛЯ ВАГІТНИХ

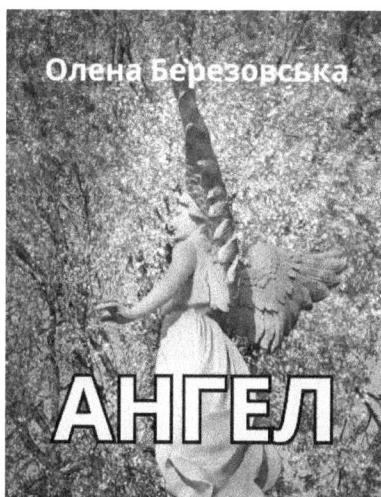

Олена Березовська

АНГЕЛ

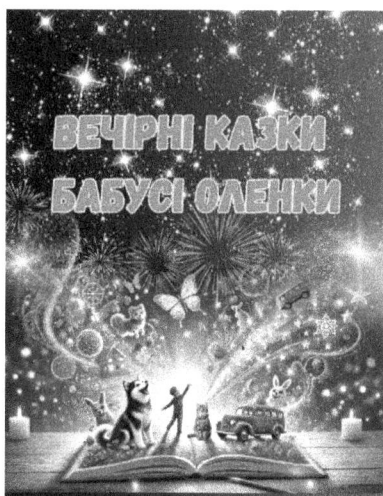

ВЕЧІРНІ КАЗКИ
БАБУСІ ОЛЕНКИ

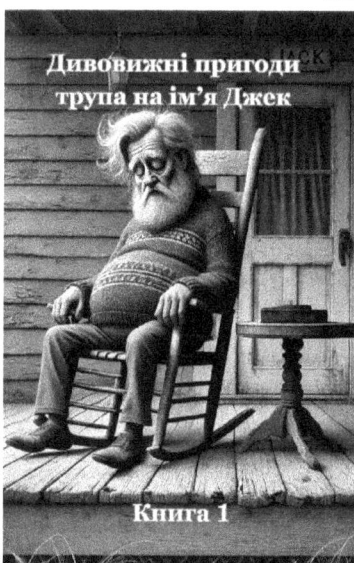

Дивовижні пригоди
трупа на ім'я Джек

Книга 1

www.ingramcontent.com/pod-product-compliance
Lightning Source LLC
Chambersburg PA
CBHW052118270326
41930CB00012B/2669